自殺は予防できる

ヘルスプロモーションとしての行動計画と心の健康づくり活動

本橋　豊　◀編▶　渡邉直樹

〔執筆〕

渡邉直樹　青森県立精神保健福祉センター所長
本橋　豊　秋田大学医学部社会環境医学講座教授
山下志穂　前国立社会保障・人口問題研究所客員研究員
瀧澤　透　光星学院八戸短期大学助教授
田口　学　聖マリアンナ医科大学神経精神科研究員
金子善博　秋田大学医学部社会環境医学講座講師

すぴか書房

Japanese Title :
Jisatsu ha Yoboudekiru ;
Health-Promotion toshite no Koudou-Keikaku to
Kokoro-no-Kenkou-Dukuri-Katsudou
(Suicide Can Be Prevented ;
Planning and Action of Suicide Prevention by
Health Promotion Approach)
Edited by Yutaka MOTOHASHI & Naoki WATANABE

© 1 st ed. 2005

Spica-shobau Publishing Co.
1-23-54, Niikura, Wakō-shi
Saitama,351-0115,Japan

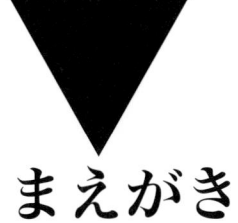

まえがき

　本書は，地域の保健医療の現場で心の健康づくり対策や自殺予防対策に取り組んでいる，あるいはこれから取り組もうとされている方々を念頭において書かれている。自殺予防対策がカバーすべき領域は広範囲にわたる。活動の場から考えてみれば，地域保健だけでなく，産業保健や学校保健などの領域にも解決すべき自殺予防の課題は多い。また，ライフステージの観点からは，中高年の対策とともに，児童生徒や思春期，若者の対策も重要となってくる。本書はこれらすべての領域における自殺予防対策をカバーするものではなく，主として地域を中心に活躍している保健医療者の方々を対象にして，地域保健の現場で問題となる自殺予防対策について扱う。もちろん，地域の自殺予防対策の中に，職場や学校の問題が扱われることはあるので，地域保健との関わりにおいて適宜ふれることになる。

　本書は，自殺予防を公衆衛生学の課題として位置づけ，ヘルスプロモーションの理念にもとづいて，どのような具体的な対策を講じていったらよいのかという視点で書かれている。自殺予防で重要な柱となるのは，言うまでもなくうつ病対策である。公衆衛生の立場からうつ病対策をどのように進めていくかということは重要な課題である。しかし，本書ではうつ病という病気の予防を中心にした疾病予防モデルとしての自殺予防を語ろうとするものではない。うつ病に対する正確な理解をもとに，地域全体でどのように自殺予防を進めていったらよいのか，という立場で自殺予防を考えていく。

　地域づくりという考え方のなかで自殺予防を進めていくというのが本書の基本的立場である。それにはどうしたらよいのかを考えていただくために，われわれが関与している北東北を舞台とする自殺予防活動の経験を提示した。公衆衛生の専門家が具体的に行動を起こすことができる手引きの本となることを本書は目指している。保健師のための活動指針（第5章）や，国や地方公共団体で事業を担当される方々のために「市町村における自殺予防対策のすすめ方：担当者のための行動計画策定ガイド」（第6章）も用意したので，手元において参照できるガイドとして大いに活用していただきたい。

　共同編者の本橋と渡邉は，当初は2000（平成12）年に5回にわたって行なわれた秋田県の健康秋田21の「こころの健康づくり・自殺予防部会」で本橋が座長，渡邉が委員を務めたときから互いに知り合うようになった。その当時，渡邉は聖マリアンナ医大に勤

務していたが，1997（平成9）年から秋田県由利町の自殺予防に関わっていたことから委員に委嘱されたようである。その後，本橋は2001（平成13）年から6市町村をモデル地区として自殺予防活動を展開し，2004（平成16）年9月に渡邉が企画し，青森市で行なわれた「北東北（秋田，青森，岩手）3県合同ワークショップ」でその成果を公表した。それを契機に本書の企画がもちあがったのである。

　本書の内容の特徴を以下に列記する。

1）秋田県，青森県そして岩手県で行なわれている先駆的な自殺予防活動が紹介されている。
2）それに関わった人たちの気持ちや思いが読者に伝わるように配慮されている。したがって一部個人史も含まれる。
3）なるべく平易なことばで説明するようにこころがけた。
4）地方のみならず都市部における自殺予防活動にも役立つと考える。
5）対象となる読者としては，県，保健所，市町村の保健師や精神保健福祉の関係者，一般医療機関を含めた医療関係者，医療・福祉関係の学生および地域住民，そして自殺予防に関心をもつ一般読者があてはまる。

　本書を読んだ人たちがそれぞれの生活の場で，個人としてあるいは組織の一員として本書の内容を役立て，自殺予防の活動に参加してくださることを願っている。

編　者

自殺は予防できる　ヘルスプロモーションとしての行動計画と心の健康づくり活動

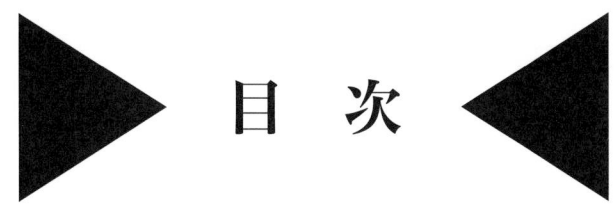

目　次

まえがき ……………………………………………………………………………………… 3

Ⅰ．自殺予防への道 …………………………………………………………… 13

序　章　原点の確認●ある精神科医の軌跡 …………………………… 14

　　医学の道へ進むことになったわけ理由　14
　　精神科医としての経験──患者の自殺　16

1 心の健康問題としての自殺 ……… 16
　　公表されていない市町村の自殺の実態　16

　　はじめての地域活動　17
　　この美しい田園風景の中で，なぜ？　18

2 自殺学から自殺予防学へ ………… 18

第1章　なぜ，自殺予防を公衆衛生の立場で行なうのか ………… 20

1 国や地方公共団体（パブリック）が自殺予防に関わる意味 ………… 20

1-1 避けられる死（avoidable death） ……………………………………… 20
　　自殺は予防できる　21

1-2 どのような形で自殺予防に関わるべきか ……………………… 22
　　国や自治体が介入できるのはどのような自殺か　22
　　オーストラリア政府の見識　23
　　プライバシーへの配慮　24

2 地域における自殺予防対策のモデル──疾病対策中心か健康増進か … 25

2-1 ヘルスプロモーションの時代──公衆衛生のルネッサンス …………… 25
　　公の果たす役割の変化　26

　　健康管理から健康増進へ　27
2-2 自殺予防にはヘルスプロモーションアプローチがふさわしい ……………… 27

3 ヘルスプロモーションと自殺予防 ………………………………………… 29

3-1 ヘルスプロモーションの戦略と行動 ………………………………………… 29
　　アドボカシー（advocacy）　29
　　イネーブリング（enabling）　30
　　調整（mediation）　30
　　行動を起こすべき5つの領域　30
　　社会全体で自殺を予防するという目標　31

3-2 場の設定のアプローチ ………… 32

II. 自殺と自殺予防の現在 ……… 35

第2章　人はなぜ死のうとするのか ……… 36

1 自殺の歴史 ……… 36
1-1 西欧社会での自殺 ……… 36
　a 古代ギリシャ・ローマ社会 ……… 36
　b 中世(5～15世紀) ……… 38
　c ルネッサンス期(16世紀) ……… 38
　d 近代 ……… 39
　　18世紀　39
　　19世紀　39
1-2 日本の歴史にみる自殺 ……… 40
　　情死(心中)の流行　41
　　親子心中　41

2 自殺の理論(社会学，心理学，医学) … 42
2-1 社会学的な説明 ……… 42
2-2 心理学的な説明 ……… 43
2-3 医学的な説明 ……… 44
　　精神科の臨床で出会う自殺　44
2-4 うつ病と自殺 ……… 46
2-5 疫学研究と保健活動支援 ……… 48
　　エビデンス　48
　　記述疫学　48
　　分析疫学　48
　　介入研究　50

3 自殺のリスクファクター ……… 50
3-1 自殺企図歴 ……… 50
3-2 精神障害 ……… 51
3-3 援助組織の欠如 ……… 51
3-4 性別 ……… 51
3-5 年齢 ……… 52
3-6 喪失体験 ……… 52
3-7 性格，家族歴，その他 ……… 52

4 現代の自殺問題 ……… 53
　　機能不全の家族　53
　　経済問題と労働環境の変化　54
　　高齢者の心に残る日本的規範　54

第3章　自殺予防の戦略●世界と日本の現状 ……… 55

1 自殺の世界地理 ……… 55
2 WHOの自殺予防戦略 ……… 56
3 世界各国の自殺予防戦略 ……… 57
　a フィンランドの国家プロジェクト ……… 57
　b イギリスの国家自殺予防戦略 ……… 59
　c アメリカの健康増進戦略における自殺予防対策 ……… 59
　d フランスの自殺予防対策 ……… 60

4 日本の自殺予防戦略 ……… 60
4-1 "健康日本21"から"地域におけるうつ対策"まで ……… 60
4-2 健康フロンティア戦略における自殺関連うつ対策研究 ……… 62

5 セーフティ・プロモーションとしての「こころのバリアフリー」 ……… 65
5-1 自殺者とその周囲のこころのバリア ……… 66
5-2 地域住民のこころのバリア ……… 67

6 自殺予防に関する各種マニュアル ……… 69
　a 厚生労働省のマニュアル ……… 69
　b 日本医師会の自殺予防マニュアル ……… 69
　c 住民向けのリーフレット，パンフレット ……… 70
　d 「市町村における自殺予防のための心の健康づくり行動計画策定ガイド」(秋田大学) ……… 71

e 保健所の取り組みとして作成されたもden 71

7 人と組織のネットワーク 71

III. 地域における自殺予防活動の展開 73

第4章 自殺予防活動の実際
●北東北3県(秋田県,青森県,岩手県)における取り組み 74

「北東北自殺予防ワークショップ」 74

1 心の健康調査(秋田県,青森県) 75

1-1 調査の実施が市町村の取り組みを変えていく——秋田県の自殺予防モデル事業の経験 75
　　調査の実施は啓発活動そのもの 76
　　担当者自身のエンパワメント 76

1-2 エビデンスにもとづく保健活動——青森県における自殺一次予防の推進 76
　　a こころのヘルスアップ事業における調査 78
　　　調査対象 78
　　　調査の実務 78
　　　調査内容 79
　　　倫理面の配慮 80
　　　調査結果 80
　　b 調査にもとづく保健活動 80
　　　地域診断 80
　　　普及・啓発 80
　　　スクリーニング 81

1-3 社会福祉協議会などとの連携 82

2 ふれあい相談員の育成——地域住民の支えあいの自殺予防対策(秋田県合川町・千畑町,岩手県久慈地域) 82
　　ふれあい相談員育成講座(合川町,平成13年度)プログラム 83
　　メンタルヘルス・サポートネットワーク研修会(久慈保健所,平成15年度)プログラム 84

3 NPOによる主体的な取り組みと連動した自殺予防対策(秋田県藤里町) 85
　　a いきいき心の健康づくり 85
　　b 心の健康づくり巡回相談事業 86
　　c 仲間づくり支援事業 86

4 地域のネットワーク形成を重視した自殺予防対策——保健所が調整役を果たす 88

4-1 ふれあいネットワーク会議(秋田県湯沢保健所) 88
4-2 自殺予防調査検討委員会(岩手県久慈保健所) 88

5 うつ病のスクリーニングとハイリスク者に対する保健師による継続的管理 90
　　自殺の二次予防 90
　　うつ病のスクリーニング 91
　　ハイリスク者の継続的管理 91
　　医療機関との連携 92

6 こころのケアナース養成事業(青森県六戸町) 92
　　住民のこころの相談ニーズ 92
　　システムの概要 94
　　こころのケアナース養成セミナー 95

7 地域の病院・診療所および医師会と保健センターとの連携 97

医療機関との連携(秋田県大森町・
　　　　合川町)　97
　　　地域医師会との連携；一般医に対する
　　　　うつ病研修事業（秋田県）　97
　8　メンタルヘルスマップにもとづく小
　　地区ごとの保健活動の展開(秋田県合川
　　町・藤里町・千畑町・東由利町・大森町など)
　　　　………………………………………… 98
　9　全戸配布パンフレットを用いた啓発
　　活動(秋田県)………………………… 100
　10　紙芝居による啓発(秋田県由利本庄市，
　　ほか)………………………………… 102

　　　紙芝居『ふしぎなふしぎな落とし穴』　104
　　　紙芝居『ポンポコ山のききみみずきん』
　　　　108
　11　演劇の取り組み(青森県鶴田町・七戸町)
　　　………………………………………… 111
　　　こころの健康劇『人生いろいろこころも
　　　　いろいろ』　112
　12　学校教育との連携(青森県鶴田町・六戸町)
　　　………………………………………… 115
　　　音楽療法　115
　　　こどもからの心の健康づくり　115

第5章　保健師のための活動指針 ……………………………………………… 118

　1　基本的なとらえ方 ………………… 118
　　　こころの健康づくりの輪とストレス脆弱性
　　　　モデル　118
　2　保健師としてのこころがまえ … 121
　3　遺族ケア(事後対処)——自殺の三次
　　予防 …………………………………… 122
　　　傾聴と共感　122
　　　心理学的剖検　123
　　　遺族面接のすすめ方　124
　　　面接に用いる調査票のサンプル　125
　4　うつ病の早期発見・早期治療——自
　　殺の二次予防 ………………………… 126
　　　「迷いの時期」に手をさしのべる　127

　　　実態の把握　127
　　　住民への周知　127
　　　スクリーニングの方法　127
　　　うつスクリーニング用質問紙(大野らによ
　　　　るSDS短縮版)　128
　　　訪問面接（二次調査）　128
　5　担当職員の意識改革 ……………… 129
　6　燃えつきないために ……………… 131

IV. ヘルスプロモーションとしての自殺予防活動マニュアル …… 133

第6章　市町村における自殺予防対策のすすめ方
●担当者のための行動計画策定ガイド …… 135

　本ガイドの活用法　135

A　どのように自殺予防対策を立ち上げたらよいのか …… 136

1　なぜ自殺予防対策を行なわなければならないのか──目標を明確にし，地域全体で共有できるようにする …… 136

　　健康のまちづくりの基本コンセプト　138

2　行政のトップ（市町村長）に自殺予防対策と具体的な行動計画の重要性を理解してもらう …… 138

　　自治体の果たすべき役割　139

　　TOPIC 1　自殺の疫学──東北3県の自殺死亡の現況　140

3　自殺予防対策のメディエーター/コーディネーターを決める …… 141

4　地域の健康課題の抽出──自殺予防対策の優先順位は？ …… 142

5　住民の心の健康（メンタルヘルス）に関する基礎調査──うつ病のスクリーニングを目的とする必要はない …… 143

6　自殺予防対策のモデル：ヘルスプロモーションモデルとうつ病予防モデル …… 145

7　うつ病の基礎知識 …… 145

　　うつ病の4大症状　146
　　うつ病の人への接し方　146

8　自殺予防対策・心の健康づくりのための策定委員会を立ち上げる …… 146

　　TOPIC 2　協働プロセスモデル──フィンランドの自殺予防対策に学ぶ　147

9　行動計画の大目標（ビジョン）と数値目標を設定する …… 148

　　測定可能な客観的指標　148

10　地域における保健・医療・福祉の人的・物的資源を把握する …… 149

11　行動計画の行動目標を設定する …… 151

　　健康秋田21計画における重点施策　151

12　行動計画を策定する …… 152

13　行動計画の確定と公表 …… 153

　　自殺一次予防対策の事業計画のメニュー　153

14　既存の事業の中に自殺予防対策の視点を盛り込む …… 155

15　行動計画の実施 …… 157

　　機動性のある担当チームをつくる　158
　　計画推進委員会の設置　158

16　行動計画の評価 …… 159

TOPIC 3 評価の指標にはどのようなものがあるか　160

B 住民の心の健康づくり基礎調査
●ベースラインデータの蓄積，地域診断，ニーズの把握 …………………………… 161

1 調査票の作成 ……………………… 161
2 地域診断のための簡易調査票の活用方法 ……………………… 162
3 調査の実施にあたって留意すべきこと ……………………… 162
4 調査の実施 ……………………… 163
5 調査結果の分析――地域診断の実施 ……………………… 164
6 地理情報を活用した地域診断 ……………………… 166
7 調査結果の活用 ……………………… 167
　　報告書の作成　167

C 効果的な自殺予防・心の健康づくり活動 …………………………… 168

1 調査結果にもとづく健康教育の実施とヘルスコミュニケーションの促進 ……………………… 168
　1-1 教育目標の設定 ……………………… 169
　1-2 健康教育の内容・スケジュールの作成 ……………………… 170
　1-3 健康教育の実施 ……………………… 171
　1-4 成人教育の原則 ……………………… 171
　1-5 健康教育の評価 ……………………… 171
2 心の健康づくりに向けた健康支援環境の形成 ……………………… 172
　2-1 地域のネットワーク会議の立ち上げ，相談窓口の拡大，ネットワークの形成 ……………………… 172
　2-2 地域・職域・家庭・学校の場における健康支援環境づくり ……………………… 173
3 うつ病のハイリスク者に対する地域における介入方法 ……………………… 174
4 うつ病の早期発見・早期治療――地域医療体制の充実 ……………………… 175
5 NPO, 自主グループなどのさまざまな活動主体との連携――公民パートナーシップ ……………………… 175
　　秋田いのちの電話（秋田市）　177
　　心といのちを考える会（藤里町）　177
　　蜘蛛の糸（秋田市）　177
6 自殺遺族への対応――ポストベンションの重要性 ……………………… 177
TOPIC 4 いのちの電話――自殺予防・心の健康づくりにおける市民活動の可能性　179

D 自殺率は減少する
●秋田県の市町村における自殺予防対策モデル事業の成果 …………………………… 180

1 秋田県の市町村における自殺予防対策モデル事業の成果 ……………………… 180
　　ソーシャルキャピタル（地域に対する人々の信頼感）と自殺予防　181
　　どのような介入方策が効果的だったか　182

付　録　心の健康づくりに向けた地域診断のための簡易調査票 ……………… 184
　簡易調査票解析の手引き ………………………………………………………… 188
　　-1. 生活上のストレス要因のリスク評価 ……………………………………… 188
　　-2. うつ状態のスクリーニング項目の評価方法 ……………………………… 190

第7章　評　価 ………………………………………………………………… 192

1　評価の目的 ……………………… 192
　　政策 (policy)，施策 (program)，
　　　事業 (project)　*193*
　　成果志向型の評価　*193*
　　情報開示　*195*

2　評価におけるキーワード ………… 195
　　理念と目標　*195*

　　評価のサイクル　*196*
　　プロセス評価と結果評価　*196*
　　定量評価と定性評価　*196*
　　健康プロフィール　*196*

3　評価の実施 ……………………… 197

4　健康日本21とその地方計画における評価手法 ……………………… 198

文献集 ………………………………………………………………………… 199
あとがき ……………………………………………………………………… 203
索引　*205*

I

自殺予防への道

序　章▶原点の確認
　　　　●ある精神科医の軌跡
第1章▶なぜ，自殺予防を公衆衛生の
　　　　立場で行なうのか

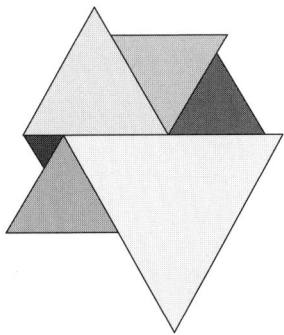

序章 原点の確認
●ある精神科医の軌跡

渡邉直樹

▶医学の道へ進むことになった理由(わけ)

　私が医師になったのは39歳のとき，弘前大学医学部に入学したのは33歳のときであった。その前は新設の私立医科大学で3年間ドイツ語の講師をしていた。学生たちの反応はあまりなく，自分の教え方が悪いのか，またドイツ語というものが医師になるために必要なのだろうかと悩んだ。たいへん恵まれた環境ではあったが，毎日の生活に充実感をもてなかった。そんなある日，M駅からバスに乗って大学に到着すると，そこにM理事長と職員が待ち構え，降りてくる学生ひとりひとりに声をかけ，服装や髪型をチェックしていた。この大学はM理事長が開業医時代から組織づくりを始め，医科大学にまでつくりあげたという歴史がある。要するにワンマン経営であり支配者であった理事長が学生の教育に介入してきたわけだ。M理事長は私に向かって「君はどこの学生か」と声をかけた。当時は私もまだ若く，しかも長髪だったので学生に間違えられたのであろう。私が「ドイツ語の講師です」と答えると，理事長は「やめてくれたまえ」と言ったのである。そのとき，それまでの倦怠感からなのであろうか，いとも単純に「そうですか，やめます」と答えてしまった。それが私の人生が紆余曲折をたどる始まりであった。いちばん心配したのは私の妻であったが，妻は私の決断に理解を示し，「これからどうしようか」との相談に，「医者になれば」と言う。そのことばが私を医学の道へ進ませることになった。

　この方向がよかったのかどうか今でもよくわからない。医師として現在まで活動し，いい面もあったが悪い面もあったからである。とにかく，それから私は高校生や浪人生などの若い人たちに混じって予備校に通い受験勉強を始めた。初めの年はいくつかの大

学を受験したがすべて不合格であった。ただ受験先で親しくなった現在のI医師やG医師とは今でも親交がある。I医師は自分と同じような年齢であった。企業に長いこと勤めてから医学の道を志した。私よりも1年早く合格した。私は翌年H大学に合格した。G医師は自分よりも若い開業医の息子であったが、受験のときに私とたまたま同じ宿で親しくなった。私よりも1年遅れて3年目に合格した。1年目に不合格となったときはさすがに「自分はこれで大丈夫だろうか」と不安になった。合格発表の貼り紙に自分の番号はなく、まわりの人たちが何か自分のことを悪くうわさしているような、いま思うと一時的な妄想反応のようなものを体験していたようだ。2回目はあとでどう考えても回答できる問題を未回答のままにしてしまったことがわかり、そのことを悔いた。だめだろうと思って合格発表もみずに東京にもどっていたら、義母から「おめでとうございます」と知らされて驚いた。今だから言えるが実は同点の学生がいて、どちらをとるかという議論があったと教授会に参加していたある教授から入学して3年目にきいた。結局、社会経験の豊富な方がいいだろうということで私が選ばれたのだという。人の運命というものはわからないものである。

そして若い学生たちに混じって単身で寮生活が始まる。寮はいわゆるバンカラたちの集まりで、年上の自分が新入生で入ってきたので注目されたというか、いじめの対象となり、コンパのときはどんぶり酒を何杯も飲まされ、急性アルコール中毒寸前となった。桜祭りの季節は上半身裸となり、弘前公園を走り回った。しかしなんとか適応した。とにかく二食つきで寮費は安かった。スポーツはJ大学時代にやっていたラグビー部に入部したが、勝ち負けにこだわる考え方にはあまりついていけず、中途半端な関わりとなった。今は青森の不惑クラブでボールを追いかけている。

文化サークルとしては保健医学研究会に参加した。毎年夏に1週間あまり市浦村に滞在し、十三湖の湖畔に立ち並ぶ200戸余りの集落を対象に1軒ずつ2人ペアになって家庭訪問して血圧を測り、日頃血圧が高くならないように気をつけるべき点などを説明した。当時の部長であったN氏（現在B大の教授）が「トイレで気張らないように」と言っていたのを思い出す。この地域の住民の血圧が高い理由ははっきりしていた。1つは飲料水が湖から引かれていたが、半分海につながっていたので塩分が多かった。もう1つは食事で、ごはんに焼き魚に漬物に味噌汁といったパターンで一日平均の塩分摂取量が30グラムという多さであった。十三湖はとてもきれいで特に夕焼けの景色は忘れられない。空一面が本当に真っ赤にそまり、小さな入道雲が少しずつ東へ移動していた。十三の湊はかって14～15世紀頃には関西や北海道そして中国や朝鮮を結ぶ貿易港として栄え、一時は人口10万人を数えたという。それが大津波に遭って、湊は一気に滅んでしまったという[注1)]。盆踊りのときに、哀愁をおびた「十三の砂山」の歌と踊りを見学したが、昔の繁栄をしのんでいるようなわびしさが感じとれた。このような十三湊であった

注1) 1991年から行なわれている学術調査では津波説は否定されているが、計画的な都市建設が行なわれ、繁栄していたことは確認されている。

が，ある日集落を回っていたら50歳くらいの男性が近づいてきて，「おらたちモルモットだべ」と言うのであった。君たちはどうせ卒業したら東京などの都会にもどってしまうのだろうという厳しい問いかけであった。このことばは62歳の今日まで当時の情景とともにずっと私の頭に残っている。おそらく，このことばが私を秋田や青森に再度向かわせる力になったのではないか，とも考えるのである。

さて，卒業後どう身を処するかであるが，これまでの文化系の勉強が生かせる教室として精神科を考え，卒業後の研修大学としてD大学を志願した。私がかってドイツ語を教えていた大学である。3名の同期生とともに同大学を希望したが，他の3名には「研修受け入れ」の通知が早々と来たが，私のところにはなかなか来なかった。私が理事長に「反抗した」ということを理由に受け入れに反対する意見がでたからではないかと勝手に憶測している。ともかくもD大学で精神科医として研修を受けることになり，結局21年間在籍することになった。

▶精神科医としての経験——患者の自殺

医局の教授が何を専門としているかによって医局員の専門領域も決められることが多い。当時の主任教授は老年精神医学を専門とするE教授であった。それが高齢者の自殺予防に関わることになる伏線である。老年精神医学のほかにも，I教授がひきいる精神療法グループとJ講師のひきいる薬物血中濃度グループそしてK講師がひきいる精神薬理のグループがあり，どのグループに入ってもE教授からクレームがつくことはなかった。それだけ当時の医局は自由な雰囲気が満ちていた。私は精神療法グループに入りI教授から森田療法などを教えていただいた。そのようにして精神科医として出発した私であるが，残念ながら，数人の患者さんの自殺を体験することになる。若い患者さんも高齢の患者さんもいた。担当していながら自殺をされると，しばらくは落ち込み，自責的となり，立ち直るまでに時間がかかった。私は自殺について詳しく知りたいと思うようになり，いろいろな文献に目を通すようになった。

1 心の健康問題としての自殺

▶公表されていない市町村の自殺の実態

各市町村の自殺率は毎年公表されているが，死因や自殺の方法などについては警察庁のデータにとどまり，詳細は把握されていない。1994(平成6)年，市町村の実態を調査しようとして，秋田県のJ市にある保健所に，その管轄地域の死亡小票をみせてもらいたいと，雪の降る寒い日に3日間通い続けたことがあったが，その時の保健所の職員の対応は，所長を除いてはとても冷たいものであった。いろいろアドバイスをくれるどころか，「みられては困る」というような対応であった。公表はしないでほしい，どうしてもというのであれば国(厚生省)に依頼してほしいというような返事であった。おそらく，この地域に不名誉なことと思っているためであろう。データの公表はもちろん，自

殺など取り扱うこと自体がいけないというような雰囲気があった。

1995年『こころの科学』誌に「高齢者の自殺」という論文を書いた[71]。すると秋田県本荘保健所のK保健師から由利町の自殺者の家族聞き取り調査報告書が送付されてきた。上述の経験をもつ私にはうれしく，意を強くさせる反応であった。私は由利町役場を訪問し，地元の有識者とも交流した。それを契機として1997(平成9)年から由利町の自殺予防活動に関わることになったのである。

▶はじめての地域活動

由利町では1995(平成7)年に町の保健師と保健所の保健師，そして地元の有識者などを中心に「こころの健康づくりを考える会」が結成され，当時の精神保健福祉センター長を中心として，自殺者の家族の訪問聞き取り調査が行なわれていた。平成4～6年の間に由利町では19名の自殺者が記録された[註2)]。そのうち16家族が保健師による訪問面接に応じた。このことは保健師に対する住民の信頼感の厚さを物語っているように思われた。その後私たちが関わることができたのも，保健師の協力があったからこそである。平成7年の訪問調査は，なによりも遺された家族の気持ちをきくことに重点が置かれていたようである。客観的に自殺者の様子を知りたいとは思っても，保健師たちは遺族の気持ちを思いやり自制しながらの情報収集であった。つまり，保健師らによって行なわれ

註2) 表および図に示すように，平成4年と5年には4名の自殺者であったが，平成6年には実に11名と自殺率は急に上がり，人口10万人あたり167.7となった。しかもそのうち65歳以上が8名を占めた。

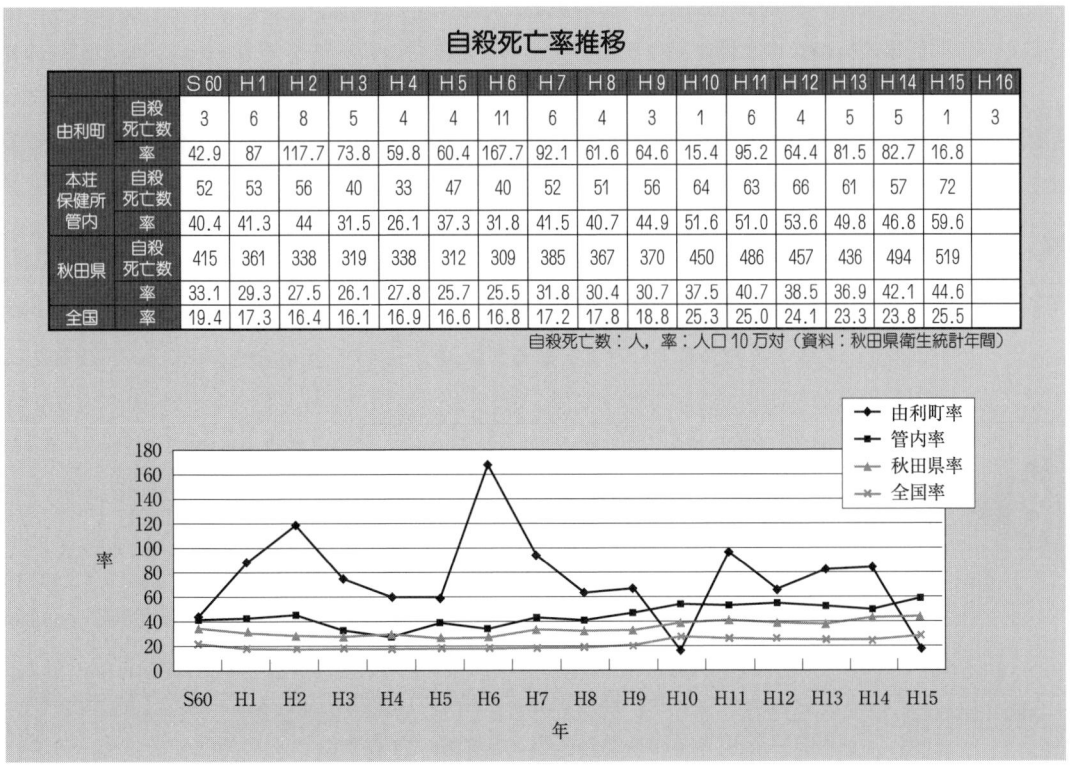

自殺死亡率推移

		S60	H1	H2	H3	H4	H5	H6	H7	H8	H9	H10	H11	H12	H13	H14	H15	H16
由利町	自殺死亡数	3	6	8	5	4	4	11	6	4	3	1	6	4	5	5	1	3
	率	42.9	87	117.7	73.8	59.8	60.4	167.7	92.1	61.6	64.6	15.4	95.2	64.4	81.5	82.7	16.8	
本荘保健所管内	自殺死亡数	52	53	56	40	33	47	40	52	51	56	64	63	66	61	57	72	
	率	40.4	41.3	44	31.5	26.1	37.3	31.8	41.5	40.7	44.9	51.6	51.0	53.6	49.8	46.8	59.6	
秋田県	自殺死亡数	415	361	338	319	338	312	309	385	367	370	450	486	457	436	494	519	
	率	33.1	29.3	27.5	26.1	27.8	25.7	25.5	31.8	30.4	30.7	37.5	40.7	38.5	36.9	42.1	44.6	
全国	率	19.4	17.3	16.4	16.1	16.9	16.6	16.8	17.2	17.8	18.8	25.3	25.0	24.1	23.3	23.8	25.5	

自殺死亡数：人，率：人口10万対（資料：秋田県衛生統計年間）

ていた活動が，その後私たちが関わることになる自殺予防活動の下地となっている。

この調査を踏まえて，由利町でどのような活動を行なうことが効果的な自殺予防活動になるのかを保健師や地元の有識者らと話し合った。主に話し合われたのは，「自殺」ということを前面に出さないで，なおかつ住民が自殺の問題を意識し，自殺に至ることがなくなるにはどのような取り組みが望ましいのかということである。その結果，住民のこころの健康のあり方を対象とし，実態がどのようであるのかを調査していこうという方針が確認された。そして当初の調査は，まず精神科医である私が「こころの健康」や「生きがい」について講演し，そのあとで保健師が血圧を測りながら，ついでに調査票に記入してもらうというやり方で行なわれた。

自殺をこころの健康問題としてとらえ，強いて自殺に言及することはしないようにしていこうという方針であった。ストレスやうつについてと，それに対するソーシャルサポートや対処能力についての質問紙を作成し，あとはほんの1～2行に「死にたい気持ち」や「自殺したいと思ったことがある」と項目を加え，その有無を記入してもらった。

▶この美しい田園風景の中で，なぜ？

1997年7月に私たちは初めて由利町での活動を開始した。私のほかに臨床心理士と，自殺に関心をもちそれをテーマに論文をまとめたいという他大学の大学院生が参加した。私たちのグループ4名と由利町の健康福祉課長および保健師3名が2日間で6か所の集落を訪問した。各集落の老人会の会長がお膳立てをしてくれて，事前に高齢者の参加者を募った。由利町は人口が6千人ほどの小さな町であるが面積は広い。鳥海山の北に位置し，町の中央には子吉川が流れ，その両側に田畑が広がっていた。女性たちは畑仕事の折には目だけが見える頭巾をかぶった独特のスタイルであった。当時の町長の発案で，町をユリの花でいっぱいにしようと，道路の両脇にはユリの花が咲きほこっており，とても美しい田園の風景であった。こんなにすばらしい自然の中に生活しているのに，なぜ自殺が多いのだろう？　私たちが抱いた素直な感想であった。

さて，私のこころの健康についての講話に対する住民の反応は正直なところ冷たく，「わざわざ遠くの大学からやって来て何をしようとするのか」とでも言いたげであった。「趣味は何ですか」と質問してもシーンとして返答がない。話しづらく困惑させられた初回であったが，私たちはめげずに，滞在日数は2～3日であったが，年に2回の由利町訪問を約束した。

▶2　自殺学から自殺予防学へ

欧米の自殺研究では，自殺に焦点をあてた研究としていわゆる**心理学的剖検**(psychological autopsy study) という研究方法がある[註3)]。これは自殺者の遺族に対して行なわれるインタビューであり，構造化された所定の質問紙を用いる。例えばY. コンウェルはニューヨーク州ロチェスター大学の自殺研究予防センターの所長であるが，スタッ

フは 5 名ほどで州内の自殺者の家族を回り，あるいは大学に来てもらって，自殺者に関するインタビューを行なっている。国民性の相違であろうが，アメリカの家族は身内に自殺者がでたことをもちろん悲しむが，その事実を隠そうとはしない。むしろ積極的に公にし，これ以上自殺をしないでという呼びかけをする運動に参加し，そのことに意義を見いだしている。私もこのセンターで 3 か月間研修したので，我が国でも同じような調査研究を行なおうと思ったのであるが，困難であった。

由利町では平成 7 年当時には住民の多くが「これではいけない」という危惧を抱いていたことと，自殺後およそ 3 か月以内に保健師による訪問面接が行なわれていたために，ほとんどの家族がインタビューに応じてくれたようである。しかしその後は，インタビューに応じてくれる家族を見いだすことは困難であった。「できればなかったことにしたい」「ふれたくない」という気持ちが支配的なようであり，平成 9 年に私が面接できたのは 1 家族のみであった。

確かに自殺の要因を把握していくいわゆる「自殺学」はたいへん重要な研究領域であると思う。実際，各地で講演すると決まって「なぜ秋田で（青森で）自殺が多いのか」という質問がなされる。はっきりした要因がわからなければ有効な対策を講じることはできないという意見が多勢であることは否めない。マスコミも自殺の要因をはっきりさせることが必要であるという論評が多かったように思う。私たちも当初はそのような要因を探る研究を志した。しかし，由利町の住民と接しているうちに，原因を追究しようとすると住民がこころを閉ざしてしまうように思え，研究の動機が住民から遊離してしまっていることに気づいた。その時点で私たちはこのようなアプローチを断念し，むしろ，心の健康を住民が維持するために必要な要因を把握していくことが，私たちに課せられた使命ではないかと考えるようになった。そして，このような取り組みのほうが住民に喜ばれ，私たちを受け入れてくれることが確認できた。

立命館大学の大山博史助教授（現青森県立保健大学教授）はその間に，私たちが由利町に関わった 5 年間と，関わる以前の 10 年間と比較して有意に自殺率が低下していることを証明してくれた。一所懸命つづけていれば，私たちの活動を支えてくれる人が必ず現われるということを実感できた。今の私たちの研究は地域住民に密着したものであり，「自殺学」ではなく「自殺予防学」と呼ぶのがふさわしい。

註3）心理学的剖検：1960 年代に米国ロサンゼルス自殺予防センターで，当時，ロサンゼルス郡検死官事務所の主任医師セオドア．J．カーフィーの依頼にもとづいて開発された。

第1章 なぜ、自殺予防を公衆衛生の立場で行なうのか

本橋 豊

1 国や地方公共団体（パブリック）が自殺予防に関わる意味

1-1 避けられる死（avoidable death）

　人が自らの意志で命を絶つという行為については、個人の自由意志や自己決定権の尊重がもちだされ、国や公共団体（パブリック）が介入すべき問題ではないという社会的な雰囲気が我が国にもあったように思われる。自由な社会における個人の自己決定という価値観については、多くの自殺予防関係者が有効な反論をしにくいものがあったのではないだろうか。

　2004年9月10日の世界自殺予防デーに世界保健機関（WHO）は次のようなメッセージを発信した。

　　自殺は大きな、しかしその大半が予防可能な公衆衛生上の問題である。自殺は暴力による死の約半分を占め、毎年約100万人以上の死亡原因となっており、何十億ドルもの経済的損失をもたらしている。

　ここでは、自殺は公衆衛生学が取り組むべき健康課題であることと、予防可能な死因

であることが強調されている。公衆衛生学の課題であるということはとりもなおさず，この問題に国や公共団体が取り組むべき課題であることを示している。

　歴史的にみれば，キリスト教ではルネッサンス以前は教父アウグスチヌスの教えにもとづき，自殺をしてはならないとされていた。このような宗教的背景のなかで中世には自殺者に対して厳しい社会的制裁が科されてきたという歴史があった。フランスで自殺が刑法上の罪とされなくなったのは1789年のフランス革命後である。イギリスに至っては自殺者法が廃止されたのは1961年であり，それまでは自殺は犯罪とみなされていたのである。このように，近代以前には自殺および自殺未遂は刑法上の罪とされ，断罪されてきたという歴史があり，パブリックはむしろ過剰に自殺に介入してきたとさえ言えるのである。

　我が国の刑法第202条には自殺関与および同意殺人が規定されており，「人を教唆し若しくは幇助して自殺させ，又は人をその嘱託を受け若しくはその承諾を得て殺した者は，六月以上七年以下の懲役又は禁錮に処する」とある。自殺そのものは不処罰であるが，刑法で自殺関与罪が規定されているのは，自殺は社会が容認しているものではないことを示唆している。自殺した者を非難するのは酷であるから，あえて自殺の罪を問わない，と考えることもできるということを，法律家の石原明氏は指摘している[17]。

　第二次世界大戦後の日本はアメリカ流民主主義のもとに，自由社会を謳歌してきた。自分の身体を処分する自由として自殺も容認されるという考えも，その流れに沿っているのかもしれない。自殺は個人の問題だとすれば，パブリックは関わらないのが自由社会の基本だと考えていたかどうかわからないが，約30年前，自殺予防の行政的取り組みを求める学者の訴えに国は積極的に取り組む姿勢を示すことはなかったという[5]。その時点では自殺予防は厚生行政の重要課題であるとは認識されていなかったのである。

　自殺予防（自殺防止とも言われていた）の問題には精神科医たちを中心に先駆的な取り組みが行なわれ，いのちの電話をはじめ実践的活動にも積極的に関わってこられたことは敬服すべきことである。米国のシュナイドマン博士らが創設したロサンゼルスの自殺予防センターは自殺予防の教育・研究，危機介入のモデルとなり，日本人の自殺予防の研究者も多くがここで研修を受けてきた。日本の自殺予防学は，このアメリカ流自殺予防学の影響を受けてきたと言える。

　自殺予防学は精神医学の影響下で発展してきたために，自殺予防を公衆衛生学の課題ととらえる発想は育ってこなかったと言ってよい。新潟県松之山町の地域の自殺予防活動はすぐれて公衆衛生学的な活動であったが，うつ病のスクリーニングという手法が注目されてきたため，公衆衛生学的取り組みという側面は必ずしも強調されてこなかったように思われる。

▶自殺は予防できる

　自殺予防が公衆衛生学的課題であると認識されてきたのは，1980年代後半から目標設定型健康増進政策が行なわれるようになったことと関係している。自殺予防を健康増進政策の課題として設定し，具体的な削減目標を定め，社会全体で政策実現に努力すると

いう手法が，自殺予防も公衆衛生学的課題であると認識させるうえで重要であったと思われる。

フィンランドでは1987年から10年間かけて，国家として，自殺予防に取り組むことを決定し，10年後に自殺死亡者数を20％減少させるという目標を掲げた[39]。1992年に公表されたHealthy People 2000というアメリカの健康増進政策では，自殺率を11.7％から10％に減少させることが目標として掲げられた。

健康増進政策の一環として自殺予防の目標が掲げられた理由の1つは，自殺は公衆衛生学的には避けられる死（avoidable death）であるという認識があるためである。

自殺という個人的と思われる問題に，国や地方自治体（パブリック）は関わるべきである。なぜなら，個人的な自己決定の問題と思われてきた自殺は，単純な個人の問題ではなく，社会経済的な背景と密接に結びついた健康現象であることがわかってきたからである。すべての自殺ではないが，自殺者の多くは最終段階ではうつ病に罹患していると思われるケースが多く，自由意志ではなく，病的状態のなかで自殺を決行している例が多いことが明らかにされている。うつ病の薬物治療が進んだ現在，自殺に至る前の適切なうつ病の治療により自殺は予防できることがわかってきた。また，心理的な悩みを引き起こす要因としては，経済的な破綻や家族関係のストレスなどの社会経済的条件が深く関わっており，うつ病にかかる前段階において，これらに対する社会の適切な介入により自殺は予防できると考えられるからである。

自殺未遂を起こした者が，治療後に回復した際に，自殺しないでよかったとふりかえる例が多いことも，社会的介入を認める根拠としてあげられる。また，自殺者の遺された家族や周囲の者が深い悲しみに陥り，うつ的状態となるリスクが高まることから，遺族へのケアというポストベンション（postvention）の問題は重要な公衆衛生学的課題となることも理由としてあげられるであろう。

1-2 どのような形で自殺予防に関わるべきか

それでは，国や地方公共団体（NPOなども含む）の自殺予防への関わり方はどうあるべきであろうか。

▶国や自治体が介入できるのはどのような自殺か

人が自殺する理由に思想信条にかかわる内的なものが関与している場合には，国や地方自治体がこれに関わることはむずかしい。哲学的，実存的な理由による行為に他者が介入するのはむずかしいのももちろんであるが，個人の内面の自由に国や地方自治体という公権力が踏み込むことは人権法上の問題にもなるからである。国や地方自治体が関われる自殺は，自殺の理由が個人の思想信条の自由と関係ない外形的なもの（倒産・失業などの経済的困難，家族問題など）であり，さらには医学的な場合（うつ病など）に限られるであろう。自殺者の8割以上が自殺直前にはうつ病の状態にあるとの報告があ

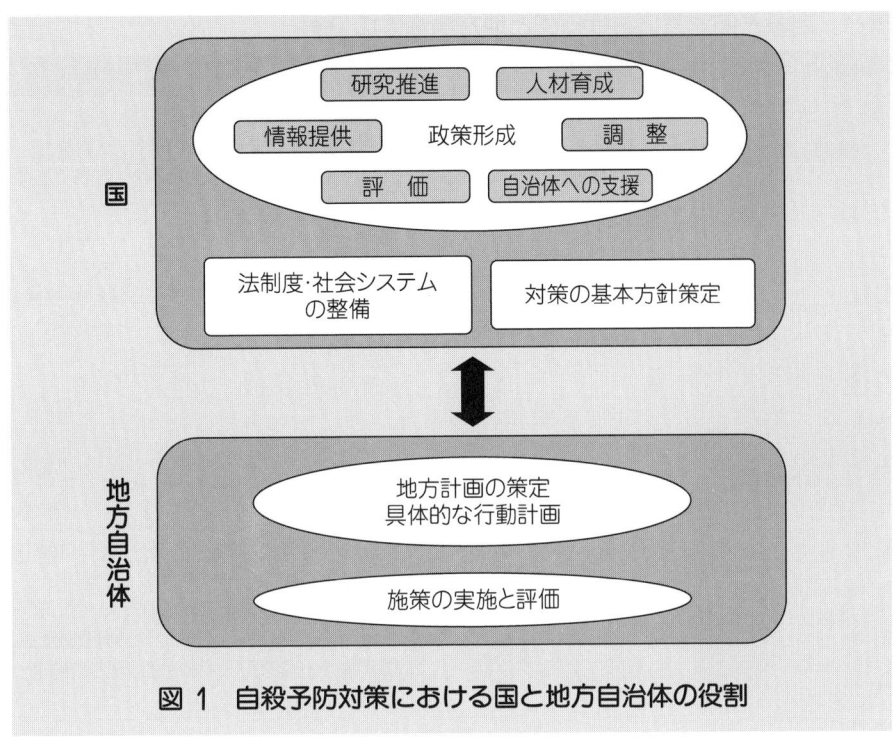

図1 自殺予防対策における国と地方自治体の役割

り、地域や職域で問題となる多くのうつ病患者や自殺予備群ともいうべき集団は後者の範疇に入ると考えてよい。

家族問題などは個人の問題であると考える立場もあるが、家族内で調整がむずかしいケースでパブリックが介入する可能性については、児童虐待などで第三者機関が介入することが法的に認められていることを思い出すべきである。地域での自殺予防に関わっていると、家族内で起こっている心理的軋轢のなかには第三者による適切な介入があったほうがよいと思われるケースもあり、家族問題としての心理的ストレスに対応できる公衆衛生上のシステムも必要ではないかと考えさせられるのである。

国や地方自治体が自殺予防に関われることは何かということについて具体的に考えてみると、図1のようになる。国がなすべき最も重要なことは、自殺予防に関する法制度や社会システムの整備であり、対策の基本方針の策定である。具体的な政策形成にあたっては、情報提供、諸関係機関・団体の調整、人材育成、研究の推進、対策の評価方法の検討などが国の果たすべき役割であると考えられる。

▶オーストラリア政府の見識

オーストラリア政府はインターネット関連の自殺関連サイトの管理者に対して、ネット上で自殺をあおったり自殺方法などを公開したりした場合に、最高55万豪ドル（約4,500万円）の罰金を科す法案の導入を決めたとのことである（2005年3月）。この法案が導入されたきっかけは、日本の相次ぐインターネット自殺がオーストラリアで報道されたことであった。このオーストラリア政府の機敏な対応は、国の自殺予防への関わり

表 1 自殺予防対策における国と地方自治体の役割

	国	地方自治体	基礎自治体
プリベンション （一次予防）	自殺予防，うつ病予防の啓発・普及の推進 自殺予防対策のマニュアル開発 学校における心の健康教育 家族問題，経済問題への対策 プライマリケアにおけるうつ病研修の強化（全国的展開） 自殺未遂者の医療システム整備 マスメディアと報道のあり方の検討 自殺に関する学術研究の推進 政策評価手法の開発	具体的な行動計画の策定 住民への自殺予防の啓発活動（リーフレット，メディア等による広報活動） 対策のネットワーク構築 機関・団体との利害調整 相談窓口の拡大 専門家の研修 自殺未遂者へのケア確立 統計指標の継続的モニタリング	地域づくり型健康増進活動の展開 住民参加型の活動の展開 ハイリスク者へのアプローチ実施 保健師などの訪問指導 きめ細かい健康教育の実施 医療機関との連携の推進
インターベンション （二次予防）	うつ病のスクリーニングのマニュアルなどの整備 ハイリスク者の管理方針の検討	基礎自治体のうつ病スクリーニングの実施へ向けた支援 ハイリスク者の管理方針の提示 医療機関の連携システムの整備	心の健康づくり基礎調査の実施 ハイリスクの把握と事後追跡 相談機関の機能強化 医療機関との連携 ハイリスク者の継続的な管理
ポストベンション （三次予防）	ポストベンションのあり方に関する検討	ポストベンションの具体的方策の提示 自殺未遂者の医療の充実 遺された家族への対応プログラム策定	地域のポストベンションの実施 医療機関における自殺行動の対処能力向上

方としてひとつの見識を示しているように思われる。

表1は予防の段階で何をなすべきかという観点からみた国，地方自治体，基礎自治体の役割をまとめたものである。

▶プライバシーへの配慮

最後に，地域で公衆衛生活動としての自殺予防対策をすすめていくうえで，個人のプライバシーについて十分に配慮することの重要性を理解することが大切である。個人の心理的な悩みに対処しなければならない専門家の活動においては，守秘義務を負っている自覚があるので，むしろ大きな問題が起こることは少ないと思われる。問題となりうるのは，基礎調査などで住民のメンタルヘルスの個人情報を管理する必要が生じるときである。情報の管理と情報漏洩の防止は行政として当然行なわなければならない。うつ病のスクリーニングで二次予防活動を積極的にすすめるというような戦略をとる場合には，この点がとくに重要になる。

以上，現在における行政の自殺予防における関わり方は，自殺者や自殺未遂者を法律で罰していた時代に比べれば，はるかに限定的で控えめなものである。しかし，社会としてこの問題に関わるべきであるという意志は明確にしたほうがよい。

地域における自殺予防対策は地域づくりとしての健康づくり，ヘルスプロモーション

活動である。行政は，主役である住民を支援する立場であるということを銘記したい。

2 地域における自殺予防対策のモデル ——疾病対策中心か健康増進か

2-1 ヘルスプロモーションの時代 ——公衆衛生のルネッサンス

　病気の予防をするためには，病気の本態を明らかにして特異的な治療法なり予防対策をとるのが最上の方法である。感染症が主たる健康課題であった時代にはこのようなパラダイムが有効であった。細菌感染症に対しては抗生物質，ウイルス感染症に対しては特異的なワクチンの接種が予防の処方箋であり，しかもきわめて有効であった。これは典型的な疾病対策である。

　がん，脳卒中，糖尿病のような生活習慣病が主たる健康課題になった時代では，生活習慣を中心にした複数のリスクファクターを解明し，個人のライフスタイルを変えさせる健康教育を行なうことが公衆衛生の基本戦略となった。感染症の時代ほどではないが，生活習慣病対策もある意味では疾病対策が中心であったと言える。

　これに対して，1980年代後半から世界の潮流となったヘルスプロモーションの時代では，疾病中心の対策から，疾病を取り囲む社会環境条件の整備を個人の努力と同様に強調するようになった。脱疾病対策志向の健康政策と言えるであろう。

　ヘルスプロモーションが脱疾病対策志向になっている理由は，疾病対策中心では必ずしもすべてがうまくいくとは限らないという反省と，医学的パラダイムだけで予防のモデルを構築していくことは先進諸国の抱える健康課題の解決に有効ではないという基本認識がある。もちろん，疾病対策中心か，健康増進対策かという二元論的対立は正しくない。健康増進対策には疾病対策の考え方も包含されているので，本質的に両者は対立するものではないのである。感染症が今なお重要な健康課題である発展途上国では，疾病対策中心の予防モデルですすめたほうがよい状況も多い。

　表2に，時代の変遷に対応した公衆衛生学のあり方を整理した。この表で，ヘルスプロモーション時代の公衆衛生学をそれまでの公衆衛生と比較してみることにより，ヘルスプロモーションの独自性が明らかになる。環境改善をめざす公衆衛生学は19世紀になってこの学問が誕生した時代の原点であり，古い公衆衛生（old public health）と言われる。ヘルスプロモーションの考えが現われ新しい公衆衛生（new public health）と呼ばれるようになって以来，これとの対比で古いoldと言われるのである。しかし，この「古い」に負の意味はない。その後出現した疾病予防志向性のアプローチとリスクファクター志向性のアプローチが，どちらかといえば個人の健康に注目した予防医学であり，社会環境改善への努力が弱くなったことに対する反省として，ヘルスプロモーショ

表 2 時代の変遷に対応した公衆衛生学のあり方

	ヘルスプロモーション時代の公衆衛生学	リスクファクター重視の公衆衛生学	疾病予防志向性の公衆衛生学	環境改善をめざす公衆衛生学
始まった時期	1986〜	20世紀後半	20世紀前半	19世紀
アプローチ	場の設定のアプローチ	リスクファクターにもとづくアプローチ	疾病原因の探求によるアプローチ	環境改善のアプローチ
着目するもの	公衆衛生活動の場	病気のリスクファクター	病気をもつ人間	劣悪な環境
公衆衛生のあり方	健康支援環境重視の新しい公衆衛生学 new public health	慢性疾患に対応した公衆衛生学 予防医学	病理病態学にもとづく公衆衛生学 予防医学	環境改善にもとづく古い公衆衛生学 old public health
主たる疫学の手法	社会疫学	リスクファクターの疫学 分析疫学 介入疫学	特定病因究明の疫学 分析疫学 介入疫学	記述疫学
重視する関連学問領域	政策科学 社会疫学 健康増進	行動科学 リスク管理 予防医学 健康教育	病理病態学 免疫学 生命科学	衛生学 衛生行政学
対象となる健康課題	社会環境要因の寄与が大きい健康課題(タバコ問題,自殺など)	生活習慣病(がん,脳卒中,心臓病など) 作業関連疾患	慢性感染症 ウイルス感染症 栄養素欠乏症,など	急性感染症 職業病 低栄養 劣悪な環境
健康のとらえ方	健康の価値 健康増進 健康権の保障	健康のリスク 生活習慣 健康教育 健康管理	疾病の撲滅 社会防衛 健康保護	死亡の減少 社会防衛 生存権の保障
健康決定要因の特定	多因子的(社会環境要因も重視)	多因子的(個人のライフスタイルを重視)	単一の病因を特定(特異的病因論)	社会環境要因を重視 特異的病因は不明
対策で重視されるもの	政策形成のプロセス 住民参加 社会の努力	知識の提供 態度の変容 行動変容 個人の努力	特効薬 ワクチン開発 感受性対策	環境改善 トップダウン 社会の努力
重視されるキーワード	エンパワメント アドボカシー 調整,部門間協力 健康支援環境	リスクファクター 個別指導 自己管理 予防の心得○か条	ワクチン 予防接種 必須医薬品	公衆衛生制度の整備 公衆衛生専門家 環境衛生学

ンの考え方が打ちだされたという経緯があり,ヘルスプロモーションは,ある意味では社会環境改善のはたらきかけを重視した old public health に回帰すべきだというルネッサンス的な意味合いをもっているのである。

▶公の果たす役割の変化

次に考えておくべきことは,公衆衛生のあり方において,国や地方自治体の果たす役割が変化していることである。感染症のような疾病対策が中心になる時代の公衆衛生においては,国の果たす役割が大きかった。トップダウン型で迅速に国民の健康保護をはかるという目的のために,国は情報収集や情報提供でも大きな役割を果たしてきたし,

感染症対策の法制度の整備においても中心的役割を果たした。一方，ヘルスプロモーションの時代の公衆衛生においては，国の果たす役割は限定的になり，健康情報の提供とキャンペーンの調整というような役割が中心となる。ヘルスプロモーションのすすめ方は地方分権の理念と合致しているし，活動の主体が中央から地方へと移行するとともに，権限の委譲も随伴するからである。

疾病予防志向性の公衆衛生は国レベルの公衆衛生が機能するあり方であり，ヘルスプロモーションとしての公衆衛生は地方自治体（市町村）レベルの公衆衛生が主として機能するあり方である。

健康日本21はヘルスプロモーションの理念にもとづいて計画されたが，生活習慣病の予防に主眼を置いているため，個別の健康課題をみた場合に，リスクファクター志向性と誤解されやすいようである[註]。

▶健康管理から健康増進へ

また，疾病予防志向性のアプローチとヘルスプロモーション志向性のアプローチの違いとして，前者のキーワードが健康管理であるのに対して，後者は健康増進がキーワードである点にも注意をはらう必要がある。疾病予防志向性のアプローチでは医師や保健師といった保健医療の専門家が健康管理を掌握するキーパーソンであり，「専門家が管理する」という発想にもとづいている。これに対して，ヘルスプロモーションのアプローチにおいては，専門家が管理し指導するという発想は後退している。健康増進の対象となる人々（集団）は，理想的には，主体的に自らの健康をコントロールする力を得ていくことが期待されており，国や自治体を含めて専門家集団は対象者を**支援する**ことが求められている。第三者である誰かが健康を管理するという発想は捨てられていると考えたほうがよい。

2-2 自殺予防にはヘルスプロモーションアプローチがふさわしい

ここで，自殺予防という健康課題について考えてみる。自殺予防については，この2つのアプローチ以外に社会福祉領域での生活支援を中心とする**生活モデルによるアプローチ**が考えられる。自殺については複雑な社会経済的要因が関与しており，うつ病モデルという単純な因果モデルでは多様な自殺現象を説明できない。自殺はきわめて社会医学的多因子的な健康現象なのである。ゆえに疾病予防志向性のモデルのみで対処することは適切でないと思われる。

[註] 地方自治体のレベルで具体的な健康増進の行動計画を策定する段階では，関係者には疾病志向性・リスクファクター志向性のアプローチに偏らず，場の設定志向性のアプローチの重要性を理解してもらう努力が必要である。場の設定志向性のアプローチとは次節で述べるように，ヘルスプロモーションを志向する行動計画策定の方法論である。

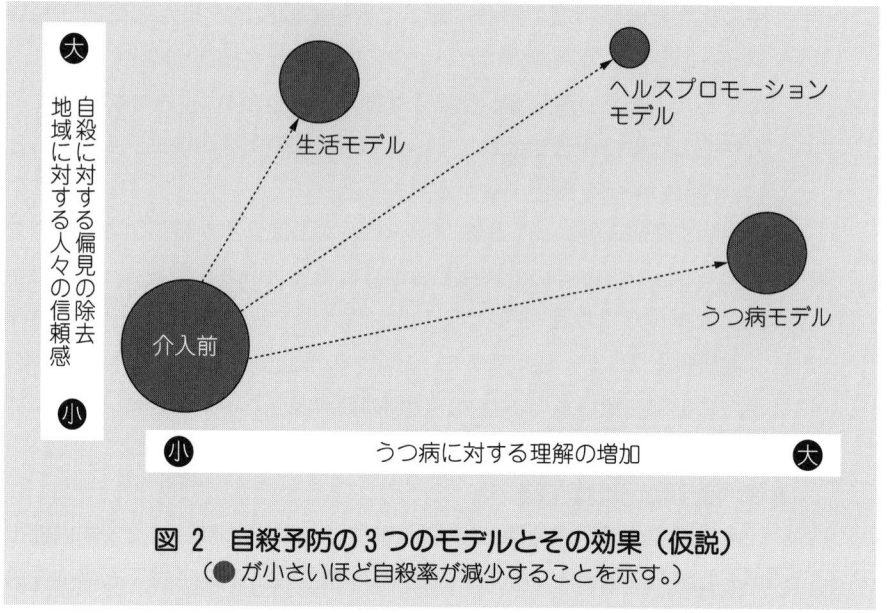

図2 自殺予防の3つのモデルとその効果(仮説)
(● が小さいほど自殺率が減少することを示す。)

　さらに,疾病予防志向性モデルでは,早期発見・早期予防という二次予防的アプローチに目がいきがちであり,社会的背景へのはたらきかけが後退しがちになるということも危惧される。家族関係によるストレス,社会的孤立,さまざまな経済的苦境,不十分な医療へのアクセス,自殺未遂者に対する医療システムの未整備,自殺者の遺された家族や知人・友人などへの心のケア,自殺に許容的な社会文化的風土,報道・マスメディアの役割など,さまざまな社会的課題にどう取り組むべきかという視点が疾病中心の対策からは十分にみえてこないのである。また,疾病予防志向性モデルでは,対策の中心となるのは医師や看護師や保健師といった専門的なヘルスマンパワーであり,社会福祉関係者,マスメディア,司法関係者,住民組織,行政の保健部門以外の部局といった地域全体のマンパワーを巻き込むことが不十分になるという欠点がある。

　では,生活支援を中心とした生活モデルによるアプローチはどうであろうか。自殺の最終段階でのうつ病の治療という視点が欠けるため,やはりこれだけでは不十分な面がある。

　以上のようなことをふまえて考えてみると,自殺予防はヘルスプロモーションによるアプローチがふさわしい健康課題であり,疾病予防志向性の対策にとらわれずに,より包括的なヘルスプロモーションアプローチを採用すべきであると考えられる。当然のことながら,ヘルスプロモーションアプローチとしての自殺予防対策にはうつ病という疾病対策のアプローチや生活支援という社会福祉的アプローチが含まれている。

　図2に自殺予防の3つのモデルによるアプローチを図示した。うつ病モデルによるアプローチがうつ病に対する理解を増加させることをめざすのに対して,生活(福祉)モデルによるアプローチでは自殺に対する偏見の除去や地域に対する人々の信頼感の増加を

めざす。そして，両者を包含するヘルスプロモーションアプローチは自殺予防に最も効果的なアプローチではないかと考えられるのである。

3 ヘルスプロモーションと自殺予防

3-1 ヘルスプロモーションの戦略と行動

ヘルスプロモーションの定義は1986年のオタワ憲章で示されている。

> 'Health promotion is the process of enabling people to increase control over, and improve their health. Health is a positive concept emphasizing social and personal resources. Therefore, health promotion is not just the responsibility of the health sector, but goes beyond healthy life style to well-being.'
>
> 「ヘルスプロモーションは人々が自らの健康をコントロールし，向上させることができるようになるプロセスのことである。健康は社会的・個人的な資源を重視する積極的な概念である。それゆえ，ヘルスプロモーションは健康部門が責任を負うだけのものではない。ヘルスプロモーションは健康的なライフスタイルという問題にとどまらず，良き生活・良き生き方という問題にも及ぶのである。」

この定義は，国際会議の合意文書であるために，さまざまな意見を調整したうえでの表現となっているためややわかりにくい。とくにわかりにくいのは最後の文章であるが，ここではリスクファクター重視の疾病予防対策から脱却し，人々の良き生活状態（well-being）あるいは健康支援環境を重視する健康増進対策への転換の重要性を強調したものであると解釈される。

オタワ憲章ではヘルスプロモーションの戦略（strategy）として，次の3つの概念を提示している。すなわち，アドボカシー（advocacy），イネーブリング（enabling），調整（mediation）の3つである[70]。

▶アドボカシー（advocacy）

アドボカシーとは，特定の健康目標あるいは健康プログラムを実現へ向けて，政治的関与，政策的支援，社会的受容，体系的支援を得るために個人の行動と社会の行動を組み合わせることを言う。アドボカシーは日本では辞書的な意味から「唱道」と訳されることが多いが，この短い訳は本来の意味を十分に伝えていない。「社会的支援を得るための積極的な行動」と要約しておきたい。

▶**イネーブリング（enabling）**

　イネーブリングとは，健康増進や健康保護のため，人的・物的資源を動員して，個人や集団と連携して，個人や集団の力量を高めるための行動を起こすことである。連携（パートナーシップ）を通じてエンパワメントをはかることに力点が置かれている。辞書的には，イネーブリングには「授権」という意味がある。授権とは上位の者が下位の者に自律的な決定ができるように権限を委譲し決定権を委ねることである。下位の者が自律的に決定できるということは上下関係が対等な関係に変化しうる可能性を示唆しており，連携（パートナーシップ）が視野に入ってくる。イネーブリングは連携を通じたエンパワメントに近い意味をもっている。

▶**調整（mediation）**

　調整とは，個人や地域や異なる部門間の異なる利害が，健康増進や健康保護のために調整されるプロセスのことである。実際のヘルスプロモーション活動において，担当者が多くの時間を割くのはこの調整である。調整にもとづく合意形成により，ヘルスプロモーションに関する政策形成と行動計画が具体化されることになる。

　以上の3つはいずれも**エンパワメント**（empowerment）に資するものと考えられているわけであるが，エンパワメントとは人々が自分の健康に影響を及ぼす決定や行動に対してより良くコントロールできるようになるプロセスのことである。個人のエンパワメントとは個人が自分の生活に対して決定を下しコントロールできるようになることであり，地域のエンパワメントとは，個人が集団として地域の健康決定要因や生活の質により大きな影響を及ぼしコントロールすることができるようになることを指している。

▶**行動を起こすべき5つの領域**

　このようなヘルスプロモーションの定義をふまえて，行動（action）を起こすべき5つの領域が示されている。

① 健康的公共政策の構築（build healthy public policy）
② 健康支援環境の形成（create supportive environments）
③ 地域行動の強化（strengthen community action）
④ 個人の技能の開発（develop personal skill）
⑤ 医療保健サービスの新たな方向づけ（reorient health services）

　健康的公共政策とはさまざまな分野の公共政策が健康に配慮したものであることを意味する。都市政策や環境政策などの立案においても常に健康への配慮を忘れないようにせよということである。健康政策が公共的であるという意味ではない。都市計画法における低層住居専用地域などの線引き，建築基準法における日照条件への配慮，自動車の排気ガス規制などがわかりやすい例である。

　健康支援環境とは，人々が健康的行動を選択することができるように環境を整えなさ

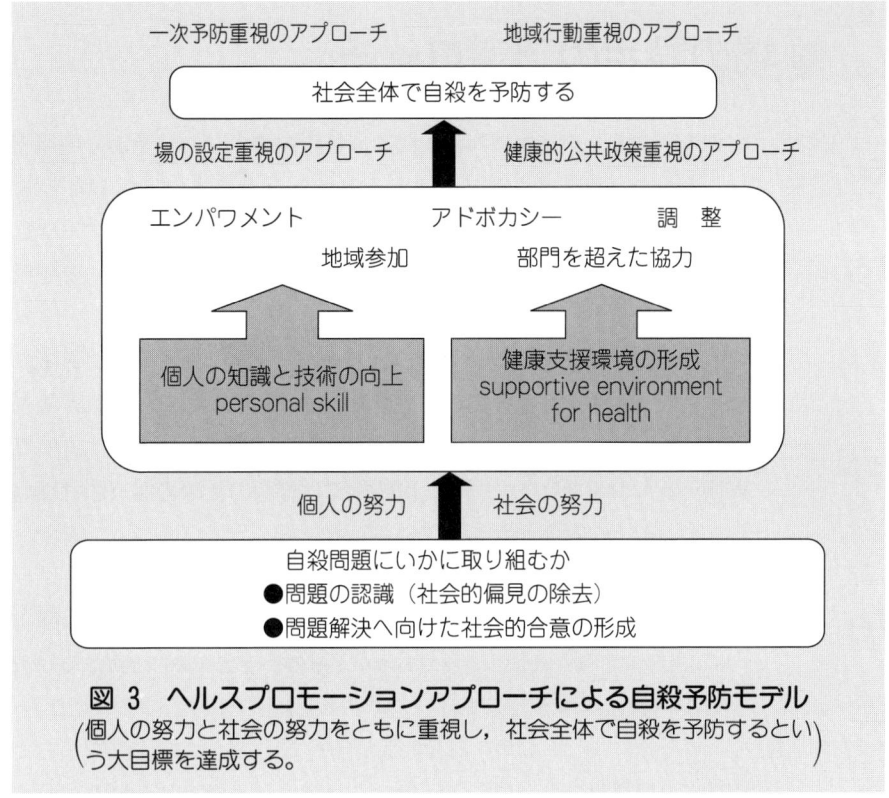

図3 ヘルスプロモーションアプローチによる自殺予防モデル
(個人の努力と社会の努力をともに重視し，社会全体で自殺を予防するという大目標を達成する。)

いということである。公共の場所での分煙の徹底や鉄道における禁煙車両の増加などがわかりやすい例である。

　地域行動の強化は，地域という場における活動の重視であり，地方分権の理念の延長上にある。身近な健康課題の解決は地域で行ないなさいということである。

　個人の技能の開発とは，従来より生活習慣病予防のための健康教育で強調されてきた個人の行動変容，個人のエンパワメントを意味している。

　医療保健サービスの新たな方向づけとは，医療中心の疾病予防対策から，一次予防を重視した保健サービスへと医療保健サービスをシフトさせるべきであるということである。

▶社会全体で自殺を予防するという目標

　図3にヘルスプロモーションアプローチとしての自殺予防について概念図を示した。社会全体の公衆衛生の課題として自殺予防に取り組むということがヘルスプロモーションとしての自殺予防である。個人の努力と社会の努力を両輪として，ヘルスプロモーションの具体的な活動理念である「一次予防重視のアプローチ」「地域行動重視のアプローチ」「場の設定重視のアプローチ」「健康的公共政策重視のアプローチ」などにより，社会全体で自殺を予防するという目標を達成するというのが，ヘルスプロモーションアプローチとしての自殺予防モデルである。

3-2 場の設定のアプローチ

　ヘルスプロモーションは疾病予防志向性重視のアプローチから健康支援環境重視のアプローチへのパラダイムシフトであるということはすでに示したとおりである。同時に，それは二次予防重視のアプローチから一次予防重視のアプローチへの方向変換でもあり，ライフステージのアプローチとともに場の設定のアプローチを重視しようとする方向性でもある。

　場の設定のアプローチとは英語の a setting approach の訳である。セッティングの意味として「活動を行なっている場所」という意味があり，これが最も近い意味のように思われる。

　WHO のヘルスプロモーション用語集では健康のための場（setting for health）として次のような定義がなされている。

　　　「人々の日常的活動においては，環境的要因，組織的要因，個人的要因が健康や幸福な生活に相互に影響を及ぼし合っているが，そのような日常的活動に人々が従事している場所あるいは社会的状況を指す。」

　WHO の用語集では，「場」は「コミュニティー」より狭い概念として定義され，人々が健康増進活動を行なうために実際の活動を起こすことのできる場所といったニュアンスがある。しかし，健康都市プロジェクトのように都市を場とするヘルスプロモーション活動では，都市という「場」は場所の広がりでみれば「地域」を超えている。著者なりに「場」を解釈すると次のようになる。

　　　ある健康増進政策を実行するにあたって，既存の資源（人，金，物等）を最も有効に活用できる状況にある人々の日常生活の活動の場所

　具体的にあげれば，家庭，狭義の地域（都市，農村），学校，職場，病院などである。そのほかに，市場，宗教団体（教会），非職能団体なども考えられる（図4）。海外においては，健康増進において教会の果たすべき役割に言及されることがある。我が国においても，自殺を含めたメンタルヘルスの課題については，宗教団体の果たすべき役割は大きい可能性がある。

　自殺予防は社会環境要因の寄与が大きい健康課題であり，場の設定アプローチがとくに有効であると考えられる。場の設定のアプローチの特徴を改めて整理しておこう。

　①　対象とする集団の主たる生活の場に着目して，問題となった健康課題にどのような対策を行なったらよいかという対策志向性に強い関心をもちながら，公衆衛生活

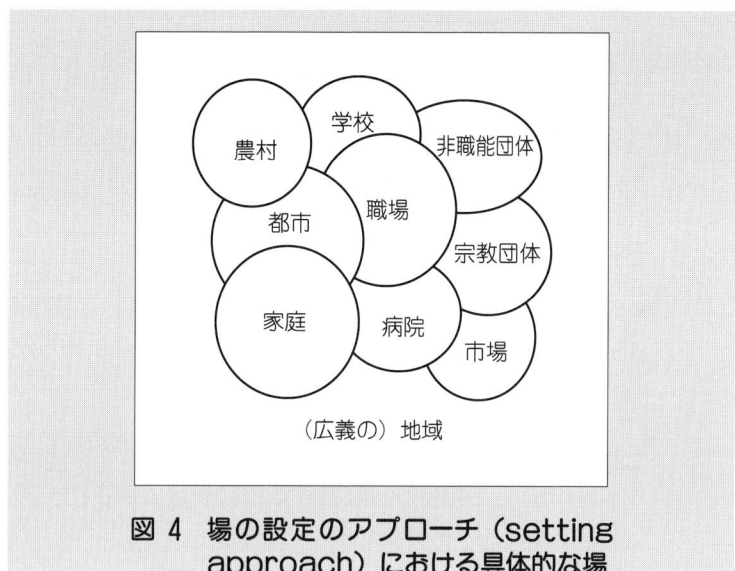

図4 場の設定のアプローチ（setting approach）における具体的な場

動をすすめていくアプローチである。
② 対策志向性であるがゆえ，実行可能性（feasibility）を強く意識しながら活動をすすめていくアプローチである。
③ ヘルスプロモーションの理念にもとづくため，対象とする集団構成員の活動への参加（participation）と自主性（autonomy）を尊重するアプローチである。
④ 健康管理の発想から脱却し，集団の構成員が自主的に健康増進をはかる力を得るというエンパワメントの視点を導入するアプローチである。

さて，自殺予防における場の設定アプローチの実際はどうなっているのだろうか。我が国では地域で自殺を予防するという取り組みが各地で行なわれてきた経緯がある。本書の地域における自殺予防活動で示されているさまざまな活動がその具体例である。人口１万人程度の小さな地域という場を設定し，濃密な公衆衛生活動を小地域で実践するという活動は自殺率の減少という成果をあげてきた。これはまさに場の設定のアプローチの有用性を示していると考えられる。

これに対して，都市部や職場における自殺予防対策については報告例はあまり多くない。都市部においては地域の人間関係が農村部より希薄であること，職場においては自殺問題をできれば隠しておきたいという雰囲気がまだ強いせいかもしれない。都市部や職場における自殺予防対策の推進が今後の重要課題であることは間違いない。

家庭という場における自殺予防対策は，地域の場における対策と重複している。農村部高齢者のうつ病のハイリスク者は，すでに述べたように，家族内の軋轢が大きなストレス要因となっていることが多く，地域の場と家庭の場はオーバーラップしている。

図5は自殺予防における場の設定のアプローチのイメージを示している。地域，家庭，

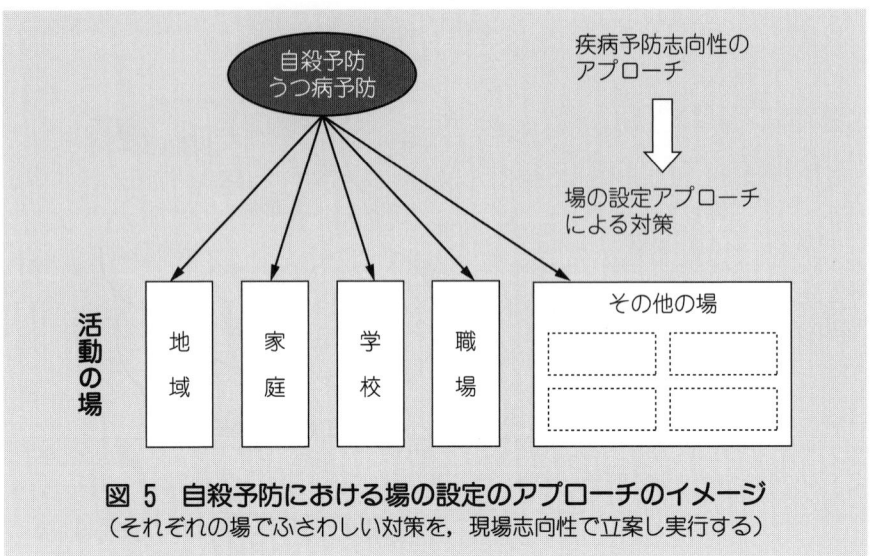

図 5 自殺予防における場の設定のアプローチのイメージ
（それぞれの場でふさわしい対策を，現場志向性で立案し実行する）

学校，職場，病院といったさまざまな場において，ヘルスプロモーション活動の中心となるキーパーソン（ゲートキーパー；gatekeeper と言ってもよい）がいる。それらのキーパーソンは必ずしも保健医療の専門家ではないかもしれないが，健康増進という一次予防の観点からは啓発活動や地域のネットワーク形成の要になる役割を担うことができるであろう。自殺予防・うつ病予防の健康課題としての専門性をある程度理解したうえで，それぞれの場の構成員をエンパワメントできるプランをキーパーソンに作成してもらうようにすればよい。

II

自殺と自殺予防の現在

第2章▶人はなぜ死のうとするのか
第3章▶自殺予防の戦略
　　　●世界と日本の現状

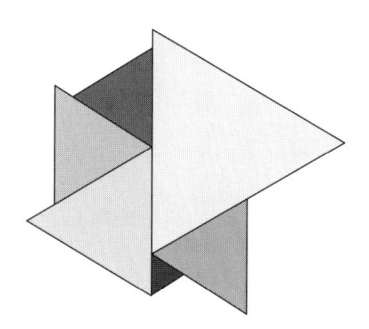

第2章 人はなぜ死のうとするのか

渡邉直樹
山下志穂
(1)
瀧澤 透
(2-5)

1 自殺の歴史

1-1 西欧社会での自殺[註1)]

a．古代ギリシャ・ローマ社会

　古代ギリシャ・ローマ社会の自殺には，次のような特徴がみられる．第一に，縊死や武器を使った自殺が多いこと，第二に，決意をもった自殺については寛容な社会であったことである．どの文明でも発展の初期には縊死が多いが，古代ギリシャ・ローマ社会もその例に漏れないことを示す証拠が多く残されている．当時の文献から1,200の事例を集めて自殺の手段を分類すると，全体の約40%が武器を使用した自殺であった（図6）．

　古代ギリシャ・ローマ社会では，自殺は錠剤を飲んで死ぬかどうか試してみるといった行動ではなく，堅い決意のもと，名誉を守るための行動として自殺をした[註2)]．ローマ

註1) 西欧社会における自殺と各時代の思想的背景については，Anton van Hooff (2000) の記述によった[68]．図表の転載を快諾していただいた van Hooff 氏に感謝する．

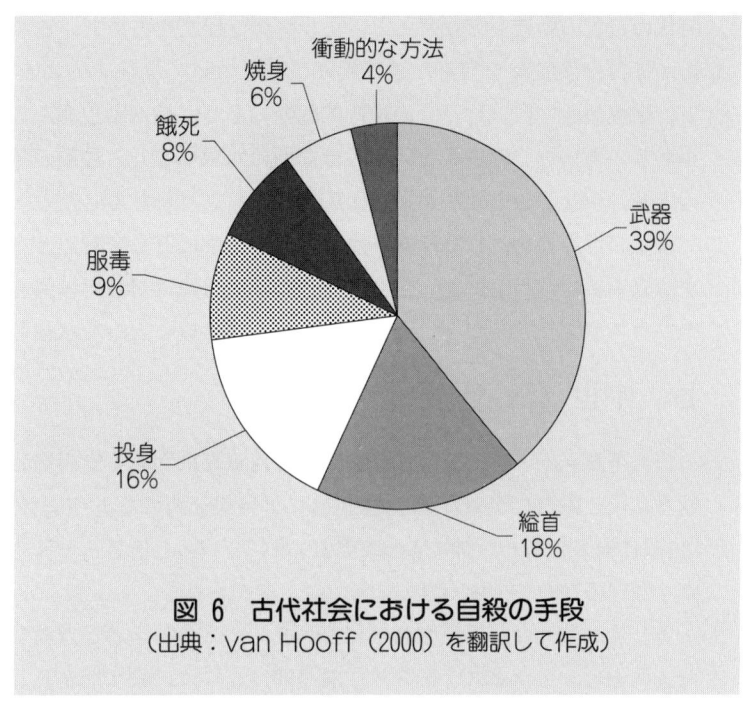

図6 古代社会における自殺の手段
(出典：van Hooff (2000) を翻訳して作成)

- 武器 39%
- 絞首 18%
- 投身 16%
- 服毒 9%
- 餓死 8%
- 焼身 6%
- 衝動的な方法 4%

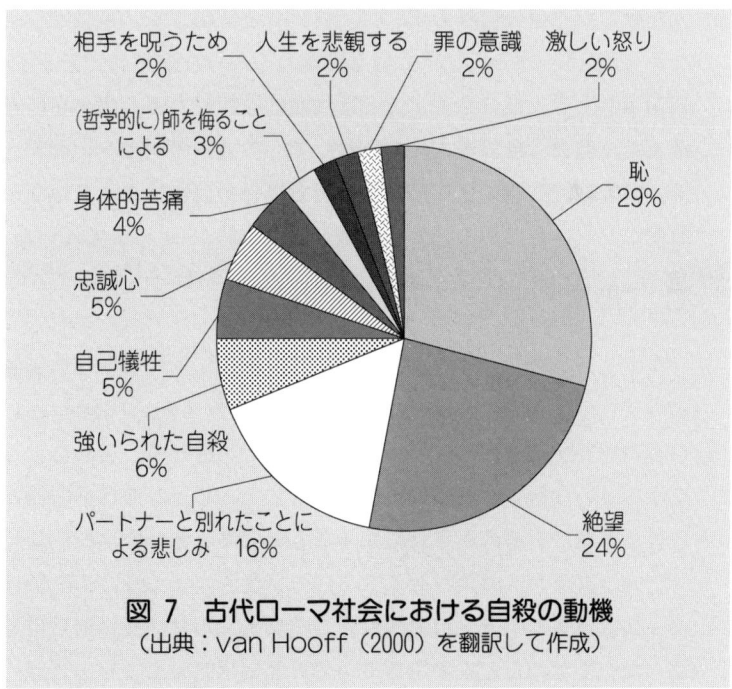

図7 古代ローマ社会における自殺の動機
(出典：van Hooff (2000) を翻訳して作成)

- 恥 29%
- 絶望 24%
- パートナーと別れたことによる悲しみ 16%
- 強いられた自殺 6%
- 自己犠牲 5%
- 忠誠心 5%
- 身体的苦痛 4%
- (哲学的に)師を侮ることによる 3%
- 相手を呪うため 2%
- 人生を悲観する 2%
- 罪の意識 2%
- 激しい怒り 2%

註2）その典型を表わす人物として2人の男女が有名である。ギリシャのアイアスはトロイ戦争でアキレスの次に功績を残した英雄であったが，裁判によって名誉が傷つけられた。アイアスは仲間に合わせる顔がないとして自殺した。女性のモデルは，ローマのルクレティアである。彼女は夫の留守中にある軍人から乱暴を受けた。彼女は家族を呼び，一部始終を語り，短刀で自らを突いて死んだ。彼女もまた，自分の名誉を守るために死を選んだ。

時代の自殺の動機を分類すると「恥」が30％程度を占めている（図7）。つまり，動機があって自分の名誉を守るために死ぬことについては社会的にも許されたのである。一方，動機がない自殺は社会の道徳的問題であり，神への犯罪，さらには社会や国家への裏切りであった。理由がない自殺は罰則の対象になり，葬儀の禁止や公民権の剥奪などのほか，みせしめのために遺体が広場にさらされたりもした。

思想の世界では，自殺を悩みから解放する手段として認める立場と，罪悪として否定する立場が対立していた。快楽主義者たちは自殺に対しては最も寛容であった。一方ピタゴラスやプラトンなどは，生死を決める神に背くとして自殺を宗教的な悪だとした。

b．中世（5〜15世紀）

古代ギリシャ・ローマ時代の教会は，自殺を批判する立場をとっていた。しかし，殉教者は後を絶たなかった。また，聖書には自殺を認めるようにも解釈できる挿話があり，「自殺は殺人であり，神によって禁じられている」と信じるキリスト教徒にとっては，大きな問題のひとつであった。

キリスト教社会が形成されるにつれて，多くの神学者が自殺を厳禁する考えを発表した。例えば，アウグスティヌス（354-430）は，「汝，殺すなかれ」という聖書の一節を「他人だけでなく自分自身も（殺すなかれ）」と解釈して，殉教を含めたあらゆる自殺を認めなかった註3）。また，中世で最も影響力のあった神学者であるトマス・アクィナス（1225-1274年頃）も，自分を殺すことは致命的な罪であり，生命を所有する神に背くものだと考えた。教会は自殺を大罪とみなして，教会内の聖地への埋葬を許さなかった。イングランドでは，法律によって精神疾患者以外の自殺はすべて処罰の対象となり，自動的に財産が没収された。このような厳しい規定は1961年まで続いた。

c．ルネッサンス期（16世紀）

ルネッサンスとバロックの時代には，個人に対する新しい価値観が登場する一方で，古い文化や価値観が称賛された。ルネッサンス期の代表者の1人であるトマス・モア（1477-1535）は著書の『ユートピア』などを通じて，苦しむ人々のために社会が手助けをするという新しい価値観を探ろうとした。しかし彼は信心深いキリスト教徒として，自殺は悪魔にそそのかされて起きるものであるという伝統的な見方をもっていた。

一方，フランスのエッセイスト，モンテーニュ（1533-1592）は個人の自律性を重視した。彼は著書の中で，自発的な死こそ最善であり，死は自分自身が決めるものであると述べた。また，このまま生きていても悪い状態のままであれば，神は死ぬ許可を与えると考えた。

宗教改革によってプロテスタント教会が設立されたが，カトリック教会と同様に自殺

註3）サタンが寺院の頂上でキリストに対して「あなたが神の息子であるならば，身を投げ出せ」と誘惑し，キリストがそれを拒絶した話を，自殺は最悪の罪であることを示す証拠だと考えた。

に関する教義を批判せず，自殺禁止令が出された。マルティン・ルター（1483-1546）は自殺をそそのかすサタンの存在を信じており，プロテスタント教会も自分の健康に配慮せず服薬を拒否する者は，神から与えられた生きる手段を拒絶するものであり，自殺する危険があると考えていた。

d. 近　代

　近代に入ると，自殺は宗教観とは別の角度から取り上げられるようになった。例えば，シェークスピア劇『ハムレット』では，ハムレットが「生きるか，死ぬか，それが問題だ」と独白する場面がある。ここでハムレットは，自殺の手段たるロープや短剣を持っていないし，悪魔が自殺するようにそそのかしているわけでもない。自らが自殺を望んでいるハムレットの姿は，自殺への衝動と不安を抱えた現代の我々そのものである。

　また，人々は自殺の発生を合理的に説明しようとした。とくに，狂気と憂鬱に関する議論が重要な役割を果たしていた。正気な人間が起こした自殺は天罰につながるが，憂鬱または狂気によって自殺した者に責任はないと考えられた。また，憂鬱は黒胆汁の過剰分泌によってひきおこされる自己破壊的な行為だとされた。

　このように自殺を合理的に説明しようとする一方で，自殺者への扱いは以前と変わらなかった。自殺者は窓から運び出され，通りを引き回されたあと絞首台につるされた。遺体がかなり腐敗したところで教会の外に埋葬されたが，顔は下向きにされ，墓から起き上がらないよう，遺体には棒が差し込まれた。

▶18 世紀

　18 世紀は「理性の時代」と言われるが，自殺は批判される対象から理解される対象へと大きく変化を遂げた。イギリスの哲学者，ヒューム（1711-1776）は，聖書では自殺がはっきりと非難されていないとして，生得の自由に関する権利を唱えた。ヒュームは個人の人生が社会にとって価値あるかどうかを決めるのはその人個人だと考え，自らひきおこした死が良い結果をもたらした例をあげた。ヒュームの議論は，教会の伝統的な教えを守る人々に大きな衝撃を与えたが，フランスのモンテスキュー（1689-1755）なども自分の人生を自由に扱う権利を主張した。このようにして，自殺は理にかなったものだという見方が次第に一般的になった。これまでのように，自殺者の遺体を冒とくするような古い習慣も行なわれなくなった。

　一方で 18 世紀には，若者の間で感傷的な自殺が流行した。この元になったのはドイツの文豪ゲーテ(1749-1832) が 1774 年に発表した『若きウェルテルの悩み』である。当時の若者たちは衣装を身に着けたり，本を手にしたりしてウェルテルの真似をした。現在も有名人や歌手が自殺をすると若者たちが後を追って自殺するいわゆる「後追い自殺」や「群発自殺」という現象がみられるが，これは「ウェルテル効果」Werther Effekt と名づけられている。

▶19 世紀

　19 世紀に入ると自殺に対する意識も変化した。その背景には 1789 年のフランス革命

が西欧社会にもたらした変化があった。フランス革命により自殺者の処罰は廃止され，自殺者を十字路に埋葬していたイングランドも，自殺者の処罰に関する法律が1824年に廃止された。自殺者はもはや罪人ではなく，苦痛に悩む人だと考えられるようになった。ある人が自殺を図ったときに呼ばれるのは牧師ではなく，医者となった。つまり，自殺は医療の対象となり，専門家は治療の手がかりを探すようになったのである。

　社会生活では，公衆衛生活動が進んで人々の寿命は延びたが，自殺を死因とする例が目立つようになった。人々が生まれ育った村を離れて大都市に住むようになると，人と人とのつながりが薄れていくようになり，ロンドンやパリなどでは自殺が多発した。また，本気で死ぬわけではなく助けを求めるために自殺未遂を図ったり，薬物を使ったりなど，これまでみられなかったタイプの自殺も増加するようになった。こうしたことから，自殺は都市病として人々の関心を集めるようになり，哲学者だけではなく心理学者や社会学者も自殺の発生についての説明を試み始めた。

　その代表的な人物として，社会学者のエミール・デュルケム(1858-1917)がいる。デュルケムは，著書『自殺論』で社会との結びつきによってひきおこされる自殺について論じた。また，デュルケムは異なる社会環境にいる人々の間では，自殺率にも違いがあることを指摘した。例えばカトリックはプロテスタントよりも結束力が強く，自殺率も低かった。また既婚者の自殺率は同年代の未婚者の自殺率よりも低いことが示された。このようにして，デュルケムは人々のよりどころになる集団や人間関係によって自殺率が異なることを実証したのである。しかしデュルケムは，宗教はもはや昔のように人々のよりどころにはならず，これからは職場がその代わりの役割を果たすだろうと考えた。現代の自殺は，我が国のように働き盛りの中高年に自殺が多いなど，必ずしもデュルケムの予想どおりとは言えないが，個人と社会との結びつきについて指摘したデュルケムの考え方は，今日の自殺研究にも少なからぬ影響を与えている。

1-2 日本の歴史にみる自殺

　我が国における自殺に関する記録は日本書紀などの書物や，各時代にだされた自殺禁止令が多く残されている。

　弟 橘 姫の入水自殺（約1800年以上前）が最古の自殺記録とされている。また，最初にだされた自殺禁止令は大化2 (646) 年にだされた殉死禁止の詔とされている（『日本書紀』）。詔がだされた当時，豪族の間では主人への殉死が流行しており，その影響力と流行を戒めるためのものと考えられる。またこの時代には縊死も多かった。当時の資料では縊死は「わなぎ」と呼ばれ，「自経」あるいは「経く」とも表現されていた。

　701年の『大宝令』では，僧侶の自殺が禁じられた。これは，浄土教の隆盛とともに，穢土である現世を厭い浄土を求めて僧侶たちの間に捨身往生（自殺）が流行したためであるとされている。その内容は，僧侶が身を焼いたり捨てたりすることを許さず，もし違反すれば，律によって罪とされ，当人だけではなく関係者も処罰することを定めたも

のであった。

　海外の研究者が我が国の自殺をみるとき，「切腹」が特に注目されやすいが，切腹の歴史は平安後期の藤原保輔（988年頃自殺）や，鎌倉時代前期（1320年以後）の軍記物語として知られる『保元物語』にある源為朝の死などで知ることができる。その後切腹は武士の自殺として一般的になったが，時代が経つにつれて切腹後の苦痛がはなはだしい場合に備えて介錯が行なわれるようになり，切腹は一連の形式を伴う行為になった。

▶情死(心中)の流行

　江戸時代になると諸藩で殉死が厳しく禁じられたが，代わって男女の情死（心中）が流行するようになった。最も流行したのは江戸前期〜中期（1700〜1730年代）であった。当初は京阪地方が中心であり，情死を題材とした作品（心中物）も続出した。なかでも有名なのは近松門左衛門の『曽根崎心中』『心中天の網島』などであり，心中の流行に拍車をかけた。上方文化が江戸へ伝わるようになると江戸でも心中が多く発生するようになり，ついに享保7年(1722)には公事方御定書百箇条において心中の禁令が出されるに至った。百箇条では「心中」ではなく「相対死」と表現されているが，これは「心」「中」という字をあわせると「忠」という字につながることを嫌ったためとされている。百箇条では，情死者の弔いは禁じられた。また，2人のうち1人だけが生存した場合は殺人犯とみなされ，2人とも生存した場合は3日間さらし者にされたうえ，身分剥奪の扱いをされた。また武士の心中に対してはとくに厳しく，不義は御家の御法度で御家断絶の極刑が加えられた。この禁令は功を奏し情死が激減した。また心中物の内容自体も，悲劇的な結末を避けるように描かれるようになった。

　時代が下ると禁令が次第に緩められ，身分の回復やさらし刑の廃止が行なわれるようになった。それによって再び情死が流行することはなくなった。つまり，時代風潮の変化に伴って，人々の態度として情死が以前ほどもてはやされなくなったのである。

▶親子心中

　もうひとつの心中として，一家心中，母子心中などの親子心中がある。我が国最古の親子心中の例は，日本書紀の山背大兄王一族の心中であるとされているが，鎌倉時代から戦国時代に至るまでは，敗戦や家の滅亡に伴う殉死形式の親子心中が頻発した。江戸時代には貧困から堕胎や嬰児殺しがさかんに行なわれ，江戸300年間に人口増加がみられなかった一因とされている。

　大正から昭和にかけては母子心中や一家心中が頻発した。大正初期には10件未満であった心中が大正7, 8年ごろには20件となり，15年には60件以上となった。さらに昭和に入ると急増して昭和6年には313件(749人)に上った。その多くが経済苦によるものであった。もちろん，貧困に陥っても心中しない親のほうが多いのは言うまでもなく，親子心中の背景として日本独自の「イエ」意識や子どもの命に対する意識などを探る必要がある。

2 自殺の理論（社会学，心理学，医学）

自殺という現象をどのように理論的に説明するのであろうか。生物学的（医学的），心理学的，社会学的な立場からの説明が可能であるが，それらはいずれも単独では自殺という現象を説明しきれない。

2-1 社会学的な説明

社会学的な自殺論としてはデュルケムが1894年に出版した『自殺論』があまりにも有名である。彼は自殺という行為が社会集団と個人の結合度と関連するという仮説を立て，それを検証しようとした。そして以下のような分類が可能であるとした。

自己中心型自殺（egoistic suicide）：自己の信念にもとづいて行なわれた自殺であり，知識人に多い。我が国では太宰治，川端康成などの例があげられる。三島由紀夫も切腹と介錯により自害したが，自殺に含まれるであろう。作家としてそれぞれ独自の人生観や世界観を抱き，世の中の現状が自己の理想に合致しないことを憂慮して自殺に至ったと思われる。これは一般の人にはなかなか理解しがたい，きわめて個人的な色彩が強いことから自己中心型自殺という名前がつけられた。

集団中心型自殺（altruistic suicide）：集団のため，あるいは神のために自己を犠牲にするというような自殺である。例えば，古くはユダヤ人の集団自殺がある。紀元72〜73年ローマ帝国軍が一挙にエルサレムを攻略し，ゼロット（ZEALOT）と呼ばれた狂信的ユダヤ教一派の信者と家族たちは，マサダと呼ばれた高地に篭城し，頑強な抵抗を続けたがかなわなかった。兵士たちはまず自分たちの妻子や老人を刺し殺し，そのあと兵士同士で刺し違えて数千人が全員自決したという[14]。我が国の歴史においても会津の白虎隊の少年たちの集団切腹などがある。南米ガイアナの「ジョーンズタウン」で起きた米国宗教集団による集団自殺もこれに含まれるであろう。

アノミー型自殺（anomic suicide）：これまで依拠してきた社会規範が変化して，新しい規範に従うことができずに混乱して自殺する場合である。例えば，戦後の昭和20年代に青年期の自殺者が増えたが，これは当時の時代背景，戦争終結と天皇の人間宣言によってこれまで依拠してきた規範を一気に失い，経済的困窮と政治・社会的混乱の中で多くの若者たちが挫折し，何のために生きているのかわからなくなってしまったことと無関係ではありえない。その後我が国は経済を復興させることを目標にして人々は精を出し，企業のために生きてきたが，最近になってこの規範が再び崩れだした。すなわち企業は経済効率を上げるために終身雇用制を廃止し実力主義を打ち出したが，社員にとっては「いつ首を切られるか」という不安がつきまとうようになった。中年の社員はリストラに遭い，まるで「年をとったものは役に立たない」というようなエイジイズム

(老人の価値を認めない考え方)が支配的となっている。また企業のトップや政治家さらに大学関係者や行政担当者らの不正が次々と明らかになり，信頼できる相手がいなくなってしまったような昨今の状況である。失業率と自殺率が相関するといわれる。社会の規範が失われてしまったことと自殺の多さが関連しているように思われる。

　運命的自殺（fatalistic suicide）：これは奴隷などが自らの運命を悲観して自殺するという場合である。

2-2 心理学的な説明

　自殺の心理学的な説明としては精神分析の立場がある。その考え方に従えば，自殺は自己に内在化された憎むべき他者を殺す行為と言える。シュナイドマンは「180度の方向に向けられた殺人」と表現している。これは心理学的にどのような事態を意味しているのであろうか。

　私たちは家族を含め，いろいろな人の影響を受けているが，影響されたままでは自分を保つことができない。良い影響を取り入れて悪いものを取り除くという自我（エゴ）のはたらきがある。フロイトはイド（エス）というリビドー（本能エネルギー）のはたらきを想定する。最近の事件では国会議員が酒に酔って女性の胸を触って失脚した事件があったが，飲酒によって通常は大脳皮質レベルで抑圧されていた性的な欲求が支配的となり，自我すなわち理性のコントロールを失わせたと解釈できるであろう。また逆に超自我という親や周囲から「こうでなければならない」と言われてきたことが自我に対して支配的となることがある。極度の禁欲によって自己を律しようとする態度をとる人はこのような超自我のはたらきが強い人といえるであろう。このような無意識の領域ではたらく超自我，自我，エスの3つの原理を唱えたフロイトの理論は確かに，実際の出来事を深く解釈する助けとなる。他者からの影響というものをフロイトの理論にもとづいて考えてみよう。とくに父親の関わりはこどもの超自我の形成に関与するが，それがこどもに十分な愛情を注いだ父親であれば，バランスのとれたよき模範像として自我を安定化する機能を果たすであろう。父親という対象がうまく自己の中に取り入れられたと言える。しかし父親から虐待，とくに性的な虐待を受けたこどもに形成された超自我は否定的で危険なもので，自我を不安定にさせる。そして自己破壊的な方向に向かわせるのである。信頼できるはずの対象がそうではなくなるので，これは対象喪失（object loss）ということばがあてはまる。このような恐怖の対象あるいは憎むべき対象が超自我としてはたらくと，自我が脅かされ，それ自体を抹殺しようとする行動が生じる。これが自殺ということなのである。

　フロイト以後の精神分析においては自己（セルフ）という概念が中心になっていく。G. ユングはさらに広げて集団や文化全体を支配するような自己概念を提唱した。一般には自己とは自我機能も含めた心身全体のはたらきを指すと考えてよい。対象についての表象は自己の中に取り入れられ自己対象表象（self-object representation）となる。

つまり虐待を受けたこどもが大きくなったときに，自らも自分のこどもを同じように虐待してしまう。つまり父親と同じ考え方や感覚そして行動が自己の内部に取り入れられてしまうのである。投影性同一視（projective identification）というはたらきである。そのような自己は「自分が嫌い」で，どんな自分であったらよいのか「自分がよくわからない」とか「自分を否定したい」と思うのである。自分の考えも，身体感覚もすべて自己のものと思えず，そのような自分を嘆き，親に対しても「なぜ自分を産んだのか」などと攻撃的になったり，「誰も自分のことをわかってくれない」と社会を非難したりすることもあるが，結局は自己破壊的な行動に及んでしまう。こうした自己破壊行動の底には，往々にして憎むべき父親像があったりするのである。もちろん母親や他の対象がこのようような心理作用を及ぼすことも考えられる。

2-3 医学的な説明

　医学的には，自殺者の死後脳を調べたところ，うつ病患者と同じように脳内の神経伝達物質であるセロトニンが低下していたという報告がある。したがって自殺はうつ病と大いに関連があるのではないかと推論される。うつ病患者の髄液を調べるとセロトニンの代謝産物である 5-HIAA が低下していた。つまりうつ病者と自殺者でセロトニンの代謝の低下が共通して認められることから，両者の関連が強いのではないかという推論である。とはいえ，このような現象はうつ病に特異的というわけではなく，境界性人格障害や強迫性障害そしてパニック障害などでもみられる共通した現象である。また攻撃性を示す人にも同じような所見がみとめられるという。自殺を自己自身に向けられた攻撃性とみなせば，この共通性は理解できる。

▶精神科の臨床で出会う自殺

　ところで，臨床場面では自殺者はどのような人たちなのであろうか。筆者が精神科の新医局員に読んでもらうために自殺についてまとめたものがあるので，以下に抜粋を紹介する。

　　精神科医になると数年たつうちに必ずといってよいほど患者さんの自殺を経験する。それは精神科医の宿命といってよいかもしれない。とはいえ患者さんの自殺はできれば体験したくない。精神科医としての私たちにとって患者さんの自殺による死は，ひとつの大きな喪失体験であり，ショッキングな体験であり，しばらくはこれまでの精神科医としての役割に自信を失い，うつ状態を体験する。ここで大事なことは<u>ひとりで悩まない</u>ことである。ひとりで悩むことで自責的となり，うつ状態が悪化し精神科医としての活動ができなくなれば，患者さんにも迷惑がかかるし，病院のスタッフにも迷惑をかけてしまうこととなる。また患者さんの自殺をなかったことにして忘れてしまおうとすることもよくない。ミーティングで自殺症例を出し，経過を報告し他の先生方からの同じような経験の報告をしてもらったり，どうその事態をとらえたらよいのか，今後どのような注意が必要なのか

について，スーパービジョンを受けることがもっとも良い方策なのである。当医局の先生方はやさしい先生方ばかりであり，決して失敗を非難したりすることはないので安心されたい。失敗は誰にでもある。どんなに経験を積んだ私たちにもある。大事なことはこれ以上の失敗を繰り返さないという工夫と努力を絶えず行なっていくことにある。

以下に疾患別に患者さんの自殺の特徴と留意すべき点について述べるので，日常の臨床で参考にしていただきたい。

≪疾患別の考察≫

1）統合失調症

統合失調症の自殺は予測がつかないことが多い。本人なりの妄想に基づいた特異な現実認知があるからである。それまで長期入院を続けてきた患者さんが，急に家族が引き取りたいと言いだしたその夜に窓から飛び降りたというケースがあった。私たちからみれば，家族が来てくれたのでよかったなと思ってしまうが，患者さんにとっては急激な環境の変化は大きな恐怖になる場合がある。

自己の内面を治療者に伝えず表面的な対応に終始し，これまで自閉的であったのに急に家族とドライブに行くなど行動面で変化がみられたので，薬物療法が奏効したのかと思っていた矢先に，急に「死にたい」と言いだし自傷したケースがある。このケースの検討会からは以下の点が考えられた。まず最近用いられている非定型抗精神病薬のいくつかにはめざめ現象（awakening）という作用がある。無為や自閉などの陰性症状には効果があり，急にこれまでの眠りから覚めたように現実に入り込んでいくような状態像の変化を指す。一般人にとっては歓迎すべきことだが，統合失調症の患者さんにとってはこのような現実暴露は大きな負担となることもある。第二には逆に薬物療法が不十分であった可能性も否定できない。患者さんの多くは，「死ね」という幻聴から，あるいは死ななければいけないという妄想的確信から自殺行動に走ったりする。あるいは幻覚・妄想体験がつらくて死にたかったという患者さんもいる。第三には薬物の副作用としてのアカシジア（じっと座っていられない状態）が考えられる。これは患者さんにとってはたいへんつらいことのようだ。統合失調症の患者さんは生と死の境界があいまいで，スーッと死の世界に赴いてしまうので注意が必要である。

2）うつ病

気分障害の約15％が自殺で命を失っており，うつ病患者全体の56％は少なくとも1回以上自殺を企図していると言われる。別の見方をすれば自殺者全体の60％は気分障害の患者さんである。したがってうつ病を早期に発見し，早期に対処していくことは自殺予防の大きな柱となる。また自殺者の40〜60％が自殺する1か月以内に内科医を受診するという世界保健機構（WHO）の研究報告がある。この時にうつを発見できればその治療を行なうことで自殺を防ぐことができるが，内科医はこれを見のがしてしまう可能性が高い。うつの回復期に自殺をする場合が多く，治療が奏功したと喜んでいたら，外泊中に自殺してしまったケースもある。

3）人格障害

青年期は自殺企図が多い。シュナイドマン[56]が「救いの叫び」"Cry for Help"と呼んだように青少年は大量服薬やリストカットなど比較的助かりやすい方法を選ぶ。自殺未

遂と既遂の比は 100～200：1 であると言われている。それに対して高齢者は 4：1 と言われており，より確実な方法をとる。縊首がいちばん多い。

デビッドソン[11]によれば自殺の精神力動としてさまざまな次元での機能が考えられる。それらは①助けを求める機能，②逃避の機能，③自己や他者の破壊の機能，そして④「運命への挑戦」と定義づけられる機能である。①について，青少年は家族を超えたところで治療的な介入を求めているように思われる。家族に頼っても，家族自体が問題を解決することができない。②については，悲嘆や罰からの逃避である。もうこれ以上悩み，苦しみたくないという気持ちである。③については，自己に内在化された他者を破壊したり，自己の死によって他者に復讐するという攻撃的な意味がある。例えば，自分の中に植えつけられた父親と似ている部分を破壊したいという気持ちである。そして④については，4車線もある道の横断歩道を黄信号から赤信号に変わるぎりぎりのところで横切ろうとするような，死の力がまさってしまうような危険な破壊的な行動を意味する。無謀な運転などもこれに含まれる。不慮の事故のなかにこのような自殺がまぎれこんでいることも考えられる。これら4つの次元にわたる機能が同じ自殺者に併存していることも考えられるが，どの次元が優位を占めているのかを知ることが，自殺行動への対処を考えるうえで重要である。

境界性人格障害では，かつて親に向けられていた「見すてられ不安」が治療者に投影される。そして治療者のちょっとした一言に反応し，自殺企図に至るので注意が必要である。例えば「もういいですよ」ということばを「もう来なくていいですよ」という意味にとらえて，治療者に見はなされたと考える。面接時間がちょっと短かったことから，帰途，母親が運転する走行中の車の助手席から飛び降りたケースもあった。

2-4 うつ病と自殺

フィンランドは人口 500 万人ほどの国である。フィンランドでは 1987 年 4 月から 1988 年 3 月までの 1 年間で自殺した 1,387 名を対象として，229 例（男性 172 例，女性 57 例）を無作為抽出し，一例一例丹念に吟味し精神障害の有無を検討した。その結果 93％に何らかの精神障害の診断名がつくことが判明した。さらにそのうち 66％にうつ病性障害の診断名があてはまることが判明した。さらにアルコール性障害が 43％，不安障害が 11％，人格障害が 31％，そして統合失調症が 7％であった。このエビデンスからみても，うつ状態あるいはうつ病が自殺に大きく関連していることがわかる。

さらに大規模な研究としては WHO（世界保健機構）のものがある。自殺をした 15,629 例を検討したところ，うつ病を含むいわゆる気分障害が 30.2％，アルコール依存などの物質関連障害が 17.6％，統合失調症が 14.1％ そして人格障害が 13.0％ であったという報告である。我が国ではこのような大規模な調査研究はみられないが，東京都観察医務院の研究がある。それによると東京都 23 区内の 2001～2002 年の間に得られた死亡診断書のうち，精神障害者の診断名が記載されているものが 2001 年では 625 名（33.6％），

表 3　心理学的剖検による自殺既遂者中の精神障害者の割合[8]

報告者	年	調査地	対象数	抑うつ性障害
Robinら	1956-57	セントルイス	134	45%
Dorpart & Riplay	1957-58	シアトル	114	30%
Barrachlaugh	1967-68	ウエストサセックス	100	70%
Chynowethら	1973-74	ブリスベン	135	55%
Richら	1981-83	サンディエゴ	150	52%
Aratoら	1985	ブダペスト	200	64%
Henriksson	1987-88	フィンランド	229	42%

*飛鳥井望　精神疾患による自殺の病理．医学のあゆみ，別冊自殺の病態と実態，28-33，2003より引用

表 4　老年期の自殺既遂者に占めるうつ病・うつ状態の割合[60]

報告者	年	対象年齢	対象数	うつ症例数	割合
Barrachlaugh	1974	65歳以上	30例	20例	67%
Conwellら	1990	50歳以上	18例	12例	67%
Asgardら	1990	60歳以上	40例	26例	65%
Cattleら	1995	65歳以上	100例	61例	61%
高橋ら	1998	65歳以上	9例	7例	78%

*高橋邦明，佐藤新：老年期の自殺の疫学．老年精神医学雑誌，10(8)，932-939，1999より引用

2002年では563名（31.2％）であった．その内訳をみると約半数がうつ病で最も多い．

さらに表3にみるように，自殺者の家族からの情報を得て自殺者の生前の様子を把握する心理学的剖検（psychological autopsy study）によってエビデンスを得ようとする試みは諸外国では数多く行なわれている．その場合にもやはり自殺者がうつ病あるいはうつ病性障害であったという割合は高く30～70％となっている．また表4にみるように，高橋は自らの調査も含めて，老年期の自殺者に占めるうつ病・うつ状態の割合を報告しているが，いずれの報告も6割以上となっている．

したがって当面，厚生労働省は自殺予防の戦略としてうつ病に焦点をあて，うつ病についての知識を広める普及啓発運動を行なうこと，さらにうつ病を早期に発見し治療に結びつけていく取り組みをすすめている．うつ病以外の統合失調症やアルコール依存そして人格障害においても，自殺に至るプロセスのなかでうつ状態に陥っている可能性がある．またアルコールとうつと自殺は「死のトライアングル」とも言われており，アルコールそのものがうつ状態をひきおこすし，うつをまぎらわすためにますます飲酒をしたり，飲酒によって衝動性が強化されてしまう．人格障害でも自己の対人関係に絶望してうつ状態から衝動行為に至っていると思われる．このことからも，うつに対処することが重要なのである．

2-5 疫学研究と保健活動支援

▶エビデンス

　近年，我が国においてもコホート研究による自殺に関する報告がされ始めた。福岡県内4市町村の13,259人を対象とした住民コホートの研究結果では，追跡期間の13年間に自殺者が48人いたが，1人暮らしの男性は同居者のいる男性に比べて8.6倍自殺するリスクが高かったという[13]。

　大規模な集団に対して将来に向かって疾病の発生を追跡観察する研究をコホート研究（cohort study）と言うが，コホート研究は疾病の要因や因果関係を明らかにすることができる研究方法とされている。コホート研究に限らず，集団を対象とした疾病や身体・精神上の異常などの頻度や分布や要因を明らかにするような科学を疫学という。公衆衛生の基礎科学は疫学であり，疫学によって得られた科学的根拠をエビデンスと言う。エビデンスは保健活動に指針を与えてくる。

　自殺に関する研究の蓄積は今日，国内の論文だけでも相当な数がある。石井は1997〜2003年の国内で発表された自殺に関連する論文についてレビューを行ない，そこから100近い論文を精読することで今日の問題点を明らかにしている[16]。エビデンスが広く集められ効果的な実践を検討しなければならない。科学的根拠に基づく地域保健はevidence-based health care（EBHまたはEBHC）と言われる。EBHは，まず文献検索とその詳読が求められる。そして保健活動に必要なら調査を行なうことになる。

▶記述疫学

　最もよく目にする一般的な自殺予防における疫学は人口動態統計や警察統計を用いた記述疫学である。性差や年齢差，地理的分布や経時的変化などを観察することで，特性や要因，頻度や分布といった情報が得られ，また仮説を立てることができる。2005（平成17）年1月に厚生労働省が公表した「自殺死亡統計の概況」では，2003年の自殺死亡において自殺は曜日では月曜日に多く，月別では4〜5月に多い結果となっている。俗に言うブルーマンデーや5月病を連想させるが，こういった記述疫学からは状況の把握や仮説を立てることができ，疫学研究の入り口にあると考えられている。実際の保健活動においては，市町村の自殺死亡者の職業や婚姻状況などの情報をクロス集計して読み解くことで，例えば高齢女性の寡婦に自殺が多いなどと分析することも可能である。

　標準化死亡比（SMR；standardized mortality ratio）は人口の年齢構成を調整することで地域差を明らかにする疫学研究によく用いられている。自殺の多発している秋田県では早くから市町村の地域差を明らかにしており[26]，また，岩手県[43]や青森県[65]でも近年算出されている。図8は1998〜2002年の5年間を対象とした青森県の市町村別の自殺標準化死亡比で県全体を1.0とした場合の比（0.0〜2.1）を示している。

▶分析疫学

　記述疫学でみられたような疾病の周期性や集積性，年齢差，地域差等の要因を明らか

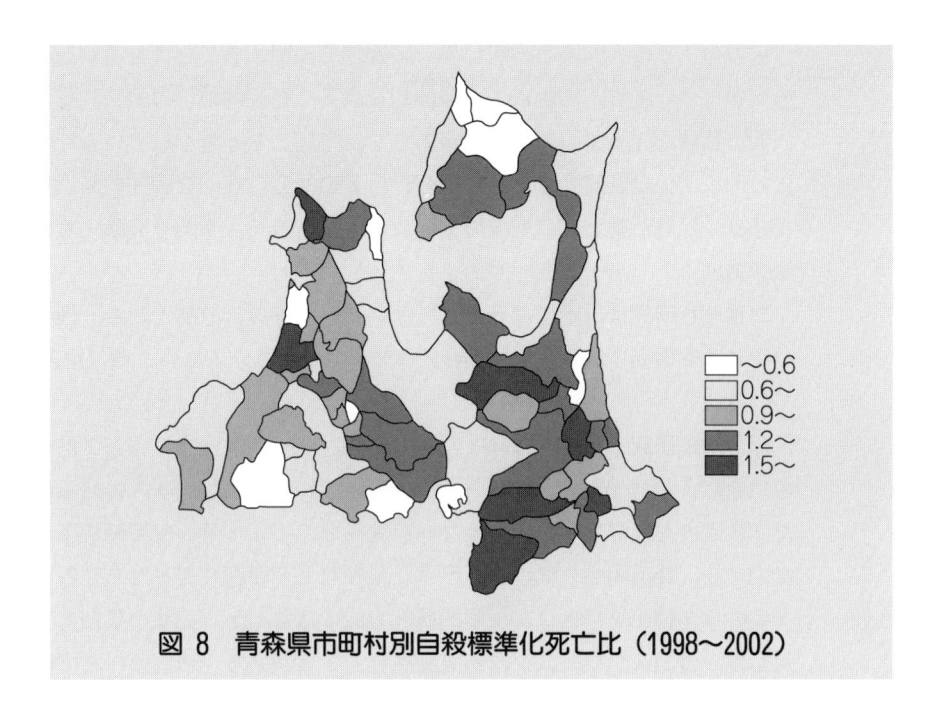

図 8　青森県市町村別自殺標準化死亡比（1998〜2002）

にする方法を分析疫学と言う。生態学的研究，横断研究，コホート研究，症例対象研究などがある。

　生態学的研究とは，国勢調査など既存の資料を用いて，疾患とその要因の関連を検討することを言う。この生態学的研究により要因を解明する場合，少し注意を必要とする。例えば青森県の市町村別自殺死亡比（SMR）と市町村別婚姻率に負の相関があった場合，婚姻率は市町村による自殺死亡比の散らばり方を説明する要因ではあるかもしれないが，婚姻していないことが自殺の要因であると考えることはできない。婚姻率が意味するものを，個人レベルで検討をしたわけではない。したがって自殺の因果関係と結びつけるのは過剰な解釈であり科学的ではない。同様に，例えば都道府県別自殺死亡率と多くの社会指標の中から県民所得（1人あたり）や降水日数と低い相関があった場合も，47都道府県の自殺死亡率という集団間での関連要因のひとつを明らかにしたにすぎず，自殺との直接的な関係を明らかにしたわけではない。要するに，このような方法で地域差の要因を検討した場合，分析された結果が自殺の原因だと早合点してはならないということである。

　横断研究は，ある一時点の疾病の有無と要因との関連を明らかにする研究方法であり，調査活動が比較的容易で，経済的にもコホート研究などに比べてはるかに負担が少ない。また，無記名調査が多く，そのため協力していただく住民の方々の抵抗感も少なく，倫理的な問題も生じにくいといった特徴がある。こういったことから現在，地域における自殺一次予防や心の健康づくりといった保健活動を展開するなかでよく実施される疫学研究となっている。しかし，調査結果で関連は明らかにできても因果関係を証明することにはならないということはわきまえていなければならない。

自殺のような人間の心の病は単一の要因で説明することはむずかしい。例えば高齢者の自殺についても，加齢による身体的な衰えや社会的地位の喪失，身近な者の死別や世代間の葛藤など多くの背景要因があるなかで起こると言われている[86]。横断研究は，直接の因果関係は証明できないものの，自殺の社会心理的な関連要因について分析が可能であり，保健活動として地域の集団に対して自殺一次予防を実践するのに適した研究方法である。

コホート研究は日本では見あたらないが，海外では散見される。例えばアメリカ空軍のコホート研究[21]があるが，予防プログラムによる介入により相対危険度が33％低下している。

症例対象研究も日本ではほとんどないが，諸外国では多く報告されている（PubMedの検索による）。例えばスウェーデンの高齢者の研究では85人の自殺者と無作為に選んだ153人の対照群との検討を行ない，家族との不和・争いや精神疾患が最も大きいリスクであり，経済問題や低い教育水準，孤独などが要因であったと報告されている[50]。

このほか特記すべきは，疫学的研究方法ではないが，症状の早期発見のために集団に対してのうつスクリーニングが実施されることがある。新潟県松之山町での取り組みは健康日本21でも紹介されているが，近年は青森県名川町[45]や鹿児島県伊集院保健所管内[42]でも実施されている。スクリーニングは二次予防であるが，一次予防の役割を果たすこともある。

▶**介入研究**

予防対策の有効性を確認するために，個人あるいは集団に人為的介入を行ない，効果の有無を確かめる手法を介入研究と言う。我が国では地域の自殺予防対策の有効性を確かめるため，介入研究の手法が用いられている（第6章-Dを参照のこと）。

3 自殺のリスクファクター

3-1 自殺企図歴

何度も自殺企図をくりかえしている人は自殺既遂にいたることはないという考えは誤解である。実際には既遂に至ることが多いのであり，注意が必要である。また，自殺を一度体験した人は「もうこりごり」と考えて自殺しないかというと，これもそうではない。むしろ「何で失敗してしまったのか」と悔やみ，周囲に迷惑をかけてしまったとますます自責的となり，「今度こそは失敗しないように」とより確実な方法を選ぶと考えたほうが正しいであろう。

思春期の若者たちが軽いリストカットをくりかえすが，このような人たちは決して重篤な自殺企図をくりかえすことはないと考えることも誤解である。基本的に衝動性は高

いのであり，このような若者たちも，もし確実に死ねることが準備されているボタンがあれば，それを押してしまう可能性が高いのである。たまたまインターネットで知り合った若者たちが集団で「練炭自殺」を図っているが，致死性の高さも考えずにむしろ衝動性にまかせて行動してしまっている可能性が高い。

3-2 精神障害

うつ病などの気分障害のほか，統合失調症，アルコール依存，薬物依存，人格障害などのいわゆる精神障害をわずらっている人は，通常の人たちよりも自殺の危険は高いと考えたほうがよい。統合失調症では，1つは幻聴に指示されてそのとおりに行動して自殺に至る場合と，症状が改善しないことに悲観して自殺に至る場合とが考えられる。しかも統合失調症では現実の受け止め方が一面的である場合があり，通常は何事もないことに動揺してしまうことがある。統合失調症の患者はちょっとした生活の変化などのストレスに弱いのである。

アルコール依存の人も飲酒時に暴力をふるうなど攻撃的・衝動的な面があり，そのエネルギーが自己に向けられたときには自殺に至る危険がある。

薬物依存とくに覚せい剤依存などは自殺者が多いことでも知られている。なかなか離脱できずに社会的に脱落したり，孤立してしまうことも影響すると思われる。

人格障害のなかでも境界性人格障害は衝動性が強いので自殺の危険が高い。対人関係でうまく距離が保てず，他者の全体をとらえずに一部のみをみて判断してしまうのである。そして「見はなされた」ととらえて自傷行為や自殺企図に至る。

3-3 援助組織の欠如

悩みを相談できる相手がいないような状況におかれた人は，自殺の危険性が高い。未婚，離婚，離別，死別者は既婚者に比べて自殺率が高いという。自殺者の多くは自己の悩みを誰にも伝えず，ひとりで抱え込んでしまっている。とくに中高年の男性の自殺者は悩みがあってもそれを誰かに伝えていることは少ないと思われる。

東北地方の高齢者は三世代同居の中の自殺が特徴的であるが，一緒に生活していても互いに気持ちを交流させることなく，孤立していることが考えられる。

3-4 性別

男性のほうが女性よりも3倍ほど自殺率が高いことが知られている。うつ病の生涯有病率（調査時点までにうつ病であったことが確認される率）は我が国の調査研究では男性が4.6%，女性が9.7%であり，女性のほうが2倍ほどの出現率である。しかし自殺は男性のほうが多いのである。つまり，うつ病になることが必ずしも自殺に結びつくわけ

ではなく，希死念慮はあっても自殺しないですんでいることが考えられる。

筆者は，女性のほうが男性よりも相談相手を得やすいことが大きな歯止めになっているのではないかと考えている。

国際比較では，諸外国に比して我が国の女性の自殺率はかなり上位に位置し，1987年を例にとると6番目であった。我が国では女性も自殺する人が多いと言えるのである。

3-5 年齢

これまで我が国では自殺率を示す曲線に3つのピークがあると言われてきた。ひとつは青年期の自殺であり，戦後10年くらいにピークを示した。青年期の自殺はその後減少傾向を示していたが，最近になって再び増加傾向にあることに注意しなければならない。次のピークは男性にのみ認められる中高年(40〜64歳)の自殺である。1998(平成10)年から3万人を超える自殺者の4割がこの中高年層なのである。

最後に上昇傾向を示しているのは高齢者（65歳以上）の自殺である。これは我が国の場合男女ともにあてはまる傾向である。米国の女性の自殺率は全年齢群を通してきわめて低い。

3-6 喪失体験

とくに高齢者は多くの喪失体験に遭遇するのであり，そのことが自殺に影響を与えていると思われる。高齢になるとまず自己の身体能力が低下したり，病気になることで今までできていたことができなくなったりする。また退職して，これまでの人間関係を失うこととなる。家族関係においては配偶者を病気で失ったり，こどもたちが自立して家から離れていったりする。加齢とともに友人たちとも死別し，孤立感を強めていくのである。

3-7 性格，家族歴，その他

未熟で依存的，衝動的，強迫的，病的な完全癖を示す**性格**は自殺に結びつきやすい因子であろう。そのほか孤立，抑うつ的,反社会的な傾向も自殺率が高いと言われている。

家系に自殺者がいると当事者も自殺をする危険性が高くなる。抑うつ感を抱きやすい家系ということもあるし，そうでなくとも兄弟姉妹で自殺をしてしまう場合がある。したがって家系の中に自殺者がいた場合には注意が必要である。

事故傾性：これは自殺には含まれないが，間接的な自殺が含まれている可能性も否定できない。例えば時速制限30 kmの道路をフルスピードで走ったり，事故もいとわないような無謀な運転をするような傾向である。

児童虐待：虐待を受けた児童が成長して家庭をもったときに，同じように自分のこど

もたちを虐待してしまうということがある。これと同じように，自殺者がでればこどもたちもそのことを学習し，自分自身も自殺してしまうリスクを高める。こどもにとって親の自殺体験は一種の虐待と言えるであろう。ケアが必要とされる。

4　現代の自殺問題

▶機能不全の家族

　インターネットを通して知り合った青年男女が落ち合って，互いに合意のうえで車のドアを密封して練炭をたいて一酸化炭素中毒で自殺をするということが日本各地で起こっている。その根底にはやはり現代社会に対する若者たちの不信感と不適応感があるように思われる。

　彼らの背景をさぐると，誰も信用できない世の中と受け止めている。親も信用できない。父親は他の女性に走りこどもたちをすてて蒸発してしまった。母親も別の男性と一緒になったというようななかで，こどもたちは愛情を受けた記憶がない。そのうえ，同居の男性から頻回に暴力を受けたなどの体験があったりするのである。学校でもいじめにあっていることが多い。ひきこもるようになった彼らは，唯一ネットという仮想現実の中で仲間探しをしていたのではないであろうか。このように自殺者の家族関係をみてみると，いわゆる「機能不全の家族」が多い。

　思春期のケースは詳しい報道によってあらたな自殺が誘発される危険性があるので，詳細は明かされないことが多いのであるが，問題を明確にしていく報道は必要であるし有益であると考える。

　J. ラスト[52]は米国の機能不全の家族とそのこどもたちの反応として以下のような例をあげている。父親はアルコール依存であり，飲酒をして帰宅しては母親に暴力をふるう。しかし母親はそのような状況を問題とせずに，ひたすら耐えて，結果としてそのような父親をますます助長させてしまう，いわば「共依存」の関係をつくってしまう。そのような両親に育てられたこどもたちは以下のような反応型を示すという。ひとつは「ヒーロー」になるこどもである。家庭の悪い面を外部には隠して自分が優秀なこどもであろうとするのである。成績も良かったりするが，心のなかではストレスを抱きつづける。もうひとつは「スケープゴート」の役割を演じるこどもである。例えば摂食障害になったり，自殺企図をくりかえすことでやはり両親の問題を明確にせずに自分のほうに注意を向けさせ，かろうじて家族の崩壊を防ぎ維持しようとする。もうひとつ，「マスコット」として機能するタイプがある。家族の深刻な状況を覆い隠すかのようにひたすらおどけるのである。最後に，「失われたこども」（ロストチャイルド）としての表現型がある。家族の中でいるかいないかわからないようなこどもになるのである。孤独感や見すてられ感を抱きながら生きるのである。こどもたちの両親に対するこのような反応は我が国においても観察することができるし，自殺や自殺未遂をするこどもたちにより

多く観察できる。

▶経済問題と労働環境の変化

　我が国では失業率と自殺率の曲線がみごとに相関すると言われている。確かに3万人を超える自殺者をだすに至った要因は経済問題に伴う男性の自殺の増加と言ってよいであろう。それまで企業に忠誠をつくして働いてきたけれども、その忠誠心を裏切るかのような過酷なリストラの仕打ちや、信頼していた上司の汚職、さらには過労を強いられるなど、我が国の企業の体質そのものが不安定になってしまった。互いの競争をあおる雇用体制では、敗者は職場を去らなければならない。長時間労働を強いられているうちに誰にも相談できないままストレスをためこみ、いつしかうつ状態となり、知らず知らずのうちに希死念慮から自殺に至る。

▶高齢者の心に残る日本的規範

　高齢者はまた異なった心理状態から自殺という行動をとっていると思われる。103歳で自殺した高齢者もいるようであるが、いったいそれはどのような心理によるのであろうか。欧米では一人暮らしの孤独老人が都会で自殺することが多いのであるが、我が国では高齢者に関しては三世代同居の自殺が多いという特徴がある。我が国の高齢者はとくに家族関係の葛藤を抱えての自殺が多いようである。

　その場合、「申し訳ない」とか「迷惑をかける」という心理機制がはたらいている。長野県から東北一帯に広まる「姥捨（うばすて）思想」は今も生きているのであろうか。深沢七郎が『楢山節考』の中で描いたおりんばあさんの自己犠牲的な身の処し方を理想とするという考え方である。筆者が関わった秋田県由利町の高齢者をみてみると、確かにこのようなとらえ方がまだ生きていたように思う。男性においては悩みを誰にも伝えずに「自己責任」というとらえ方で自殺を考えていた。1995（平成7）年に由利町で行なわれた自殺者の家族への訪問調査でも、家族から聞き取ることのできた高齢自殺者の心理として、「病気が悪くなると入院させられるのでは」とか「世話になりたくない」「申し訳ない」ということばが聞かれている。

第3章 自殺予防の戦略
●世界と日本の現状

本橋 豊
渡邉直樹

1 自殺の世界地理

　WHOの報告によると2000年において世界中で約100万人の人が自殺で死亡しており人口10万人あたりの自殺死亡率は16と推定され，40秒間に1人の割合で自殺者がでている計算になる。男性の自殺率は女性の約5倍である。ただし中国は例外的で，男性より女性の自殺者数が多い。2020年においては世界の自殺者数は153万人に達すると推計されている。過去45年間で世界の自殺率は60%増加しており，15～44歳の年齢階級で自殺は死亡原因の第3位になっている。そして自殺未遂者は自殺既遂者の約20倍にのぼると推定されている。男性高齢者は伝統的に自殺率が高いが，最近では若年者の自殺が増加しており，世界の三分の一の国々で若年者は最も自殺率が高くなっている。

　世界規模でみると，自殺は世界的な疾病負担（global burden of disease）の1.4%を占めている。西太平洋地域では自殺による経済的損失は疾病による全経済損失の2.5%を占めると推定されている。多くのヨーロッパ諸国において，自殺者数は交通事故者数より多い。2001年のデータでは，世界中の自殺者数は殺人（50万人）と戦争による死亡者（23万人）より多い。

　WHOの報告している世界各国の自殺率マップを国別にみると，自殺率（人口10万対）の高い国は東ヨーロッパに多く，ラテンアメリカ諸国とイスラム諸国で低い。東ヨーロッパではエストニア（1996年男性：64.3），ラトビア（1996年男性：64.3），リトア二

ア（1996年男性：79.3）といった国で自殺率が高い。そのほかロシア（1995年男性72.9），フィンランド（1995年男性：43.3），ハンガリー（1997年男性：49.2）といった国でも高率である。日本（1996年男性：26.3）は世界的にみると自殺高率国に入る。

年齢別の自殺率は国により異なっている。日本では40～50歳代の自殺率が高いが，フィンランドやハンガリーでは30～40歳代が多い。アメリカでは10～30歳代の若年男性の自殺率が高い。一方，フランスでは30～40歳代とともに60歳以上の高齢者の自殺率も高い。このような違いは高齢化の進展や社会保障制度の違いが関連しているものと推察される。現在，先進各国において国家的な自殺予防対策が立てられ実施されているが，自殺予防のターゲットとなる年齢層に違いがあることに留意すべきである。

我が国において自殺の時系列変動は失業率と強い相関を有することはすでに指摘した。世界各国における自殺率と失業率の関連を調べた最新の研究では，多くの国で両者に有意な相関を認めたが，一部の国ではこのような相関が認められなかった。すなわち，1990年代に入り，フィンランドとスウェーデンでは1990年以前に認められた両者の強い相関が弱くなった。両国とも1990年代に入ってから国家レベルでの精力的な自殺予防対策が実施されており，このことが自殺率と失業率の相関の減弱と関係している可能性がある。

2 WHOの自殺予防戦略

WHOは開発途上国を含む世界全体での自殺予防戦略を示す必要があるので，プライマリヘルスケアの戦略をもとに自殺予防戦略を示している。戦略の基本は次の2つ，

1）自殺行動と効果的な予防法は何かについて啓発活動を活発化させるために，世界レベル，地域レベル（WHO地域事務局担当地域），国レベルでの，多部門にわたる活動を組織すること。
2）自殺予防に関する国家政策と実行計画を立案し，評価を行なうことができる国の能力を強化すること。

である。具体的な活動としては以下のような活動があげられる。

① 自殺のリスクの高い集団への支援と治療（うつ病患者，高齢者，若者）
② 自殺手段の規制を強化し利用しづらくすること（薬物，銃など）
③ 自殺未遂で死ななかった人への支援のネットワークの強化
④ プライマリヘルスケア従事者や保健部門以外の人に対する研修
⑤ 自殺率が高い国，自殺者の年齢構成が若者や女性に偏っている国，すでに自殺予防に関心をもっている国は，WHOがプロジェクト活動を始動させる優先順位の高

い国である。
⑥　プロジェクトはWHO地域事務局と対象となる国が協調してすすめる必要があり，タスクフォースがこれを支援する。

　以上の戦略をふまえて，WHOはSUPRE（suicide preventionの略）という自殺予防プロジェクトを始めている。このSUPREでは効果的な介入方法として次の3つをあげている。

1）自殺手段の規制
2）うつ病とアルコール依存症の適切な治療
3）学校教育への介入（危機管理，自尊感情の育成，対処能力の向上，健康に関する自己決定能力の向上）

　自殺予防対策で重要なのは医療保健部門をこえた協力が必要である。教育，労働，警察，裁判所，宗教，法律，政治，メディアといった部門をこえたアプローチが必要になることを理解しなければならない。

3　世界各国の自殺予防戦略

　現在までにすでに多くの国で国家レベルでの自殺予防戦略と実行計画が立てられている。北欧諸国（フィンランド，ノルウエー，スウェーデン，グリーンランド，デンマーク），アメリカ合衆国，イングランド，スコットランド，オーストラリア，ニュージーランド，日本，ドイツである。中国，香港，マレーシアなどのアジア諸国では国家戦略を立てているところである。一次，二次，三次予防という視点での自殺予防戦略の内容はほぼ共通である。表5にその要約を示す。対策のメニューはほぼこれにつきるのであり，あとは活動の場に応じて，これらのメニューを適宜選択していくことになる。
　以下，いくつかの国の国家レベルの自殺予防戦略について概略的にふれることにする[40]。

a．フィンランドの国家プロジェクト

　フィンランドは1986年から国家プロジェクトとして自殺予防対策に取り組むことになった。フィンランドの自殺死亡は若年世代に多く，若年者の社会的孤立や失業との関連が示唆された。1985年にプロジェクトが企画された時点では10年後の自殺者数を20％減少させることが目標として掲げられた。国家自殺予防プロジェクトは，研究期（1986～1991），実行期（1992～1996），評価期（1997～1998）の3つの時期に分けられた。研究期には心理学的剖検の手法を用いた精神医学的・疫学的研究が行なわれ，うつ病と

表 5　自殺予防戦略と自殺予防対策

一次予防
1. 集団を対象とした健康教育
2. メディアによるヘルスコミュニケーション
3. 学校の場における健康教育プログラム
4. 精神保健サービスへのアクセスの改善
5. 労働と失業に対する対策

二次予防
1. うつ病や他の精神疾患の早期発見・早期予防
2. アルコールとドラッグへの対策
3. 自殺未遂の評価を行なうこと
4. 自殺危機介入
5. 致死的な自殺手段へのアクセスの減少

三次予防
1. ポストベンション
2. 専門家の訓練プログラム
3. 致死的な自殺予防手段へのアクセスの減少

自殺の実態が明らかにされた。しかし，社会文化的側面からの研究やデータ収集は不十分であった。実行期には国全体での啓発・普及が行なわれた。自殺予防はインターラクティブ・モデル（interactive model；相互影響モデル）と呼ばれるモデルにもとづいて対策が立てられた。このモデルは自殺予防に関わるさまざまな関係者がネットワークを結び，相互に影響を及ぼしながら社会全体としての活動を活発化させるというものであり，ヘルスプロモーションの理念にもとづくモデルである。地域，学校，軍隊といった活動の場で自殺予防対策のパートナーとの協力・連携が模索され，40 ものサブプロジェクトがうみだされた。サブプロジェクトの課題としては，自殺企図をした人々へのケア，うつ病の発見と治療，問題飲酒への介入，身体的疾患をもつ人々を心のケアを支援する枠へ取り込むこと，危機介入，若者が社会から疎外されることを防ぐこと，教育と文化面での自殺予防の啓蒙などであった。行動計画の基本的考え方は，危機的状況にある人々への支援はその人々が絶望的状況に陥る前に援助することで自殺予防効果があがるだろう，というものであった。

対策をすすめるためにプロジェクトチームが提示した協働プロセスモデル（cooperation process model）は各分野のキーパーソンや第一線の活動家（gatekeeper）に受け入れられ，「行動しつつ考える」というすすめ方のスタイルが採用された。

フィンランドの自殺率は 1990 年にピークに達した後，1991～1996 年の間に約 20％の減少を示した。プロジェクトを開始した 1986 年と比べると約 9％の減少である。評価期における外部評価結果は，「少なくとも自殺率の増加傾向を反転させるのに成功した」というものであった。

フィンランドの自殺予防戦略はヘルスプロモーションの理念にもとづく自殺予防対策であるということができるが，多くの国がフィンランドの自殺予防対策の影響を受けて

いる。フィンランドの自殺予防の評価文書では，国家的自殺予防戦略には共通の要素があるとして，次の要素をあげている。

① 介入の場所として教育の場を重視する。
② メディアにおける自殺行動と精神疾患に対するイメージを変える。
③ うつ病や他の精神疾患（アルコール依存症や薬物依存症を含む）に対する早期発見と治療。
④ 精神保健医療サービスを受けることに関する偏見を減らす。
⑤ 医療保健サービスのアクセスを改善する。
⑥ 効果的な診療の推進。
⑦ 致死的な自殺手段へのアクセスを減らすべく努力する。

b．イギリスの国家自殺予防戦略

1999年に発表された「命を救おう：我らがより健康的な国 Saving Lives：Our Healthier Nation」においては自殺予防対策は4つの優先領域の1つとして取り上げられた。2010年までに1995～1997年のベースラインデータの20％の自殺者および不慮の事故による死者の減少を目標とし，これによりメンタルヘルスに関わる死亡者を4,000人減少させるとしている。

2002年には保健省（Department of Health）が国家自殺予防戦略（National Suicide Prevention Strategy for England）を公表し，以下のような具体的な6つの自殺予防戦略を明らかにした。

① 自殺する手段の利用と致死性を減少させる。
② ハイリスク集団におけるリスクを減少させる。
③ 幅広い集団における精神的健康を増進させる。
④ メディアにおける自殺行動の報道を改善する。
⑤ 自殺予防に関する研究を推進する。
⑥ 自殺予防に関する「命を救おう：我らがより健康な国」の目標を達成するための進行状況のモニタリングを改善する。

c．アメリカの健康増進戦略における自殺予防対策

国家レベルの健康増進戦略である"Healthy People 2000"において，自殺死亡率を2000年までに人口10万人あたり10.5人に減少させることを目標とした（1987年のベースラインデータ11.7）。アメリカ全体の訂正自殺死亡率は計画開始後減少を示し，1997年には目標値を達成した。

新たに策定されたHealthy People 2010においては，人口10万人あたりの自殺死亡率を6.0に減少させることを目標として設定している（1998年のベースラインデータ

10.8)。Healthy People 2010では致死的自殺手段へのアクセスの減少をはかることと薬物乱用の早期発見と治療が自殺予防の有力な方法であるとされている。

d．フランスの自殺予防対策

フランスでは1996・1997年の公衆衛生会議で1998年から2000年までの間に若年者を対象とした自殺予防対策プログラムを始めることにした。このプログラムは全国医療評価認証機構の支援のもとに保健総局が実行することになり，十数か所の地方で地域自殺予防プログラムが開始された。これらの地域自殺予防プログラムの評価をふまえて，2000年から2005年までの国家レベルの自殺予防対策が組まれることになった。この自殺予防プログラムの目的は，自殺予防を通じて，自殺者の精神的苦悩に応えられるようにすること，若年者とその家族に対する支援対策を形成すること，ケアの質を向上させること，自殺問題に関与する多くの人々の努力をうまく調整することである。

フランスの国家レベルの自殺予防プログラムは次の4つの柱からなっている。

① 自殺のリスク要因に関する研究を充実させることで予防を推進する。
② 致死的な自殺の手段へのアクセスを減少させる。
③ 自殺危機に対する入院の改善。
④ 自殺の疫学について知ること。

4 日本の自殺予防戦略

4-1 "健康日本21"から"地域におけるうつ対策"まで

我が国で自殺予防対策が国のレベルで取り上げられるようになったのは，2000年に策定された「健康日本21」（21世紀における国民健康づくり運動）においてである。健康日本21においては，心の健康づくり・休養の項目の中で自殺死亡が精神的健康の指標として取り上げられている。目標としては，2010（平成22）年までに自殺による死亡数を2万2千人に減らすことが掲げられた。また，同じ年に策定された「健やか親子21」においても，10代の自殺死亡率を減少させることが目標として設定されている。健康日本21が策定された当時，自殺死亡率の削減目標は先行する欧米の目標志向型健康増進対策の中では明確に掲げられており，これらの状況をふまえて，健康日本21でも取り上げられたものと思われる。

しかし，心の健康づくりの中で自殺死亡者数の減少は数値目標として掲げられたものの，具体的な自殺予防対策のメニューは示されなかった。厚生労働省は，2002（平成14）年2月より，自殺予防有識者懇談会を設置し，具体的な予防対策のあり方を検討し，そ

の結果，同年12月に「自殺予防へ向けての提言」が公表された。自殺予防対策を実施する理由として，提言は次の2つをあげている。

1）自殺は本人，家族や周囲の者，社会全体に計り知れない大きな悲しみと損失をもたらす。
2）うつ病の場合，死にたいと思う気持ちは病気の症状と考えるべきで，適切な治療で救うことができる。

提言の中では自殺予防に関する4つの対策の柱とその他が示されている。

① 継続的な実態把握
② 心の健康問題に対する正しい理解の普及
③ 危機介入。ハイリスクアプローチとしてのうつ病対策
④ 事後対策（自殺未遂者や自殺者の周囲の者に対する相談・支援）
⑤ その他（報道・メディアに関することなど）

すでに自殺予防対策の基本メニューは世界の対策の中で出つくしているが，この提言で示された対策の柱も，表5に示した基本メニューの範囲内である。表6は，この自殺予防へ向けての提言のもう少し詳しい内容（対策の柱；見出し）を読者の理解のために要約したものである。

さて，「自殺予防へ向けての提言」を受けて，厚生労働省は2003（平成15）年10月から「心の健康問題の正しい理解のための普及啓発検討会」をつくり，啓発と普及のための具体的方策について検討し，2004（平成16）年3月，「こころのバリアフリー宣言」を国民に向けて公表した（表7）。これは国民の間の精神疾患に対する基本的な認識が不十分であるということで検討されたものである。また，これとほぼ同時期に（平成15年8月），「地域におけるうつ対策検討会」がつくられ，「うつ対策推進方策マニュアル」と「うつ対応マニュアル」がつくられ，関係者に送付された。

このようにみると，厚生労働省の自殺予防対策は主としてうつ病対策に焦点が絞られ，うつ病に関する普及啓発をはかり，うつ対応マニュアルなどのツールにより，国民や医療関係者等にうつ病に対する適切な対応を促すことに力点が置かれていることがわかる。平成16年に示された「地域におけるうつ対策」を図9に示した。うつ対策の流れは，1. うつ病への気づきを促す→2. 相談・支援→3. 適切な診断・治療→4. 長期的な支援の4段階で示されている。ここに示された地域におけるうつ病対策の組織づくりや地域ネットワークづくりは，すでに東北地方の市町村で行なわれている自殺予防の取り組みの追認である。また，対策の対象となる疾病がうつ病でなく，例えば脳卒中であっても，このスキームに変わりはないと思われる。つまり，この対策の図式は疾病対策としての地域保健対策の基本を述べたものであって，目新しいものではない。

表6 厚生労働省の「自殺予防へ向けての提言」（平成14年12月）における対策の柱（見出し）

1）実態把握
　　全国的な実態把握と地域の実情に応じた実態把握
2）普及・啓発や教育
　① 心の健康問題に対する正しい理解の普及・啓発
　　　必要性，セルフケア，セルフケアの支援，普及・啓発の実施
　② 児童・思春期における留意事項
　　　・心の形成を重視した教育と心の健康問題に関する正しい理解の普及・啓発
　　　・自殺予防教育の可能性
3）危機介入
　① うつ病対策
　　　・自殺の危険性が高い人の家族や周囲の者の役割
　　　・危機介入し得る専門家等
　　　・精神科医等とかかりつけ医・産業医
　　　・危機介入し得る専門家等の資質向上の方法
　　　・地域における体制づくり
　　　・職域における体制づくり
　　　・地域と職域の連携
　② 児童・思春期における留意事項
　　　・心の健康問題に関する専門的な相談・支援体制の充実
　　　・学校における相談・支援体制の充実
　③ 電話による危機介入の充実
　④ 手段からみた自殺予防
4）事後対策
　　・必要性
　　・地域等における相談・支援体制
　　・児童・思春期における留意事項
5）その他
　　・報道・メディアに望まれること
　　・自殺の社会経済的影響
　　・自殺予防対策の推進

4-2 健康フロンティア戦略における自殺関連うつ対策研究

　2005（平成17）年度から厚生労働省は健康フロンティア戦略を開始することになった。健康フロンティア戦略とは，健康寿命をのばす科学技術の振興を目指し，従来の厚生労働科学研究費補助金の中に「戦略研究」を創設するものである。研究の成果目標と研究方法を定め，選定された機関が実際に研究を行なう者や研究協力施設等を一般公募する研究である（研究期間は原則5年間）。2005（平成17）年度の実施課題は，糖尿病予防対策研究と自殺関連うつ病対策研究である。

　自殺関連うつ対策研究は地域介入研究を行なうことが予定されており，成果目標として「地域における自殺率が20％減少する介入方法の研究」となっている。人口規模約15万人の複数地域を対象とした非無作為化比較介入研究を行なうことが企画されており，

表7 こころのバリアフリー宣言；精神疾患を正しく理解し，新しい一歩を踏み出すための指針

●あなたは絶対に自信がありますか，心の健康に？

第1 ▶ 精神疾患を自分の問題として考えていますか（関心）
- 精神疾患は，糖尿病や高血圧と同じで誰でもかかる可能性があります。
- 2人に1人は過去1か月間にストレスを感じていて，生涯を通じて5人に1人は精神疾患にかかるといわれています。

第2 ▶ 無理しないで，心も身体も（予防）
- ストレスにうまく対処し，ストレスをできるだけ減らす生活を心がけましょう。
- 自分のストレスの要因を見極め，自分なりのストレス対処方法を身につけましょう。
- サポートが得られるような人間関係づくりにつとめましょう。

第3 ▶ 気づいていますか，心の不調（気づき）
- 早い段階での気づきが重要です。
- 早期発見，早期治療が回復への近道です。
- 不眠や不安が主な最初のサイン。おかしいと思ったら気軽に相談を。

第4 ▶ 知っていますか，精神疾患への正しい対応（自己・周囲の認識）
- 病気を正しく理解し，あせらず時間をかけて克服していきましょう。
- 休養が大事，自分のリズムをとりもどそう。急がばまわれも大切です。
- 家族や周囲の過干渉，非難は回復を遅らせることも知ってください。

●社会の支援が大事，共生の社会を目指して

第5 ▶ 自分で心のバリアをつくらない（肯定）
- 先入観に基づくかたくなな態度をとらないで。
- 精神疾患や精神障害者に対する誤解や偏見は，古くからの慣習や風評，不正確な事件報道や情報等により，正しい知識が伝わっていないことから生じる単なる先入観です。
- 誤解や偏見に基づく拒否的態度は，その人を深く傷つけ病状をも悪化させることさえあります。

第6 ▶ 認めあおう，自分らしく生きている姿を（受容）
- 誰もが自分の暮らしている地域（街）で幸せに生きることが自然な姿。
- 誰もが他者から受け入れられることにより，自らの力をより発揮できます。

第7 ▶ 出会いは理解の第一歩（出会い）
- 理解を深める体験の機会を活かそう。
- 人との多くの出会いの機会をもつことがお互いの理解の第一歩となるはずです。
- 身近な交流の中で自らを語り合えることが大切です。

第8 ▶ 互いに支えあう社会づくり（参画）
- 人格と個性を尊重して互いに支えあう共生社会を共につくりあげよう。
- 精神障害者も社会の一員として誇りをもって積極的に参画することが大切です。

64　II. 自殺と自殺予防の現在

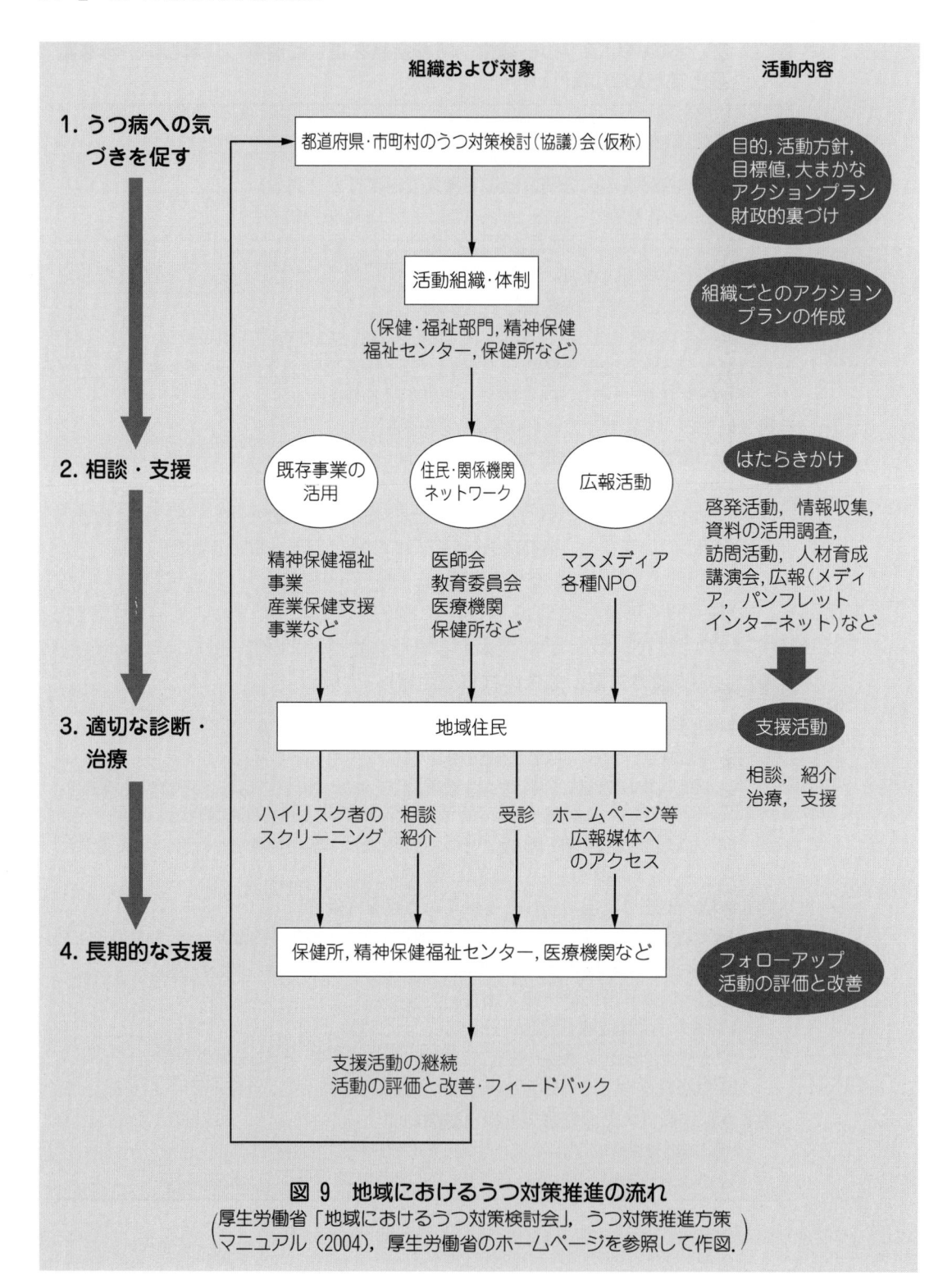

組織および対象　　　　　　　　　　　　**活動内容**

1. うつ病への気づきを促す
   - 都道府県・市町村のうつ対策検討（協議）会（仮称）
     - 目的, 活動方針, 目標値, 大まかなアクションプラン財政的裏づけ
   - 活動組織・体制
     （保健・福祉部門, 精神保健福祉センター, 保健所など）
     - 組織ごとのアクションプランの作成

2. 相談・支援
   - 既存事業の活用
     - 精神保健福祉事業
     - 産業保健支援事業など
   - 住民・関係機関ネットワーク
     - 医師会
     - 教育委員会
     - 医療機関
     - 保健所など
   - 広報活動
     - マスメディア
     - 各種NPO

   はたらきかけ
   啓発活動, 情報収集, 資料の活用調査, 訪問活動, 人材育成講演会, 広報（メディア, パンフレット, インターネット）など

3. 適切な診断・治療
   - 地域住民
     - ハイリスク者のスクリーニング
     - 相談紹介
     - 受診
     - ホームページ等広報媒体へのアクセス

   支援活動
   相談, 紹介, 治療, 支援

4. 長期的な支援
   - 保健所, 精神保健福祉センター, 医療機関など
     - 支援活動の継続
     - 活動の評価と改善・フィードバック

   フォローアップ
   活動の評価と改善

図9　地域におけるうつ対策推進の流れ
（厚生労働省「地域におけるうつ対策検討会」, うつ対策推進方策マニュアル（2004）, 厚生労働省のホームページを参照して作図.）

平成17年度の予算額案は2億円である。

　日本では，農村部を中心にしたうつ病の一次予防を中心にした地域介入により自殺率の減少効果があるという報告がすでに多くなされており，この領域では世界をリードする形になっている。都市部を中心にした働き盛りの年齢層を対象にした有効な一次予防プログラムにもとづく対策を講じることが急務であるが，健康フロンティア研究はここに焦点を合わせており，効果的なコアの介入方策を明らかにすることが期待される。研究の成果が大いに期待され，かつその成果を早期に現場に還元することが望まれる。

5　セーフティ・プロモーションとしての「こころのバリアフリー」

　セーフティとは単に安全が保障されるだけでなく，人々が安心して生活できる時間と場所を提供するものである。WHOは外傷（injury）という概念をとりあげ，「事故，自傷行為，暴力などの行為の医学的結果としての死亡や傷害のことである」と定義する。そして，これは予防可能な非偶発的出来事であるという。こどもが事故に遭わないように周囲環境を整備したり，老人が転倒しないように使用器具を工夫したりすること，そしてそれを家庭や施設のみならず地域共同体にまで広めていくべきことを指摘しているのである。六本木ヒルズの回転ドアにこどもが挟まれて死亡するという事件があったが，我が国では「危険責任」は問題とされず，「過失責任」ばかりが取り上げられるというコメントが有識者からなされていた。つまり欧米では危険性のある器具や装置はそれだけで責任が問われるが，我が国では事故が起こってしまった時に初めてその責任問題が浮上するのである。したがって対策はいつも後手後手にまわる。

　自殺という現象も意図的な外傷（intentional injury）としてとらえるなら，予防が可能である。ここではこの点に焦点をあて，自殺予防をセーフティ・プロモーションの観点で論じてみたい。

　セーフティ・プロモーション（safety promotion）とは「住民が心身の障害となるものを取り除き，安全かつ安心できる時間と場所を享受する権利をもち，それを実現するための運動」のことである。この運動は個人のみでなく，家庭や施設そして地域全体に広げていくものであり，まちづくりや地域づくりを意味する。その際，住民は自らその実現のための運動に参加すること，すなわち安全や安心な環境を要求し享受するだけでなく，提供していくことが望ましい姿である。例えば，家庭や保育園で殺虫剤や漂白剤などはなるべくこどもの手のとどかないところに置くとか，箪笥などの家具で角があるものはケガをしやすいので角にクッションをあてるなどの工夫が必要となる。また歩道や自転車道のない道路や信号のない交差点は危険であり，これらを整備する必要がある。とくに高齢者は転倒の危険があり，障害物となるものを取り除くことが，安全かつ安心できる生活空間を拡充していくことになる。

　同様に，自殺の危険を考えると，容易に自殺が可能となるようなもの，例えば銃や刃

物などを身近に置かないとか，屋上に金網を張るなどという環境づくりが必要である。しかし，それだけでは自殺しようという人の意識が変わるわけではない。意識も行動に影響するひとつの環境（内的要因）と考えると，その環境整備が必要である。私たちの心には健全であることを阻むような「こころの壁（バリア）」なるものが存在していて，そのバリアが自殺という自己へ向けた意図的な外傷をひきおこすもとになってしまうという考え方をしてみたのである。2004（平成 16）年 3 月に厚生労働省より提起された「こころのバリアフリー宣言」がある。その下地になる概念として，そこでは精神疾患や精神障害者に対する誤解や偏見を想定し，「先入観に基づくかたくなな態度」とか「古くからの慣習や風評，不正確な事件経過や情報等により，正しい知識が伝わっていないことから生じる単なる先入観」などを「こころのバリア」ととらえている。こうした心のあり方はそのまま自殺者あるいは地域住民が抱いている因習的な考え方（固定観念）にあてはまる。例えば，筆者が由利町に関わり始めた当初から耳にしたことば，「自殺を取り上げること自体が自殺者を増やす」というような固定観念それである。住民のみならず行政の人たちにもそのような考え方が多かったのである。

5-1 自殺者とその周囲のこころのバリア

1997（平成 9）年，秋田県由利町の保健師らは平成 4〜6 年の間に自殺した 20 名を対象に自殺者本人の生前の様子について家族にきく「訪問調査」を行なっている。約 7 割の家族から自殺者本人の生前の様子についてきくことができた。それによると，自殺者は以下のようであった。

- 病気の再発を家族に知られ入院させられることを恐れ，気にしていた。
- 自分も寝たきりになれば長くなり，家族に迷惑をかけると話していた。
- 「世話になりたくない」が口癖だった。
- 入院をくりかえし「どうにもならない」と言っていた。
- 友人や身内の自殺が相次ぎ落ち込んでいた。
- 自分が死ねば保険金で借金が返せると考えていた。

また，インタビューをした保健師は以下のような感想を記している。

- 家族に迷惑をかけられないという思いがあったようだ。
- 家族が忙しく本人の気持ちを思いやる余裕がなかった。
- 自殺の心配をしていたのに死なれたショックが大きかった。
- 地域的に自殺を容認してしまう雰囲気があるようだ。
- 年をとっても自分でやらねばと考えてしまうようだ。
- 老人の心理への配慮が足りなかったようだ。

自殺の背景には、さまざまな「こころの壁（バリア）」が存在していることがわかるであろう。自殺者の抱いていたこころの壁（バリア）として考えられることは「家族に迷惑をかけては申し訳ないので，自分の問題は自分で責任をもつ」という固定観念である。自分が何らかの理由で家族の負担になることを恐れ，自己の悩みは誰にも告げずに自分自身で処理することをよしとするのである。

周囲の人たちの「こころの壁（バリア）」は，このような自殺者の固定観念に同調し，容認してしまうことであろう。その結果，自殺者がでると「よくぞやった」とか「勇気」をたたえるような気持ちで，自殺したことをむしろ肯定してしまう。このような考え方がバリアになって，自殺に向かわない他の選択肢を考えられなくしてしまうのである。

5-2 地域住民のこころのバリア

自殺者の多い地域の住民の心について、さらにみてみよう。自殺予防のモデル地区である青森県の鶴田町の調査結果を紹介する。

鶴田町は人口およそ1万5千人の農村地域であり，男性の自殺が多いという特徴がある。2002（平成14）年には11名の自殺者があった。平成10～14年の5年間の自殺率の平均では人口10万人あたり78であった。2003（平成15）年の総合検診の場で「こころの健康づくり調査」と題して自記式無記名のアンケートの記載を依頼した。質問項目はストレス状況と対処法，抑うつ尺度（CES-D），ソーシャルサポート（MOSS-E），趣味，経済状況，信仰，希死念慮，自殺についてである。ストレスに関しては厚生労働省が行なった全国の「保健福祉動向調査」結果と比較した。鶴田町の特徴として，ストレスへの対処法として「のんびりする」というのが全国では32.8％であるのに鶴田町は22.4％と少なかった。また「気分が落ち込んで自殺のことを考える」者が30名（7.7％）おり，そのうちストレスがあったときに飲酒をする者が17名（58.6％）あった。さらにそのうち「相談したいが相談先がわからない，相手がいない」と答えたのが6名（20％）認められ，いずれも自殺を考えない群と比較して有意差が認められた。

この結果から鶴田町の男性の「こころのバリア」を考えてみると，まず第一は「ストレスがあったときにのんびりすることを知らない」ことがある。いつも仕事に追われ，ほっとできるような体験が乏しいのではなかろうか。第二は「ストレスがあったときに飲酒する」という考え方ないしは習性である。しかも気分が落ち込んで自殺を考える人にこのような考え方が強いことは，自殺とうつとアルコールの関連が強いことを示している。第三には「不満，悩み，ストレスがあっても誰にも相談しない」という考え方である。しかも自殺を考える人たちにこのような考え方が強いのである。これらがバリアとなって「こころの健康づくり」を阻んでいる可能性が強いことをこの一次予防の調査結果が示しているように思うのである。

こころの壁（バリア）は，その人の生きてきた時代や社会のなかで学習され，受け入れられたものである。「働かざるもの食うべからず」とか「他人に悩みを相談することは

図 10 こころの健康づくりの輪

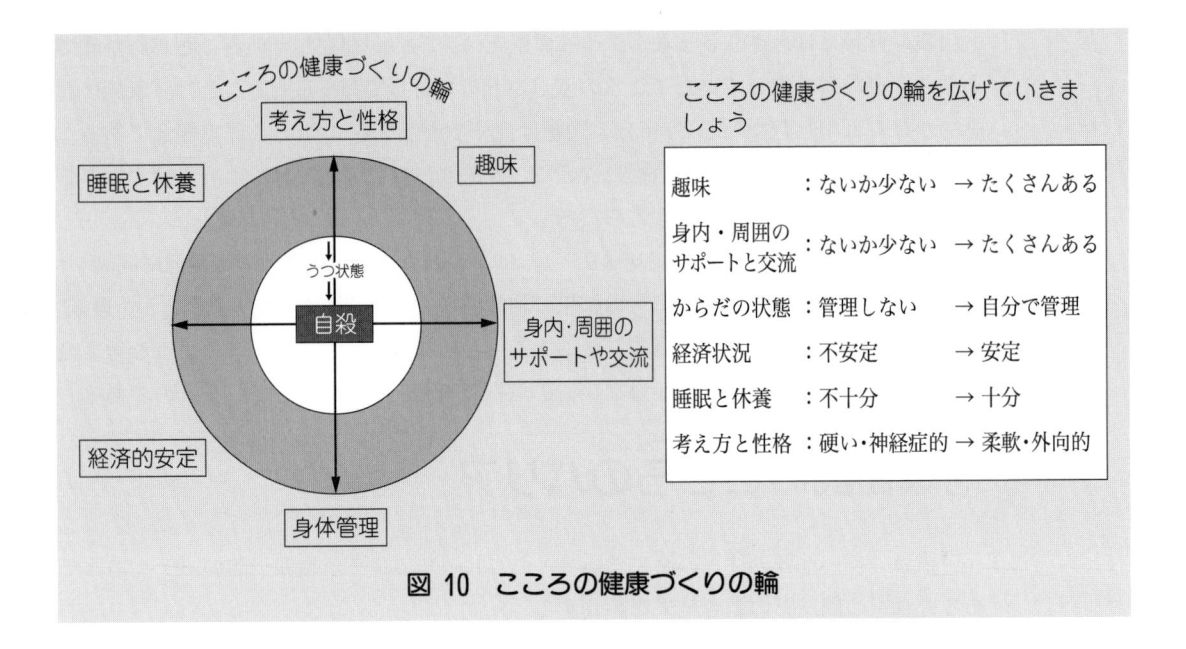

潔いことではない」とか「耐えることは美徳」というような固定観念がこれである。このような観念に圧倒されて心理的に追い込まれ，「自分が情けない」とか「申し訳ない」などと自責的となり，抑うつ感が出現し，自殺行為に至るという仮説を思い描くことができる。もちろんこのような観念を抱いている人がすべて自殺するわけではない。ストレス耐性の弱い人がこのような行為に至るのである。

秋田県由利町の調査からは，「迷惑をかけ申し訳ない」とか自己責任という考え方がとくに高齢者の意識を支配し，それが地域共同体の雰囲気を形成していたことがうかがえる。筆者は，このような固定化した価値観を変えるために健康福祉モデルとして，図10のような「こころの健康づくりの輪」を提唱している。新しい生き方を提唱することで，こころの壁（バリア）を取り除こうと考えた。その後，実際に自殺者の減少をみていることから，決して的はずれなねらいではなかったと思っている。

鶴田町の住民の場合にも同じモデルを用いて住民にはたらきかけた。のんびりでもいいこと，悩みやストレスがあった時に，飲酒だけで解決しようとせずに誰かに相談することをすすめ，また行政の立場では「こころの相談窓口」を増やしていくことを提案した。住民がいつでも安心して悩みを相談する体制が整うことで，住民の「こころの壁（バリア）」も自然と取り除かれていくことを期待している。

こころのバリアフリーとは，言いかえればこれまでの既成の価値観にとらわれずに新しい価値観を導入することである。例えば，ストレスにしても，ただ回避するのでなく，ストレスを前向きにとらえ，創意・工夫により張りのある人生を楽しむという視点でみなおすことができるのではなかろうか。青森県には温泉や風力，やさしい人や豊かな土地などの自然の恵みが豊富である。へき地であることや過疎化をなげくのでなく，そうした資源を有効利用して独自の風土・文化のなかで健康な生活を楽しむようにしたい。

悩みを他人に伝えることは，決して恥ずかしいことでも不名誉なことでもなく，自然な対応であると皆が思えるような地域でありたい。そのためには，地域の問題があれば，それを自分たち自身の手で解決していくという自助組織をつくっていくことが大切である。住民の住民自身による運動を展開していくことがセーフティ・プロモーションなのである。

6 自殺予防に関する各種マニュアル

　厚生労働省，日本医師会，秋田県などから，自殺予防に関するマニュアルが出されている。厚生労働省と日本医師会のものはどちらかと言えばうつ病対策が中心であるが，秋田県や秋田大学のものは一次予防重視型のものであり，それぞれ特徴がある。
　以下にそれぞれの内容と入手先を示すが，インターネットのホームページのアドレスは2005（平成17）年1月末現在のものであることに留意されたい。

a．厚生労働省のマニュアル

　厚生労働省のマニュアルとしては，2004（平成16）年1月に出された「うつ対応マニュアル——保健医療従事者のために」と「うつ対策推進方策マニュアル——都道府県・市町村職員のために」の2つがある。
　うつ対策推進方策マニュアルでは，都道府県・市町村職員がうつ対策を推進するにあたって必要な具体的な方策を示すとともに，国民向けのうつ病に関するパンフレットも策定したものである。すでに行なわれている地方自治体（新潟，秋田，岩手，青森など）や保健所の取り組みが事例として取り上げられている。
　うつ対応マニュアルでは，保健医療従事者が実際にうつ病や抑うつ状態を抱える住民に接する際に必要な具体的ノウハウを示したものである。地域におけるスクリーニングの実際とそのフォローなどが具体的に書かれており，対策をすすめるノウハウ集としても役立つ。以下のホームページにアクセスすれば，全文をダウンロードできる。
　http：//www.mhlw.go.jp/shingi/2004/01/s0126-5.html#1

b．日本医師会の自殺予防マニュアル

　日本医師会の自殺予防マニュアルは，精神科に限らない一般診療科の医師向けに書かれたもので，自殺の危険因子や，うつ病の基礎知識と治療法，専門医につなぐタイミング，自殺未遂への対応などが解説されている。日本医師会雑誌，第131巻，第5号（2004年3月1日発行）の付録であるが，その後出版されて定価840円で書店で購入することもできる（発行；明石書店，ISBN 4-7503-1865-5）。次のホームページアドレスでテキストを読むことができる。

C．住民向けのリーフレット，パンフレット

秋田県の自殺予防対策のリーフレットは，秋田県のホームページ「美の国あきたネット」の中の「健康秋田情報ねっと」で，http：//www.pref.akita.jp/eisei/seikatu/

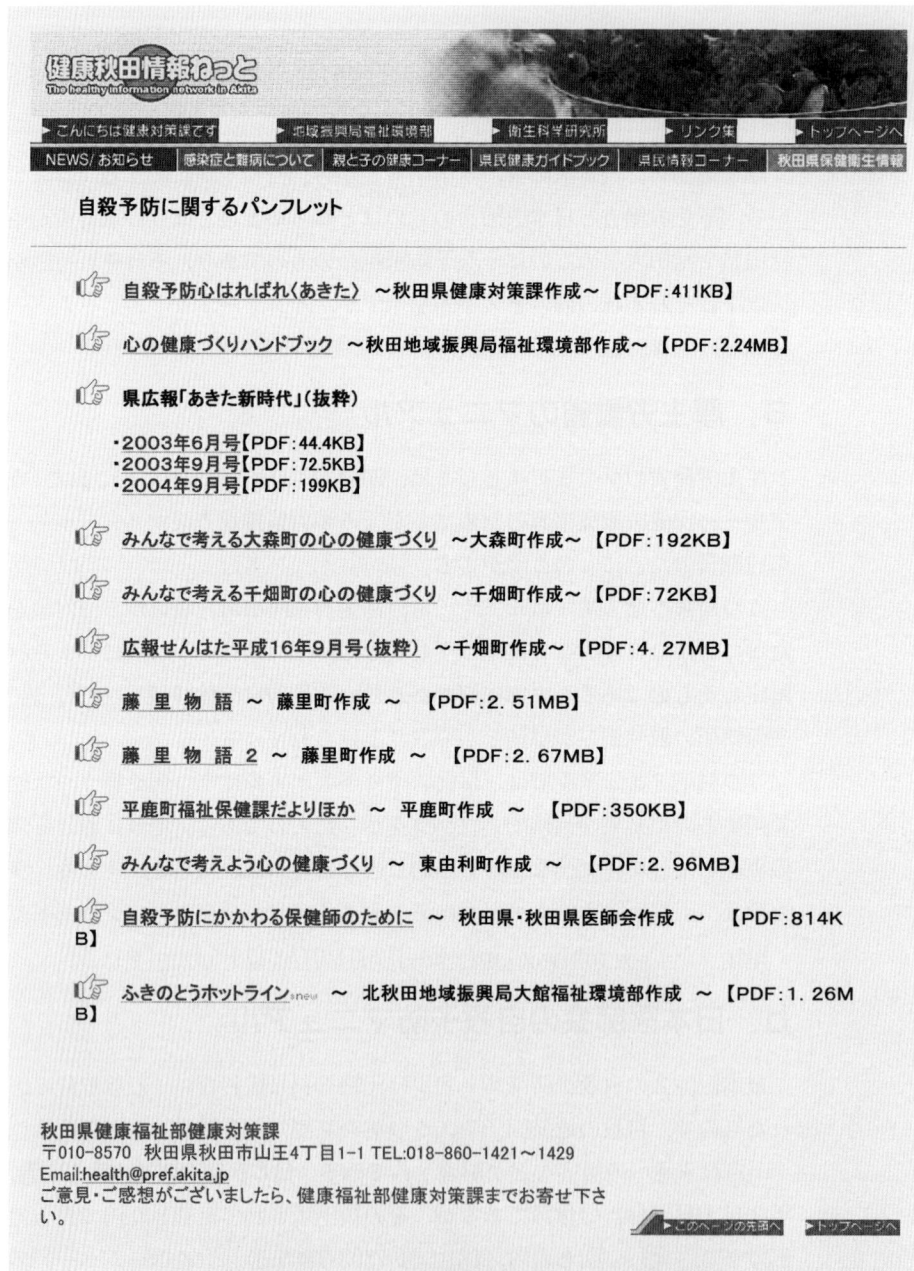

図11 「健康秋田情報ねっと」に収載されている自殺予防リーフレットのホームページ画面

jisatuyobou-rief.html よりダウンロードできる（図11）。秋田県が2004（平成16）年3月に県内全戸配布したリーフレットをはじめ，自殺予防モデル事業で作成した住民向けのリーフレットが収載されている（大森町，千畑町，藤里町，東由利町など）。

d.「市町村における自殺予防のための心の健康づくり行動計画策定ガイド」（秋田大学）

　秋田大学が秋田県と協力して発刊した自殺予防ガイドである。健康のまちづくりという観点から，どのように自殺予防対策を進めていくかをまとめたものである。このガイドはすでに秋田県の市町村を中心に活用されている。以下のホームページからダウンロードできる。http：//www.med.akita-u.ac.jp/~pbeisei/
　本書に掲載した「市町村における自殺予防対策のすすめ方——担当者のための行動計画策定ガイド」（第6章）はこれを全面改訂してバージョンアップしたものである。
　なお，上記の秋田大学医学部健康増進医学分野のホームページからは，秋田大学自殺予防研究プロジェクトにも入ることができる。

e．保健所の取り組みとして作成されたもの

　「健康秋田情報ねっと」には，秋田中央保健所（秋田地域振興局福祉環境部）作成の「心の健康づくりハンドブック」が掲載されている。地域で心の健康づくり・自殺予防を推進するために，という副題が付いている。ストレスやうつ病に関する基本的知識，うつ病の人に対する対応のポイント，相談のときの心がまえが示されている。
　鹿児島県伊集院保健所が作成した「地域におけるこころの健康づくり対策マニュアル——自殺防止対策を展開するために」（平成15年3月）は，保健所として先進的な取り組みを行なってきた同保健所の具体的な活動事例をもとに，保健所が地域展開する自殺防止対策を丁寧に解説している。市販されていないものなので，入手がむずかしいのが難点であるが，厚生労働省のうつ対策推進方策マニュアルの中に，伊集院保健所の取り組みの紹介があるので，参照することができる。以下のホームページアドレスからダウンロードできる。http：//www.mhlw.go.jp/shingi/2004/01/s0126-5g.html#k3

7　人と組織のネットワーク

　人と組織のネットワークを構築していくことは，自殺予防対策をすすめていくうえでの基盤である。地域でネットワークの構成員となるべき機関，団体としては，都道府県，市町村，社会福祉協議会，医師会，薬剤師会，看護協会，商工会議所，警察署，消防署，農業協同組合，公共職業安定所，郵便局，児童相談所，民生児童委員，保健所，医療機関，介護支援専門員連絡協議会，NPO団体，弁護士会，大学関係者，マスメディアなどがある。

自殺予防対策・心の健康づくりの舵とり委員会（steering committee）である審議会委員の構成をみると，ひとつの立派なネットワークになっている。秋田県健康づくり審議会・心の健康づくり推進分科会専門員の構成は次のようである。
- ・県老人クラブ連合会副会長
- ・新聞社論説委員
- ・県地域婦人団体連絡協議会常任委員
- ・県民生児童委員協議会副会長
- ・県医師会常任理事
- ・秋田いのちの電話理事長
- ・県教育長義務教育課長
- ・県経営者協会専務理事
- ・県精神保健福祉センター所長
- ・大学関係者
- ・労働局安全衛生課長
- ・公募委員

さまざまな立場からの提言が期待されていることがわかる。

ネットワークについては，WHOの用語集では「個人の集まり，組織，機関が，共通の問題や関心事について，上下関係のない対等な関係で，責任と信頼にもとづいて，事前にかつ体系的に取り組むために組織されたもの」と定義されている。対等な関係で責任と信頼にもとづくものであること，事前対応を行なうために組織されるものであるという点にとくに注目していただきたい。

ネットワークを構築する第一の目的は，自殺予防対策をすすめていくうえでの地域の合意を得るということである。なぜ自殺予防対策を行なうのか，誰が自殺予防対策に関与するのか，いつから自殺予防対策を行なうのかといった基本的な課題を討議し，自殺予防対策の必要性と行動計画策定に向けた合意形成をはかることになる。

次に，自殺予防対策の行動計画が出来上がったら，各機関・団体が自分の役割を認識したうえで，確実に実行していくためにもネットワークは不可欠である。それぞれの機関・団体は何ができるのかを理解したうえで，自分たちにできることから，地域の中で活動を始めてもらう。各機関・団体には専門性があり，それぞれの専門の立場から，自殺予防に関与できる具体的な行動計画をだしてもらう。そして，お互いを尊重し，影響しあいながら，より良い行動計画を練り上げていくことが望まれる。

ネットワークの要になるのは保健担当者であることが多いであろうが，自殺予防対策の全体をみながら，各組織・団体と調整をして，自殺予防対策のプロセスをすすめていくことが大切である。

III

地域における自殺予防活動の展開

第4章▶自殺予防活動の実際
　　　　●北東北3県（秋田県，青森県，岩手県）における取り組み

第5章▶保健師のための活動指針

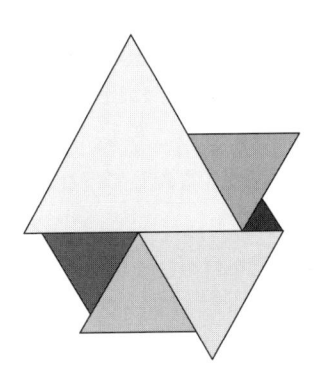

第4章 自殺予防活動の実際
●北東北3県（秋田県，青森県，岩手県）における取り組み

渡邉直樹
本橋 豊
瀧澤 透
田口 学
（各項の末尾に文責明記）

▶「北東北自殺予防ワークショップ」

　2002（平成14）年から秋田，青森，岩手の自殺率は全国ワースト1位から3位を占めるようになった。しかし，この隣接した3県で何か協力して取り組むということはなく，目立った情報交換もなかった。市町村レベルで実際にどのような自殺予防の活動が行なわれているのかという情報が集約されてもいなかった。県の境というものはそれだけ厚かったのである。しかし，まず北海道と北東北3県の知事が集い，住民の健康づくりのための意見交換が始まってから少しずつ自治体職員や住民の考え方が変化してきたように思われる。

　例えば，2003（平成15）年6月に筆者（渡邉）は青森県立精神保健福祉センターに精神保健医長として赴任したのであるが，その当時は私が他県に出張することはあまり喜ばれなかった。「県民のための仕事」をしてほしいというのである。県外で講演しても県の名前や精神保健福祉センターの名前がでるわけだし，青森県で行なわれている自殺予防活動を紹介することは当然青森県民のためになっていると思うのであるが，そうはストレートに思ってもらえないようであった。北海道を含めた4道県で関係者が集まり，「北の国健康づくり会議」が行なわれるようになってからこのような閉鎖性は徐々に解かれていったように思われる。私が秋田県の由利町に出かけることは「出張」と認められるようになった（残念ながら海外の学会で青森県の自殺予防の講演をしてもまだ「出張」とは認められていない）。そのような機運をさらに高めたいとの意図もあって，私は北東北3県の合同自殺予防ワークショップを企画した。厚生労働省の補助金を利用させていただいた。今回は北東北3県にしぼり，この3県で実際に自殺予防活動を行なった，あ

第4章　自殺予防活動の実際●北東北3県(秋田県,青森県,岩手県)における取り組み

るいは行なっている県の関係者や医師，保健師，学識経験者や住民に声をかけた。こうして2004(平成16)年9月3日，「北東北自殺予防ワークショップ」が開催された。

秋田県からは，県の健康福祉部，精神保健福祉センター，秋田大学の本橋教授，そして合川町の保健師と住民有志，由利町の保健師が参加した。秋田県としての取り組みや，モデル市町村で自殺予防の取り組みを始めてから，これらの市町村で自殺率の低下が認められたことや，精神保健福祉センターでのうつ病の本人グループや家族教室が行なわれていること，さらに由利町での取り組みや合川町での取り組み，とくに「ふれあい相談員」のシステムなどが報告された。

岩手県からは，一戸病院小井田潤一先生による浄法寺町の自殺予防の取り組みや，久慈市の取り組み，リエゾンナースの取り組み，そして岩手県立大学の青木慎一郎教授の自殺予防の社会学についての講演があった。

青森県からは，これまでの名川町の二次予防活動や，2003(平成15)年度からの一次予防の取り組みの市町村への広がり，その一例として鶴田町の活動が紹介された。

そのほか，立命館大学の大山博史先生(現青森県立保健大学教授)，慶応大学の大野裕教授により自殺予防活動の基本的な考え方が紹介された。内容が豊富すぎていささか未消化な部分を残しはしたが，県境を越えて行なったこのような情報交換と，人と人との交流は画期的であった。このワークショップは以後も毎年継続して開催する予定である。

本章では，北東北3県で展開中の自殺予防活動を紹介させていただく。理論よりも，具体的な活動の事実をできるだけ広く紹介することを主眼にしたので，順序にはあまりこだわらず，アラカルト的な活動メニューの提示となった。

（渡邉直樹）

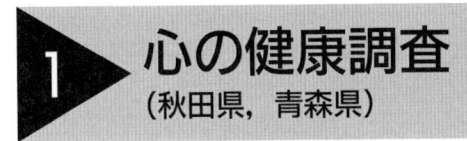

1　心の健康調査
（秋田県，青森県）

1-1　調査の実施が市町村の取り組みを変えていく——秋田県の自殺予防モデル事業の経験

2001(平成13)年から開始された秋田県の自殺予防対策モデル事業では，町ごとに3年間継続する事業が行なわれた。事業の開始年に，秋田大学医学部公衆衛生学講座と町が協力して，まず「心の健康づくり基礎調査」を実施した。調査票の作成と分析は大学が担当し，調査の実施にあたっては，町が全面的に協力するという体制をとった。この基礎調査は，うつ的状態にある人の有病率を推定するとともに，うつ病のハイリスク者と考えられる人々に対しては，個別面接でフォローするというものであった。また，調査結果をもとに，小地区ごとの心の健康状態を図示するという地域診断も行なった。

▶調査の実施は啓発活動そのもの

　調査結果は，分析終了後，住民に対して報告会という形で還元された。また，町によっては，調査結果に基づいて，小地区ごとの**出前健康教育講座**を開催した。町のデータを示せることから，住民の健康教育に対する関心は高いように思われた。

　心の健康調査を実施することで，自殺予防担当者は住民に心の健康づくりに関して情報を提供できる多くの機会を得ることができた。すなわち，調査実施前の住民に対する説明会，調査実施にあたって町が住民に対して行なう広報宣伝，調査票の記入時の心の健康づくりに関する説明文書，調査終了後の住民説明会，住民向けの全戸配布パンフレット，ハイリスク者に対する面接指導などである。1回の健康調査は，住民に対する自殺予防の啓発活動を自然な形で行なうことにもなるのである。調査の実施が啓発活動そのものであると言うことができる。

▶担当者自身のエンパワメント

　また，健康調査の実施は住民だけでなく，自殺予防対策の担当者達のエンパワメントのツールにもなる。健康調査実施後に得られた調査結果から住民向けのリーフレットを作成することになった町の担当者は，科学的に分析された調査結果を読み込むことで，地域の心の健康の実態を把握することになり，そのことがその後の自殺予防対策をすすめるうえでの動機づけになり，対策推進の原動力となった。大学側はリーフレットの作成にあたって助言は行なったが，基本的には町の担当者がそれぞれ独自にリーフレットを作成した。リーフレット作成作業を通じて，健康情報の住民への効果的な伝達方法について，担当者自身が自ら学んでいくというエンパワメントの構図が認められた。図12は作成したリーフレットの例である。

　自殺予防モデル事業の開始により自殺率が低下したのは，このような頻回の啓発・普及活動が効果的だったのではないかと推測されるのである。

〔本橋　豊〕

1-2 エビデンスにもとづく保健活動
──青森県における自殺一次予防の推進

　市町村のなかでも自殺の多発地域や希少地域があるものである。また，世代間で自殺発生の違いがある。そうした場合，根拠のない憶測やうわさが起こりがちである。新聞やテレビで報道されているようなことと重ねてその理由を推測し何となく納得してしまうことがあるが，科学的な根拠を伴わないことが多い。心の健康調査では，自殺の原因まではわからないが，こういった地域差や年齢差の背景にある要因について，ある程度科学的に検討することができる。

　また，地域の住民は悩みなどの相談先やストレス発散などについて，日頃どのような行動をとっているか，うつ病の知識はどの程度あるのかなどを知ることは，健康な地域づくりに必要な情報である。地域住民に対するこういった調査は保健師により時折実施されているが，時代とともに疾病構造や生活習慣など健康に関する諸要因は変化してい

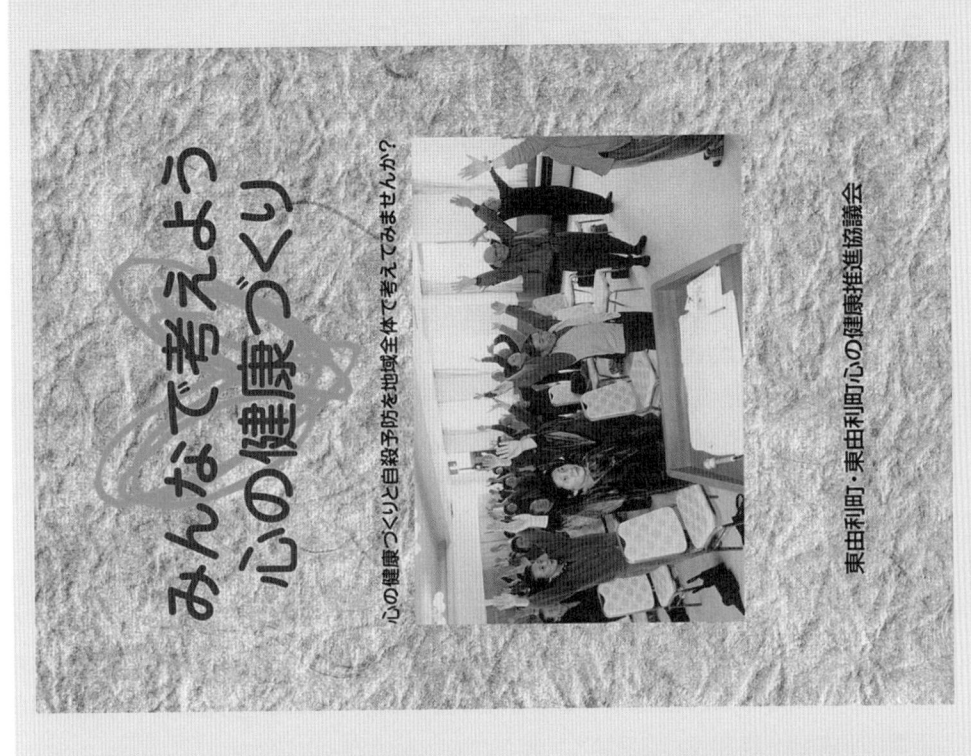

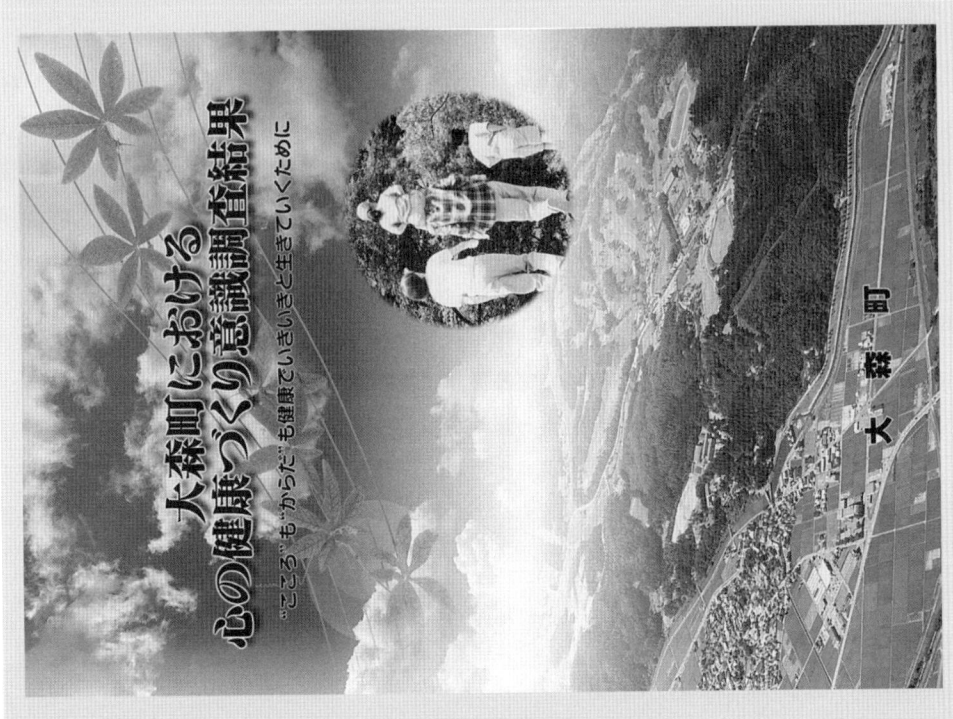

第4章　自殺予防活動の実際●北東北3県（秋田県，青森県，岩手県）における取り組み

図12　大森町（左）と東由利町（右）が作成したリーフレット
（リーフレットの作成は町の自殺予防担当者が大学の調査報告書をもとに行なった。）

くため，一次予防を推進するためにも5年程度をめどに新たに調査を実施するとよい。

a．こころのヘルスアップ事業における調査

▶調査対象

　　青森県は確かに全国的にみて自殺が多いが，図8（49頁）の地図からもわかるように県内の市町村別に検討すると自殺の多い地域と少ない地域がある。分析した5年間で自殺発生がなかった市町村もある。調査の優先度が高いのは，もちろん自殺の多発している市町村である。2001（平成13）年度より青森県障害福祉課のこころのヘルスアップ事業では，県内に6か所ある保健所の管轄内市町村で自殺の多い地域が合計9市町村選定されている。そこで，それら9市町村で心の健康づくりのための調査が検討された。

　　調査対象は，県内でも自殺が急増している中高年層（40～69歳）を選び，そのほか地域の実情に応じて男性だけの調査や高齢者の調査も実施している。調査方法は多くの場合，留置法による全数調査であったが，会場での実施や無作為抽出による方法でも行なわれた。

　　青森県内での心の健康調査はこれまで7市町村にて実施されたが，その一覧を表8に掲げる。これら市町村の特徴としては人口規模が1万人前後であり，比較的保健活動が活発な地域である。また，規模の大きい調査は厚生労働省の研究助成（「総合的な地域保健サービスに関する企画立案及び事業管理に関する研究」，がん予防等健康科学総合研究事業，平成15～17年度）を受けて実施されている。

▶調査の実務

　　調査の実施は市町村保健師が担当している。管轄する保健所と青森県立精神保健福祉センターが協力スタッフとともに技術支援としてかかわっており，保健師をサポートしている。技術指導・援助は次のようなものである。①事業計画の打ち合わせ，②調査内容の検討（対象と方法，調査票の作成，協力スタッフによる），③青森県立精神保健福祉センター長による講演会（保健協力員[註]を対象とした自殺予防に関するもの），④調査実施にあたりマニュアルの作成等細部の支援，⑤集計（協力スタッフ），⑥報告書作成（同），⑦調査結果の報告，⑧普及啓発（リーフレット作成等）の協力・助言，⑨次年度以降の市町村事業への提言，⑩厚生科研の報告書作成や助成金の会計事務。

　　市町村保健師は主に調査票の配布と回収を担当し，保健協力員に対する協力依頼，調査票の印刷，調査対象者の名簿作成，その他調査事務に関する準備，回収された調査票のチェックおよび入力，それを外注する場合は業者への郵送などを担当した。また，調

註）保健協力員とは，市町村の保健予防活動を推進するため，地域住民の保健衛生についての相互の連絡，相談などを行なうボランティア。実態把握や啓発，保健師への協力（家庭訪問や健康相談，講演会実施時），予防接種の勧奨などを主な活動とする。町内会単位で推薦された人を市町村長が委嘱し，任期は2年。非常勤特別職の身分もあればボランティアとされているところもある。保健協力員の制度は千葉県，宮城県，茨城県，福島県，長野県などにもあるが該当者や任期など都道府県により異なる。

表 8 青森県における心の健康調査（平成 17 年 3 月現在）

市町村名	調査対象	回答数(人)	回収率(%)	調査期間	備考
鶴田町	検診会場の男性	460	—	2003 年 8 月	
六戸町	40～69 歳（全数調査）	3,182	67.8	2003 年 9 月	＊
鶴田町	六郷地区の 20 歳以上全員	814	53.6	2004 年 1 月	
三戸町	40～69 歳（25％無作為抽出）	1,203	85.8	2004 年 5 月	＊
平内町	40～69 歳（全数調査）	4,215	66.1	2004 年 6 月	＊
天間林村	70～80 歳の高齢者（25％無作為抽出）	156	92.3	2004 年 8 月	
天間林村	40～69 歳（全数調査）	3,021	91.0	2004 年 10 月	＊
木造町	舘岡・柴田地区の 30 歳以上	301	53.2	2004 年 7～11 月	
三戸町	公民館来場の高齢者	実施中		2005 年冬	

＊厚生労働科学研究費補助金による

査規模が小さかったり，研究費がない場合は回答された調査票のデータを保健師が入力することもあった。

▶調査内容

　調査項目は次のとおりである。対象者の属性（年齢，性別，婚姻，家族人数，町内会，職業の有無），家族形態，健康度自己評価，生活習慣（飲酒，喫煙，食欲，睡眠），通院の有無，持病（15 疾患より選択），ストレス（厚生労働省『保健福祉動向調査』より，ストレスの程度，ストレス対処方法，ストレッサー，相談相手），抑うつ尺度（CES-D），ソーシャルサポート（MOSS-E），別居子の有無，交流頻度（別居子，友人，隣近所）。このほか，趣味，文化活動，経済問題（問題の程度，問題の詳細），希死念慮。

　市町村間の比較を考慮して，多くの場合各市町村の調査項目は同じものを用いたが，市町村の実情に応じて項目は適宜追加・削除されている。

　自殺の多くはうつ病・うつ状態であったというこれまでの研究から抑うつ尺度を用い，厚生労働省の保健福祉動向調査と合わせるうえでも尺度は CES-D（Center for Epidemiologic Studies Depression Scale）を選択した。CES-D は 1977 年アメリカ国立精神保健研究所（NIMH）のラドロフがうつ病の疫学研究用に開発した尺度で，信頼性・妥当性は確認されている[49]。

　地域の住民に対して役場が自殺の調査を実施するとなると，抵抗感が生じることが予想される。そこで，調査も「こころの健康調査」とし，調査票には「自殺」という表現は最後の 1 問（希死念慮＝気分がひどく落ち込んで自殺について考えることはありますか？）にのみ出てくるにとどめた。そして，自殺予防有識者懇談会の提言にあるように「自殺の蓋然性の低い」ストレスや抑うつ感について実態をとらえ，趣味や経済問題，健康や生活習慣といった項目との関連をみる調査デザインにしている。

　この抑うつ感やストレスについては，厚生労働省が 2000（平成 12）年に全国約 32,000 人を対象にした大規模な保健福祉動向調査（心の健康）の質問と同じものを用いた。その理由は，データは十分に大きく公表されているので基準になると考えたからである。全国的にみて自殺死亡率が最も高い都道府県のひとつである青森県の中で，さらに自殺

の多い市町村における調査を実施するにあたり、その地域は全国のデータ（保健福祉動向調査）と比較してどのような特徴があるのか、精神保健のうえでどのような問題があるかを明確にすることは予防活動を計画するうえでたいへん意義があることと思われた。

▶倫理面の配慮

調査はすべて無記名で実施され、また調査票の配布回収には封筒を用いた。データ解析は市町村関係者が行なわず、調査結果から個人が特定されることはない。

▶調査結果

調査データは速やかに解析され、調査実施から半年程度を目標に報告書が作成される。調査結果の詳細はその報告書[81~85]によっていただきたいが、その一部を紹介する。

「気分がひどく落ち込んで自殺について考えることがありますか」の質問では各市町村とも40～60代の約10％の人が「ある」と回答していた（図13）。また、性別ではすべての地域で男性より女性のほうが高く、年齢別では40～50代が高かった。

こういった「自殺について考える＝希死念慮」の有無別に、「不満や悩み、ストレスなどの相談」先を分析したところ、すべての町村で希死念慮のある群はない群に比べ「相談したいがためらっている」「相談先がわからない、相談相手がいない」の2項目で高い回答を示していた（図14、図は三戸町）。これより、地域において相談しやすい環境づくりが必要であると言える。

b．調査にもとづく保健活動

▶地域診断

調査項目に町内会名を記載していただいていることから、各質問項目の町内会別データが得られる。健康や生活習慣、趣味などの状況を町内会別に把握することが可能となるが、予防活動にはもう少し大きな地区に算出し直したデータを用いている。青森県ではだいたい小学校区単位が保健師の担当地区単位と合致する。また、昭和30年代までの昭和の大合併以前の行政単位にも合致する場合が多い。職業や地区活動、心の健康状態などは、思ったより地区間の差があるものである。

▶普及・啓発

調査結果はすみやかに協力していただいた地域住民に返さなければならない。ほとんどの場合保健師により普及・啓発や一次予防を期しての住民への調査報告会が公民館などで実施される。これに合わせて、うつ病についての説明や医師による講演会の開催なども企画する。

結果をわかりやすく図示して市町村の広報で連載を組んだり、リーフレットの形で戸別に配布したところもある。また、老人クラブや健康教室で話題提供として調査結果が紹介されたりしている。

多くの住民に対しての自殺一次予防は心の健康保持増進という形で行なわれる。普及・啓発の方法はいろいろで、紙芝居や寸劇など地域住民にわかりやすく楽しい実践が

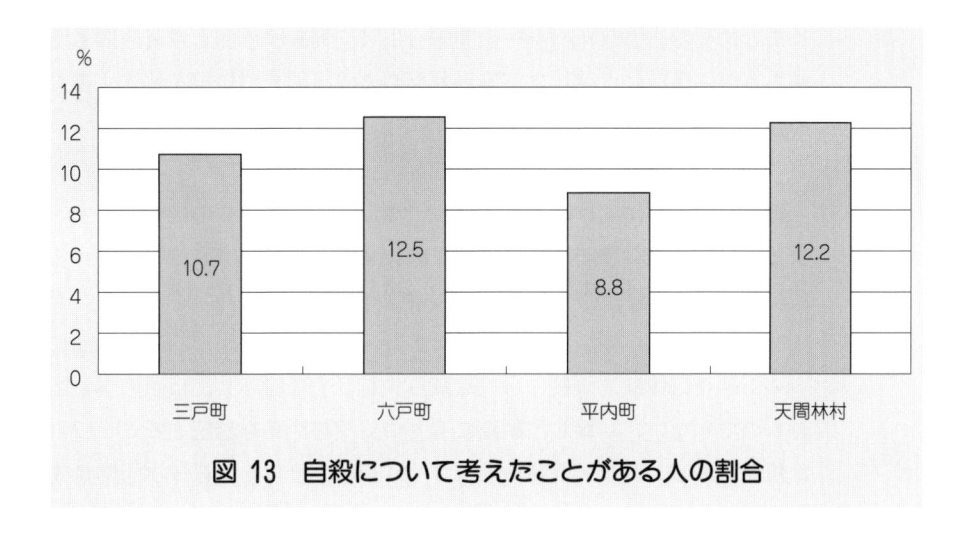

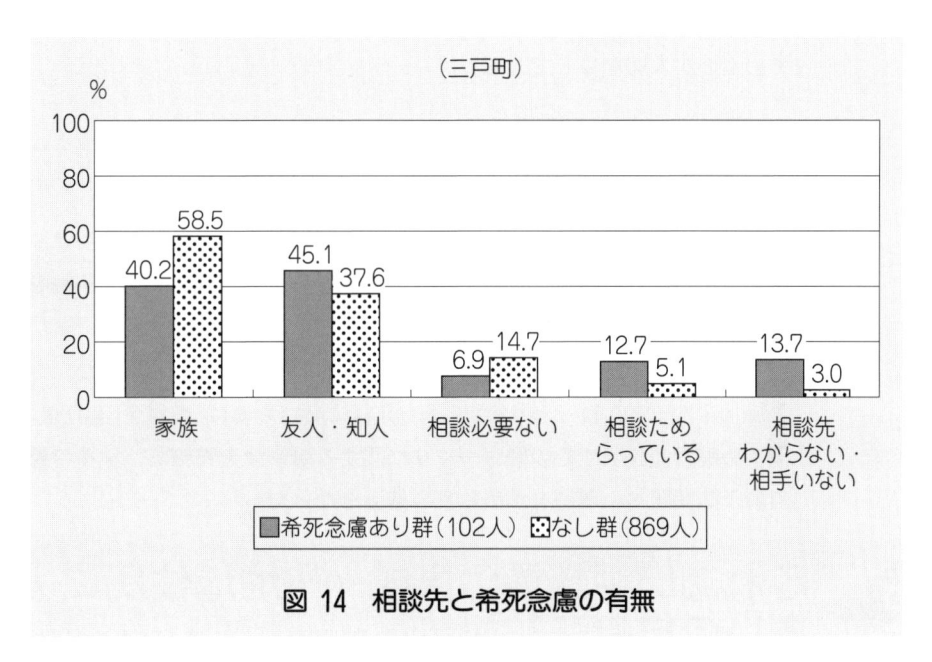

図 13 自殺について考えたことがある人の割合

図 14 相談先と希死念慮の有無

創意工夫されている。こういった集団を対象とした一次予防はすぐに効果を発揮しないが、地域の雰囲気がジワジワと必ず変わっていく。

▶スクリーニング

六戸町では、心の健康調査で抑うつや希死念慮が高かった地域住民に対して、うつスクリーニングを実施した。心の健康調査の結果はスクリーニングのような二次予防の活動の根拠になって、住民の方々の理解と協力が得られやすくなる。2004（平成16）年11月に六戸町昭陽地区の中のK地域において40〜69歳の人全員に対して、抑うつ尺度からなるうつスクリーニング用紙を配布した。うつスクリーニングはうつ病の早期発見、早期治療をめざすものなので、調査用紙に住所や名前、電話番号などを記載していただ

くことになる．プライバシーの問題も生じ，実施する側もされる側もたいへんな負担感があるが，事前に，前年に実施された心の健康調査の結果を報告するなどして実施の必要性をわかってもらった．

　青森県の市町村で行なわれている自殺予防としての心の健康調査と，その調査結果による保健師の自殺予防活動について概観した．比較的容易に実施される横断調査は，地域における心の健康づくりに有益な情報を提供し，またスクリーニングなど二次予防の根拠になるなど，地域におけるエビデンスにもとづく保健活動を可能にしている．こういった調査自体は，直接に自殺を減らすわけではないし，自殺の本質的な原因究明をするものでもない．しかし，調査にもとづく予防活動を継続することで自殺の抑制や減少は可能である．普及・啓発や地域づくりを中心とした自殺一次予防は効果について客観的に評価することはむずかしいが，少しずつでも環境が変わっていったり，地域住民ひとりひとりがこころの健康の保持増進に向けて意識や行動が変容していったりすることそのものが大切なことである．

〈瀧澤　透〉

1-3 社会福祉協議会などとの連携

　地域における住民が関わる既存の組織・団体として，民生児童委員や社会福祉協議会がある．これらの組織は自殺予防対策をすすめていくうえでまず連携をはかるべき相手である．秋田県の自殺予防対策モデル事業では，「心の健康づくり基礎調査」の実施にあたり，調査票の配布・回収の作業に，これらの組織の協力を求めた．その結果，調査の実施はスムーズに行なわれ，回収率も非常に高いものになった．調査票の配布にあたり，調査の趣旨の説明や心の健康づくりに関する研修会を実施し，地域の民生児童委員等に自殺予防問題への理解を求める良い機会となった．

〈本橋　豊〉

2 ふれあい相談員の育成──地域住民による支えあいの自殺予防対策（秋田県合川町・千畑町，岩手県久慈地域）

　ふれあい相談員の育成というアイデアは，秋田県合川町の自殺予防の取り組みから生まれた．秋田県は，脳卒中対策のなかで，地域住民の健康づくりに関する組織を大切に育ててきた経緯がある．合川町で自殺予防対策モデル事業をすすめるにあたって，地域住民のパワーをもっと活用できないかという視点がはじめからあったのは，このような健康づくりの伝統があったためである．また，町では当時「健康のまちづくり」というコンセプトで地域づくり型の健康増進をすすめていきたいという考えもあった．そうした背景のもと，健康づくりの委員会を何回か開催していくなかで，自殺予防対策にふれあい相談員の育成事業をひとつの柱にしようとするアイデアが生まれたようである．

　ふれあい相談員の育成事業にふれる前に，まず合川町で行なわれた自殺予防モデル事

業の概要をみていきたい。

2001（平成13）年度から開始された自殺予防対策モデル事業において，まず住民に対する質問紙調査の実施と，これによりスクリーニングされたハイリスク者に対して構造化面接を実施し，さらに保健師による事後指導を行なった。このようなハイリスク集団に対する二次予防的アプローチと同時に，一次予防対策としての心の健康づくり・自殺予防対策への取り組みも開始された。一次予防対策と二次予防対策が両立して機能することで，地域における自殺予防対策が充実したものとなると考えられるからである。一次予防的アプローチとして行なわれたことを列挙しておく。

- 住民を対象とした自殺予防の講演会
- 心の健康づくり計画策定のための住民ワークショップの開催
- 「ふれあい相談員育成講座」の実施……住民に心の健康づくりの基礎知識を身につけてもらい地域交流の場で住民同士が気軽に語り合えるようにする
- ふれあい相談員およびサポートボランティアの技術研修の実施
- 健康づくりリーダー研修会の開催
- 高齢者の生きがいづくり事業としての「町の名人発掘」事業の実施
- 心の健康づくり巡回相談事業の一環としてのストレスドックの実施

なお，合川町には保健センターに隣接して国保診療所があり，医師（外科医）が常駐していた。保健事業で精神的問題を抱えているケースがみつかった場合のことを考え，保健センターと診療所が連携できるように，自殺予防対策について保健師と医師が十分な意志疎通をはかる機会を設けた。診療所医師は，秋田県がかかりつけ医を対象に実施した自殺予防対策事業である「うつ病研修」に参加し，うつ病診療に対する診療技術の向上に努めるよう努力した。

「ふれあい相談員育成事業」は，調査研究事業とともに住民を対象とした地域保健指導者育成事業ということで，自殺予防・心の健康づくり対策の一環として独自に企画された。合計6回の研修会の企画には秋田大学が関与した。事業の目的は住民自身が精神保健に関する知識を理解し，住民相互のコミュニケーションの促進がはかられるとともに，地域において心の病に悩む人に適切な援助ができるような人を増やすことである。

研修会では講師による講義形式による知識の伝授だけではなく，ワークショップ形式で住民が主体的に知識や技能の獲得ができるような時間，ロールプレイ実習により実際の相談をいかにすすめるかの体験学習の時間を設けた。

▶ふれあい相談員育成講座（合川町，平成13年度）プログラム
第1回　心の健康づくりとは──ふれあい相談員の役割
第2回　心の悩みを抱える人への援助方法──①心理学の立場から
第3回　心の悩みを抱える人への援助方法──②ワークショップに挑戦しながら社会

　　　　　的ネットワークについて考える
　第4回　医師の立場からみた心の健康づくり
　第5回　ボランティア活動における人権とプライバシー
　第6回　ロールプレイ実習

　育成講座を修了した受講者は，その後自分の地域で積極的に心の健康づくりに関与したいと希望する人もいることから，公民館などにふれあい相談員を置き，気軽に談笑できる「癒しのサロン」の設置も計画した。

　秋田県千畑町（現・美郷町）は合川町から2年遅れて自殺予防モデル事業の指定を県から受けたが，合川町と同様のふれあい相談員育成事業を実施することにした。先行したモデル町の事例の良い点を取り入れて，的確な事業企画ができた例と言える。

　岩手県久慈地域では久慈保健所が中心になり，自殺予防のためのネットワークを構築している。久慈地域では，秋田県合川町のふれあい相談員育成事業を参考にして，管内の相談関係者を対象にして，メンタルヘルス・サポートネットワーク研修会を5回開催し，うつなどの相談に適切な相談支援ができるための知識の習得と相談技術の向上をはかった。先行事例を参考にして，地域の実情に合わせて事業を組み立てた点が注目される。研修会を企画するにあたり，秋田県合川町の自殺予防対策担当保健師を講師に招聘し，情報と技術の交流をはかったとのことであった。

▶メンタルヘルス・サポートネットワーク研修会（久慈保健所，平成15年度）プログラム
　第1回　自殺と関連疾患
　第2回　うつ病のスクリーニング
　第3回　カウンセリングの基本
　第4回　遺族の心理と支援
　第5回　地域のこころの相談体制

　合川町の自殺予防対策事業は，NHKの教育テレビ番組（2003年9月）や公衆衛生関係の雑誌で具体的に紹介されている。自殺予防に関心のある保健師などの関係者には意欲的な先行事例としてすでに認知されていると思われるが，地域住民の支えあいによる心の健康づくりという住民参加型の自殺予防対策がどのような効果をもたらすかについて，今後注意深く見守り，評価する必要がある。
　　　　　　　　　　　　　　　　　　　　　　　　　　　　　　　　　　　　（本橋　豊）

3 NPOによる主体的な取り組みと連動した自殺予防対策（秋田県藤里町）

　秋田県藤里町は世界遺産・白神山地の麓にある緑豊かな農村部にある町である。人口は4,708人で高齢化率は31.3%（2000年）という高齢化の進む町である。この町の自殺予防対策はヘルスプロモーション活動のお手本と言ってよい特色のあるものである。ヘルスプロモーションのなかでとくに強調される住民参加という理念を実現している自殺予防対策の事例である。

　藤里町では自殺予防対策を立ち上げるにあたり，まずワーキンググループ（健康部会）のなかで自殺予防を取り上げ，行政と住民が一体となった市民活動団体（NPO）をつくって主体的に活動を展開していった。2000（平成12）年10月に発足した「心と命を考える会」は地域住民が参加しているNPOであるが，町が事務局を担当し，町の予算で事業を行なってきた。

　心と命を考える会が発足して最初に取り組んだのは住民への啓発活動であった。会では「命の大切さを考える講演会」を年3～4回のペースで実施してきた。

　2001（平成13）年5月には秋田大学による住民に対する質問紙調査が実施され，この調査内容の検討には心と命を考える会の会員が参加した。また実施に際しては，住民に対し「町も一緒に実施する調査である」という趣旨の文章で協力体制を明確にした。

　調査の結果は「報告会」という形で住民に返された。会員への報告，町全体に対する報告，そして地区での報告会と全部で9回の報告会が開催された。このような活動が注目され，2004（平成14）年度から秋田県の心の健康づくり・自殺予防対策モデル事業の指定を受け，予算が確保され事業も拡大された。藤里町では，次の3つの柱をたてて事業を展開している。

a．いきいき心の健康づくり

◆「心といのちを考える」シンポジウムの開催（平成14年10月）：地域住民への啓発活動としてシンポジウムを開催している。この時は自死遺児の発表や，会員による寸劇「生ぎでるごどは，ええもんだ」などが行なわれた。実際に父親を自殺で喪った体験をきくことで，あらためて生きるということを考えた人も多かったようである。シンポジウムの企画や運営，そして寸劇はすべて心と命を考える会の会員によって担われた。

◆冬場のひきこもり予防対策（レクリエーションによるストレス発散）：冬期間の積雪は外出の機会を激減させる。そこで，冬期間を中心に，人とのふれあいと身体を動かすことを目的とした事業を行なった。心の健康づくりでは，冬期間はとても大切な時期である。

b．心の健康づくり巡回相談事業

◆中高年男性を対象にした地区への出前講座：「男の更年期を考える」をテーマにした講座を各地区で開催した。これは自殺者が中高年男性に多いということと，以前開催した地区ごとの調査結果報告会に男性がほとんど参加しなかったことから開催された。この時は意見交換の時間を十分にとり，ふだん感じていることを話してもらえるような雰囲気づくりを心がけた。意見交換の場には町の保健師も参加した。また講座の前後に血圧測定を実施したが，ただ話を聞くだけでなく血圧を測ってもらうことも住民にとっては参加の動機づけや満足感につながっていたようであった。

◆専門家によるケース個別相談の実施：保健師としてふだん気になっているのだがゆっくり時間をかけて話を聞けない人や，長年かかわってきたが問題を抱えたままでいる人などに声をかけ，希望した人を対象に個別の相談を行なった。話すことで気持ちが軽くなったというケースから，具体的な決断に関与したケース，そして危機介入的な対応をしたケースなどがあった。これもニーズが高い事業であるが，継続的に対応してくれる相談者の確保など課題も多い事業である。

c．仲間づくり支援事業

◆精神保健福祉ボランティアとの交流：誰でも気軽に立ち寄って話をしていける場（サロン）をつくるために，同様な活動を展開している先進地へ見学交流に出かけた。

◆パンフレットの作成（図15）：心の健康づくりと自殺予防をテーマにしたパンフレットを作成し，全戸配布した。内容は会で検討し，作成は秋田大学が協力した。「藤里物語」と題されたパンフレットは「三世代同居家族」「こころの健康・不健康」「地域で支える」「心の健康づくりと自殺予防」という内容で構成され，三世代同居家族が抱える精神的ストレスやうつ病の事例を物語風に提示して，関心を引きつける工夫がこらされている。

その続編の「藤里物語II」は，中学生たちが集まり町の現状と課題について話し合って作成したリーフレットである。町の抱える問題として，少子高齢化，過疎化，悩み・ストレスが取り上げられ，中学生の視点から自殺予防の重要性が語られた。そして，何をしたらよいかという提言として，老後の生活や介護，世代間交流についての提案が示されている。町の将来を担う中学生たちからの強いメッセージが込められている。

藤里町の自殺予防対策は住民参加型対策の成功例としてマスメディアにも広く取り上げられている。最近では，2005年3月9日（水）NHK総合テレビ「クローズアップ現代──地域の自殺を防げ」で活動事例が放映され，注目を集めた。　　　　　（本橋　豊）

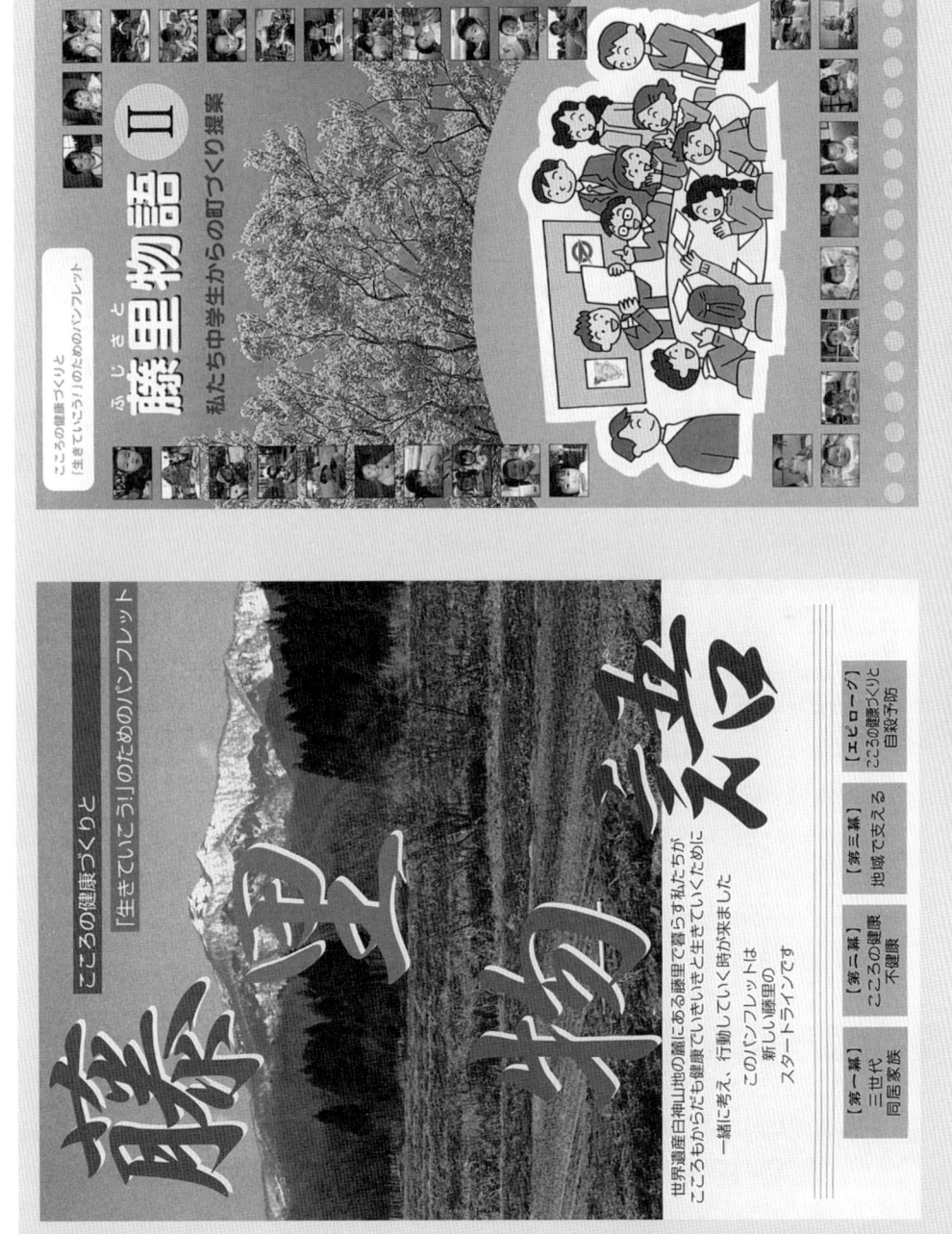

第4章　自殺予防活動の実際●北東北3県（秋田県，青森県，岩手県）における取り組み

図15　「藤里物語」と，その続編の「藤里物語II」
（「藤里物語II」は中学生たちが作成したリーフレットである．4つ折りになっていて屏風のように横に長く広がる．）

4 地域のネットワーク形成を重視した自殺予防対策——保健所が調整役を果たす

4-1 ふれあいネットワーク会議（秋田県湯沢保健所）

　秋田県南部の雄勝地域（湯沢市とその周辺町村）は自殺率の高い地域である。2004（平成16）年11月に雄勝地域振興局福祉環境部（湯沢保健所）が中心になって，雄湯郷（ゆーとぴあ）ふれあいネットワーク会議を立ち上げた。雄勝地域の自殺率が高いことから，地域として積極的な取り組みを行ないたいという地域振興局の意向があった。その年に雄勝地域の中学生の自殺が社会問題化したという背景もあった。

　ネットワークを構成するのは，民生児童委員協議会，介護支援専門員連絡協議会，社会福祉協議会，医師会，薬剤師会，看護協会，農業協同組合，商工会議所，警察署，消防署，郵便局，公共職業安定所，教育機関，市町村，雄勝地域振興局である。取り組みの方向性としては，自殺問題への関心の維持と知識の向上，啓発活動，相談活動，高齢者の見まもり活動，うつ病ハイリスクへの対応をあげている。構成機関・団体の果たすべき役割を明確化し，実行可能な活動から始めようという方針を立てている。

　ユニークな活動案としては，郵便局のひまわりサービスがある。過疎地域における70歳以上の一人暮らしの高齢者および高齢者夫婦世帯を対象とした在宅福祉支援サービスであり，市町村と連携した行政サービスの提供と位置づけられている。郵便配達時に声かけするサービスを，心理的孤独を抱える高齢者の支援と位置づけ，問題のありそうな高齢者については各種相談窓口へとつなげられるようにしようという構想である。

　地域振興局環境福祉部（保健所）はネットワーク全体の調整役として，地域全体の自殺予防対策の方向性を舵とりするとともに，相談窓口業務や健康教育の支援などの実務的な役割も果たそうとしている。雄湯郷（ゆーとぴあ）ふれあいネットワーク会議はまだ始まったばかりであるが，保健所のリーダーシップのもとに順調な活動の展開が期待できる（図16）。

4-2 自殺予防調査検討委員会（岩手県久慈保健所）

　同じように，自殺予防対策のネットワーク化と具体的対策の推進に努力している保健所として，岩手県久慈保健所の活動事例があげられる。久慈保健所では岩手医科大学の協力を得ながら，保健医療関係者や民間団体による検討委員会を設置し自殺予防対策の検討と一次予防対策に力を入れている。

　2000（平成12）年度より，久慈保健所長を委員長とした「久慈地域自殺予防調査検討

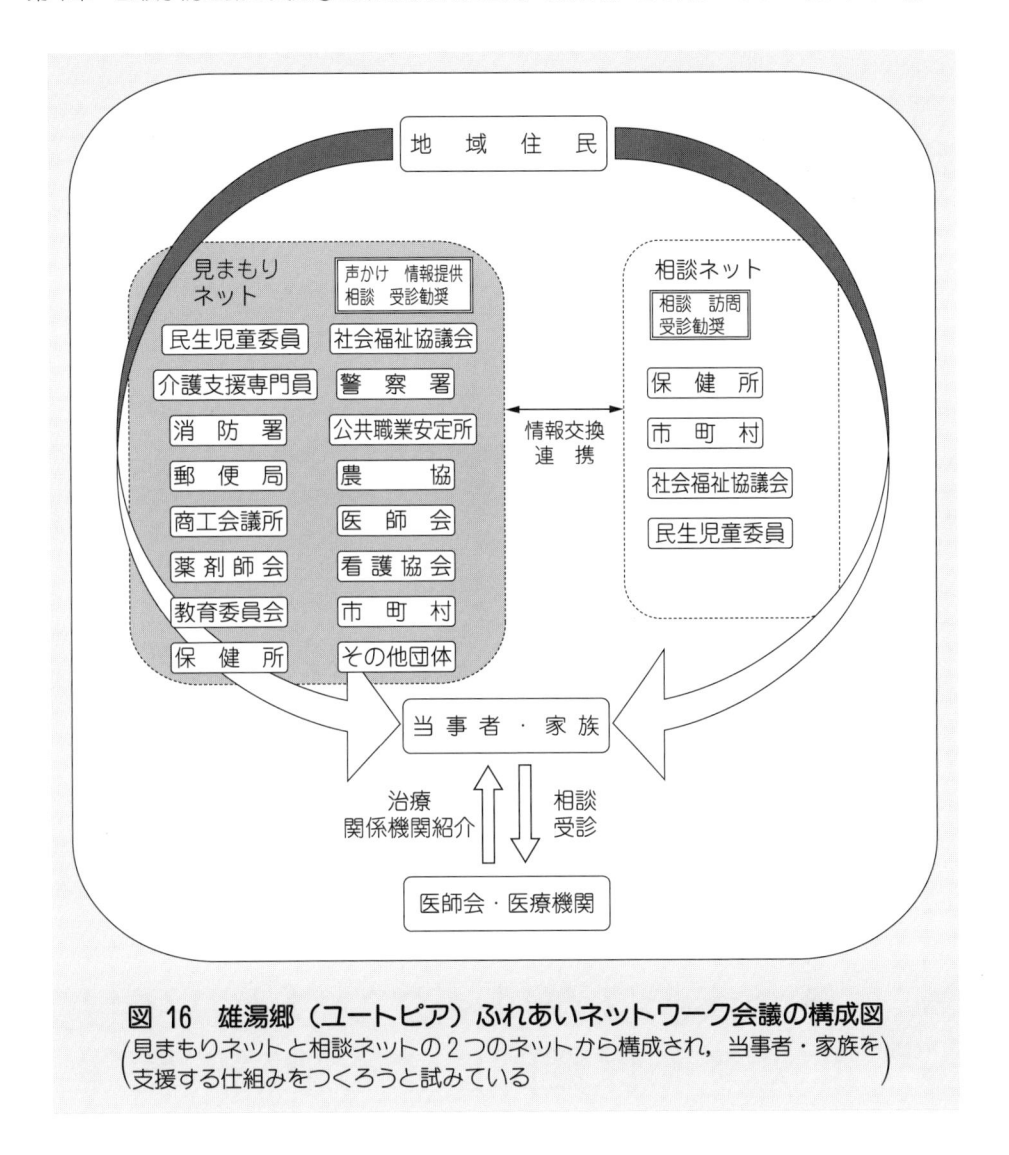

第4章 自殺予防活動の実際●北東北3県（秋田県，青森県，岩手県）における取り組み

図 16 雄湯郷（ユートピア）ふれあいネットワーク会議の構成図
（見まもりネットと相談ネットの2つのネットから構成され，当事者・家族を支援する仕組みをつくろうと試みている）

委員会」を設置して，調査研究事業の実施主体として事業を開始した。このネットワークは次の 28 の機関・団体から構成されている。

・久慈地域の市町村（久慈市，種市町，野田村，山形村，大野村，普代村）
・久慈保健所
・警察署
・広域行政事務組合消防本部
・医師会
・歯科医師会
・薬剤師会
・看護協会

- 病院
- 教育関係機関（小中学校長会，教育事務所）
- 岩手医科大学
- 岩手県精神保健福祉センター
- 民生児童委員連絡協議会
- 商工会議所
- 農業協同組合
- 婦人団体連絡協議会
- 福祉総合相談センター
- 久慈地区社会福祉協議会連絡協議会
- 保健推進員連絡協議会
- 老人クラブ
- いのちの電話

　ネットワークの目的は，自殺が地域の課題であるとの認識を共有し，自殺予防の方策について検討・協議することである。ネットワークを構築したことで，一次予防に力点をおいた自殺予防活動の基盤形成がなされた。

　具体的な自殺予防対策としては，相談機関の関係者を対象としたメンタルヘルス・サポートネットワーク研修会の開催，紙芝居による健康教育や事例検討会などが行なわれた。また，ヘルスプロモーションの理念にもとづくモデル地域の「こころの健康づくり」事業の検討が行なわれた。

（本橋　豊）

5 うつ病のスクリーニングとハイリスク者に対する保健師による継続的管理

▶自殺の二次予防

　自殺予防には一次予防から三次予防までが考えられる。一次予防は住民が自殺を考えずに心の健康を維持するためにはどのような要因が大切なのかを調査研究し，その結果をわかりやすく住民に還元していく方法である。渡邉らはこの方法を用いて1997（平成9）年より秋田県の由利町で保健師らと協働して毎年活動を続け，実際に当地域の自殺率の低下を実現させている。このエビデンスにもとづき青森県でも鶴田町，六戸町，平内町，三戸町，天間林村，十和田市などで一次予防の取り組みが進行している（本章の1．心の健康調査参照）。

　二次予防とは住民の中に自殺との関連が強いうつ病を早期に発見し，早期に治療にのせていく方法である。地域でうつ状態の者をスクリーニングし，ハイリスク者を把握したうえで，継続的に健康管理を行なう手法はさまざまな地域で実践されている。我が国では1980年代から行なわれた新潟県松之山町の地域におけるうつ病予防対策が，よく知

られている。青森県では平成11年より大野らが名川町の保健師と協働して取り組みを始め，システムが出来上がっている。

　三次予防とは地域で実際に自殺が起こってしまった場合に，同じ事態を防ぐための取り組みを行なうことを指す。とりわけ遺された家族の心のケアは重要であり，鶴田町や名川町での取り組みが知られている。一次から三次までの自殺予防活動は互いに関連しており，1つだけを切り離すことはできないが，市町村によって重点の置き方が異なる。そして厚生労働省の「うつ対策推進方策マニュアル」では，二次予防の取り組みが推奨されている。

▶うつ病のスクリーニング

　うつ病のスクリーニング手法としてはツングのうつ病尺度得点（Zung's self-rating depression scale；SDS），高齢者を対象としたGDSスケール，ベックの抑うつ尺度，大野らの簡易質問票などがある。

　秋田県の自殺予防モデル事業ではSDSが用いられた。自殺予防モデル事業の初年度に行なわれた地域診断のための「心の健康づくり基礎調査」の中に抑うつ尺度得点の質問が組み込まれた。

　ハイリスク者の継続的管理を行なうためには，個人を特定した記名式の調査を行なう必要があるが，秋田県の自殺予防モデル事業では対象者全員に記名式調査を行なうことは住民の心理的抵抗感が大きいという事情から，原則として無記名の調査とし，個人的な結果を知りたいと希望する住民は自主的に記名することにした。希望した住民には，抑うつ状態とストレス対処行動のパターンの結果を返した。このような方法で調査を行なった結果，対象者のうち半数程度が個人的な結果の返しを希望した。

　心の健康づくり基礎調査の結果，うつ病尺度得点が高かった者に対して，秋田大学医学部のチーム（医師，保健師，看護師，心理学専門家）による面接が行なわれた。ハイリスク者としてリストアップした者は，うつ病尺度得点55点以上の者を原則とした。リストアップされ，面接を勧奨されたハイリスク者のうち，面接に同意を得られた者は対象者全員のうちの四分の一程度であった。面接は町の保健センターで行なわれ，大野らの構造化面接のマニュアルに従って，1人1時間以内で行なわれた。面接は調査実施後3〜5か月で行なわれた。本来，個別の面接は調査実施直後に行なわれるのが望ましいが，数千人を対象とした調査であることから，集計解析に時間がかかり，結果として数か月のタイムラグがあった。しかし，面接を行なった多くの事例では，抱えている心理的問題が解決されていないことが多く，数か月後の面接であっても十分に介入的効果があると認められた。

▶ハイリスク者の継続的管理

　面接により，うつ病の状態を正確に評価するとともに，大学のチームと町の保健師が会議を開き，ハイリスク者の継続的管理方法について具体的な方針を決定した。3〜6か月ごとに保健師が該当者と面談し，状態を把握するとともに，助言を行なうことであった。大学のチームによる事後追跡は1年後に行なうことにした。

地域においてハイリスク者の継続的管理を行なうことは，個別的なうつ病対策として有効と考えらられるが，地域の全住民を対象として行なうことがむずかしいことや，継続的管理を行なうための人的資源が必ずしも十分でないことから，過大な期待をすべきではないと思われる。秋田県の自殺予防モデル事業においては，中高年の年代層に的を絞った調査とし，ハイリスク者を把握したが，その八分の一程度のハイリスク者しか継続的管理の対象者とならなかった。そのため，ハイリスクアプローチによるうつ病対策は限定的なものであると考えられた。

▶医療機関との連携

　北東北地方は元来医師が不足しており，そのなかでも精神科医は不足している。市町村としては二次予防のための精神科医をいかに確保するかが課題となる。名川町では保健師により抽出されたハイリスク者の面接を精神科医が行なうべく3つ（現在は2つ）の精神科医療機関の協力を得ているが，医療機関との連携を実現するために保健課長と保健師が病院に出向いてこの二次予防の活動の趣旨をよく説明し，医局の承認を得た。各病院から定期的(3か月に1回)に精神科医が町に派遣されている。また，住民がうつ病のために受診を決めたり通院を始めた場合には保健師が同行して患者を精神科外来に紹介することもある。その時には，本人の了承を得たうえで保健師も一緒に主治医および看護師との面接に立ち会い，情報提供を行なう。このような関係ができあがると外来看護師から患者の経過について情報提供を受けることができる。

　一般科の外来に受診して，保健師のほうから「うつ傾向」だということを情報提供することで，治療に結びついたケースもあった。もちろんその際の情報提供は患者の同意を得たうえである。医師には言えない悩みや疑問を，薬局の薬剤師に話していることがあるので，これも本人からの同意が必要であるが薬剤師との関係づくりも大切である。

　自殺者の40〜60％（高齢者では70％）が自殺をする1か月以内に身体症状を訴えて一般の診療科を受診すると言われている。六戸町では一般診療機関でも「こころの相談窓口」を開き，看護師を「こころのケアナース」（本章の次項参照）として養成するモデル事業を開始した。保健師はこの窓口の存在を住民に広報などを通じて周知させ，気軽に相談できる窓口であることを伝えていく役割を負っている。

〈渡邉直樹〉

6 ▶ こころのケアナース養成事業
（青森県六戸町）

▶住民のこころの相談ニーズ

　この事業について思いついたのは由利町での次のような体験からであった。住民に対して調査結果をフィードバックする講演をした際，ある60代の女性が次のような発言をされた。「私の集落のAさんがいつも頭痛もちでB病院に通っていたが，先生にいろいろ悩みをきいてもらいたいけれどもできないようだった。悩みをきいてもらうことができれば気持ちがずいぶん楽になるのではないだろうか」と。高齢者ではおよそ7割が自

殺する1か月以内になんらかの身体症状を訴えて一般医療機関を受診するということが知られていることとつなげて考えれば，一般医療機関の医師がそこで患者のうつ状態や希死念慮の存在に気づき早めに対策を講じれば，ワンクッションおくことができ，自殺の歯止め効果が期待できる。一般の医療機関が診療科にとらわれずに心のケア機能をはたすことの意義は大きい。

　2003（平成15）年に青森県六戸町で行なった一次予防活動として40～69歳の住民を対象とした質問紙調査がある。六戸町の人口は2000（平成12）年の国勢調査では10,481人，産業は農業が中心で，りんごやにんにく，長いも，そしてシャモロックなどが生産されている。自殺者は多く，2001年には7人，2002年に3人，2003年に4人の自殺者がでた。9月に全数調査を行ない，3,182名の有効回答者（回収率69.8％）であった。この人たちのうち「気分がひどく落ち込んで自殺について考える」と回答したものは370名（12.5％）であった。さらにその人たちの中で「不満や悩みストレス」などの「相談先がわからない，相談相手がいない」と回答した者は51名（14.8％）であった。このことを青森県全体に広げて推測してみると，2000年の中高年人口は616,284人なので，およそ8,000人が希死念慮を抱き，しかも相談先がわからないということになる。「こころの相談窓口」を設置することが緊急の課題であることを示唆するものであろう。

　平内町（人口14,600人）で2004（平成16）年6月に同じく40～69歳の住民6,382名を対象に一次調査を行なったが，有効回答は4,215名（有効回答率は66.05％）であったが，「こころの相談窓口は必要と思いますか」という問いに対して72.7％が必要と回答していた。住民のこころの相談ニーズが大きいことを再認識した。

　このようなエビデンスにもとづいて六戸町における「こころのケアナース養成モデル事業」が誕生した。その誕生までにはおよそ以下のようなプロセスがあった。

　2003（平成15）年8月に筆者（渡邉）が六戸町の医療懇話会において，このシステムの重要性について講演した。その前には歯科のK先生が「歯の衛生」について講演していた。K先生は私の話もきかれて，ぜひ歯科の領域でも協力したいと申し出てくださり，後に歯科も協力医療機関になる契機となった。もちろん六戸町の医師も私の発案に関心を示してくれ，県医師会の協力を得るべく尽力してくれた。医師会の承認のもと賛同者中心に「こころのケアナース推進検討委員会」を設置した。

　当初はこの事業の名称をどうするかという議論もあった。「カウンセリングナース」という名前が初めに提唱されたが，カウンセリングということばでは通常は臨床心理士が毎週1回50分ほどの時間をかけてクライエントの話をきくという意味に解釈される可能性があることから，「こころのケアナース」という名前になった。事業予算に関しては厚生労働科学研究補助金でまかなうこととなった（この補助金がなければ，青森での自殺予防活動はほとんど進展しなかったのではないかと思われるが，幸いに理解を示す人が現われ，獲得することができた）。

　11月23日には六戸町で第1回の「こころのケアナース養成セミナー」が行なわれた。六戸町内のみならず，周辺の診療科の看護師や歯科医院の歯科衛生士さらに在宅介護支

援センターの看護師ら32名が参加した。まず青森県の自殺の実態について伝え，さらに自殺への関与が大きいうつ病についての知識を伝えた。次に住民の悩みをきく際の基本的な注意事項を伝え，最後に臨床心理士に「聴く」ということの基本的なかかわり方についてロールプレイを行なって体験実習してもらった。

　一般診療機関や歯科医療機関でこのような希死念慮やうつの可能性のある住民と接したナースが，精神科医療機関につなげることで効果的な自殺予防に貢献してほしいと思うのである。もちろん住民がうつ状態や希死念慮に陥る前に，同じ目線で住民に寄り添うことのできるナースが悩みをなんでもきいてあげることができれば，なおよい。これは住民にとってたいへんな救いであろう。

　医師がその役割を演じることができれば，望ましいことはもちろんであるが，医師には対応しきれないこともあり，また住民のなかには医師に対してはどうしても気軽に話ができないと述べる人もいる。そこで住民の方に心理的距離が近い看護師にその役割を演じてもらうことにしたのである。

▶システムの概要

　図17のようにフローチャートを考えてみた。まず一般医療機関には受付に「当院にはこころのケアナースがおり，住民のみなさんのこころの相談に応じます」というポスターを貼りだしておく。悩みをもった住民がこころの相談窓口を利用したいと思えば，一般医療機関に赴き，こころの健康カードを提示すると，こころのケアナースが対応し悩みをきく。ただ悩みをきいてもらい，日頃の心の健康づくりに関するアドバイスを受けるだけですむ場合もあるであろう。その場合には相談者の気持ちを「聴く」ことに徹し，

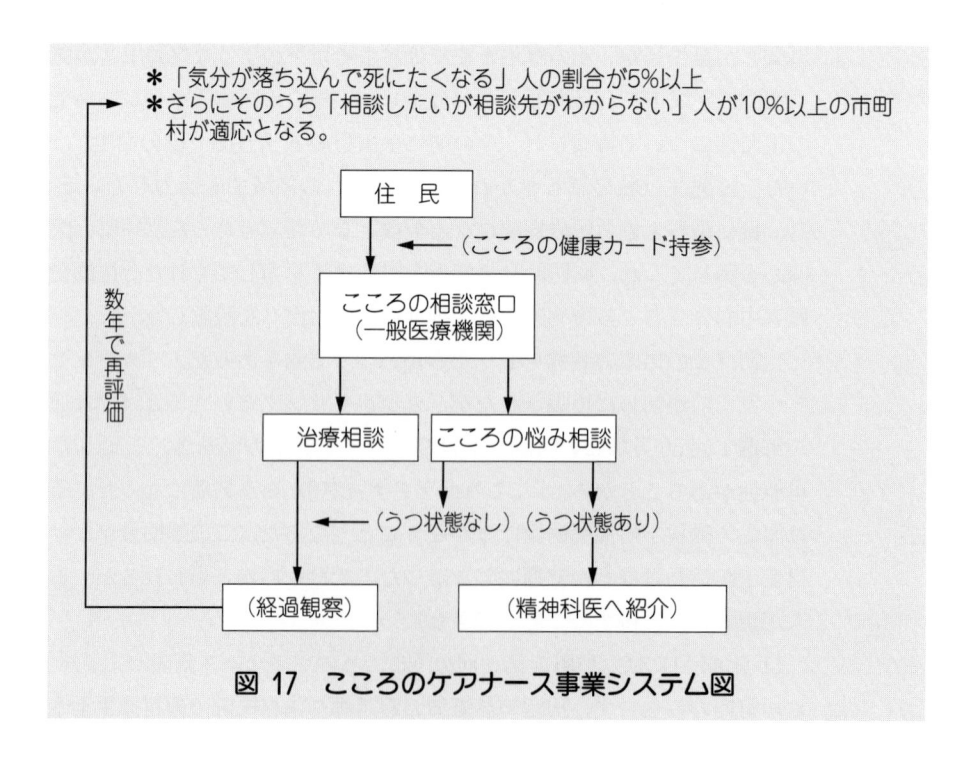

図17　こころのケアナース事業システム図

第4章　自殺予防活動の実際●北東北3県(秋田県，青森県，岩手県)における取り組み

アドバイスをするとすれば，「こころの健康づくりの輪」(68頁の図10)の6つの要因について説明し，それらを満たすことで輪を大きくしていくという方向へのオリエンテーションをするとよいであろう。うつ病の可能性が認められた場合には，速やかに精神科に紹介する。そのために六戸町では4つの精神科の医療機関が協力体制をとることになった。

互いの気持ちを伝えあうトレーニングや，うつの鑑別ができるスキルを身につけるために，年に4回ほど事例検討会や，毎年「こころのケアナース養成セミナー」を開催していくことになっている。

▶こころのケアナース養成セミナー

「こころのケアナース」にとって重要なことは，何よりも，住民の気持ちをしっかりときくことができるということである。ナースの態度いかんによっては住民が「かえって気持ちが重くなった」とか「やはり悩みを相談するのではなかった」ということになりかねない。

養成セミナーでは「傾聴」のトレーニングが基本になる。そのために臨床心理士で経験豊かなT氏に講師を依頼した。T氏のトレーニング内容は以下のようであった。

1）自分のこころとからだの相関を知る。例えば，ただいい加減に座っているだけでは横から肩を押されると容易に傾いてしまうが，気を入れて背筋をのばし，そして丹田に気持ちを集中すると，横からちょっと押されても一向にたじろがないのである。

2）全員で1つの輪をつくってもらい，誕生日の若い順に並んでもらう。その際の確認方法はことばを用いない。ことば以外の方法で相手を知ることも重要だからである。

3）3人ずつ一組になってもらい，1人はきき手，もう1人は相談者さらに3番目はオブザーバーになり，交互に役割を交換してもらい相手の話をきいてみる。

2時間という時間はあっという間であった。参加者はいかに相手の気持ちをきくことがむずかしいかということを実感したようである。しかし，これはむずかしいとも言えるけれども，逆に簡単なことでもある。例えば，うまくいっている母子関係では自然に成立していることなのである。3歳くらいのこどもが「ねーお母さん，今日幼稚園でこんなことがあったよ」と一所懸命に説明しようとする。すると母親も本人の目をみてうなずきながら真剣に話をきいている。なんのトレーニングもなしにそれができるのである。相談したこどもは母親に話をきいてもらったことで納得し，安心する。それが現実にはなかなかうまくいかないことが多いのはなぜかというと，きき手が相手に恐怖心を抱いたり，過度に緊張してしまったり，あるいは「何を言うべきか」「こんなことを話したらかえっていけないのではないか」などと余計なはからいをしてしまうからなのである。相談者も緊張してしまって自然になれないのである。やはりきき手のほうが専門家としてトレーニングを積むことによって一貫した，そして安定した態度でいつでも応じられるようになることが肝要なのである。

うつ状態や希死念慮の把握は当初はなかなかむずかしいことかもしれない。精神科医ですら，うつ病かどうかの鑑別が困難な事例にであうこともあるし，またうつ病や統合失調症あるいは人格障害の患者で自殺のおそれがあることを見のがしてしまうこともある。しかし，専門医でなくても，「ちょっと心配だ」という嗅覚を養うことはできる。

疑わしい人が認められたら，早めに精神科に紹介する。またDSM-Ⅳ（米国精神医学会の診断マニュアル）にあるうつ病の診断基準を満たすかどうかを把握する能力を磨いておくことも役に立つ。以下にその概要を示しておく。

≪DSM-Ⅳの診断基準≫
1）抑うつ気分……なんとも言いようのない大きな穴にでも落ち込んだような重苦しい気分を味わうことになる。この自覚があまりなくて身体症状（便秘や下痢，頭痛・吐き気など）にこだわる人もいる。
2）興味・関心の喪失……これまで楽しんでいたピアノなどの趣味活動が一切おもしろく感じられなくなってしまう。
3）睡眠障害……決まった時間に床に入るけれども，なかなか寝つけない。中途で覚醒してしまい，再入眠できない。早朝覚醒してしまうなどである。
4）食欲の障害……主に食欲が低下する。結果としてやせが進行することもある。逆に過食が起こることもある。
5）精神運動機能の変化……朝起きるのが億劫になり，臥床し続けてしまったり，外出がめんどうになったり，他人と会って話をすることもいやになってくる。逆に1か所にじっとしていられず，座り続けることもできずにうろうろ動き回ったり，いろいろ話し続けたりする。しかし統合失調症のように思路が分断されることはなく，一貫している。
6）認知の変化……考え方が一面的となり，「自分はがんにちがいない」などと心気的になったり，「自分が悪い，死んだほうがましだ」と自責的になったりする。
7）判断力・集中力の低下……ものごとをAかBか決断できない。またよいかわるいかも判断できない。
8）易疲労感……理由もないのに疲れやすく感じてしまう。
9）自殺の思いや行動……死にたくなり，実際に行動に移してしまう。うつ病の15％の人が自殺すると言われている。

以上の項目の1）か2）あるいは双方があてはまり，しかも5項目以上の症状が毎日しかも2週間にわたって続く場合にはうつ病の可能性を考え，内科の主治医から協力精神科医へ紹介する。5項目以下あるいは2週間以下の場合には，「うつ状態」の可能性を考え定期的，例えば2週間後に再度「こころの相談」を受けに来てもらう。うつの心配がない場合には1回の相談で終わることになる。

（渡邉直樹）

7 地域の病院・診療所および医師会と保健センターとの連携

▶医療機関との連携（秋田県大森町・合川町）

　うつ病対策・自殺予防対策の推進において，市町村の保健センターと地域の病院の連携がもとめられる。保健センターはうつ病の健康教育などの一次予防活動とともに，地域におけるうつ病のスクリーニングを行ない，ハイリスク者を把握して，早期発見・早期治療という二次予防的な取り組みを実施することも期待されている。ひとつの町の中に病院と保健センターが近接していて人的交流も盛んであれば，うつ病の早期発見と適切な医療へのアクセスという2つのプロセスが円滑に行なわれる。

　秋田県大森町では，町立大森病院と大森町保健センターが同一敷地内に隣接して合築されており，病院職員と保健センター職員の交流も日常的に行なわれている。大森町が自殺予防モデル事業の指定を受けるにあたっては，自殺予防対策においても病院と保健センターの連携が円滑に行なわれるのではないかという期待があった。心の健康づくり基礎調査にもとづいて，うつ病のハイリスク者の個別面接と事後追跡が行なわれることになったが，対象者のなかで医師の診察が必要と思われたケースについては，保健センターの担当保健師が町立病院の医師へ速やかに紹介し医療へとつなげることができた。町立病院の医師は精神科が専門の医師ではなかったが，一般医としてうつ病ハイリスク者の初期診療を担当してくれることを承諾した。このようにして，大森町では町立の病院と保健センターが近接するなど条件に恵まれていたが，町に大きな医療機関がない場合には診療所や同一医療圏の基幹病院の医師と日常的に連携をはかれる体制づくりに日頃から努力することが望まれる。うつ病対策の住民向けの研修会に同一医療圏の基幹病院の医師に講師を依頼するなど積極的に接触をはかることも，町の担当者としての重要な職務であると思われる。

　秋田県合川町でも町の保健センターに隣接して町の国保診療所があり，診療所の担当医師が外科医であったにもかかわらず，うつ病・自殺予防対策に理解のある医師であったために，保健と医療の連携が円滑に行なわれた。

▶地域医師会との連携；一般医に対するうつ病研修事業（秋田県）

　自殺予防対策の推進において，地域の医師会の理解と協力を得ることはきわめて重要である。地域に精神科のクリニックや診療所がなかったとしても，一般医の立場から自殺予防対策に関与することは十分に可能であり，対策の実施過程において医療の専門家として医師の助言と支援を得ることができるからである。

　秋田県は自殺予防対策において秋田県医師会との連携を重視しており，一般医に対するうつ病研修を医師会に委託して実施してきた。県医師会は全会員を対象として，うつ病研修会を企画しており，非精神科医師のこの事業に対する関心は高い。県医師会はポケットサイズのうつ病マニュアルを作成しており，医師会員に配布して，日常診療に役

Ⅲ. 地域における自殺予防活動の展開

立てるようにしている。一般医を対象としたうつ病研修が自殺率を低下させたというスウェーデンのゴットランド研究の報告[53]もあることから，地域医師会との連携による一般医のうつ病研修事業がどのような効果をもたらすのかについて，今後注意深く見まもる必要がある。

（本橋 豊）

8 メンタルヘルスマップにもとづく小地区ごとの保健活動の展開
（秋田県合川町・藤里町・千畑町・東由利町・大森町など）

健康に関するさまざまな情報を地図上で展開するというGIS（geographical information system；地理情報システム）を用いた地域診断の手法がある。現時点での地域の健康情報（例えば，自殺死亡率やうつ病の有病率など）きめ細かく地域に提供することが可能になれば，地域での健康政策の立案には有用であると考えられる。我々（秋田大学・本橋ら）はこのような地理情報システムのソフトを活用して，秋田県の市町村レベルでの自殺予防対策を推進するために，市町村の中のさらに小地区を対象にして健康指標の地理情報を分析する手法を開発した。

我々の開発した手法は，うつ病とその関連要因について実施した質問紙調査の結果を

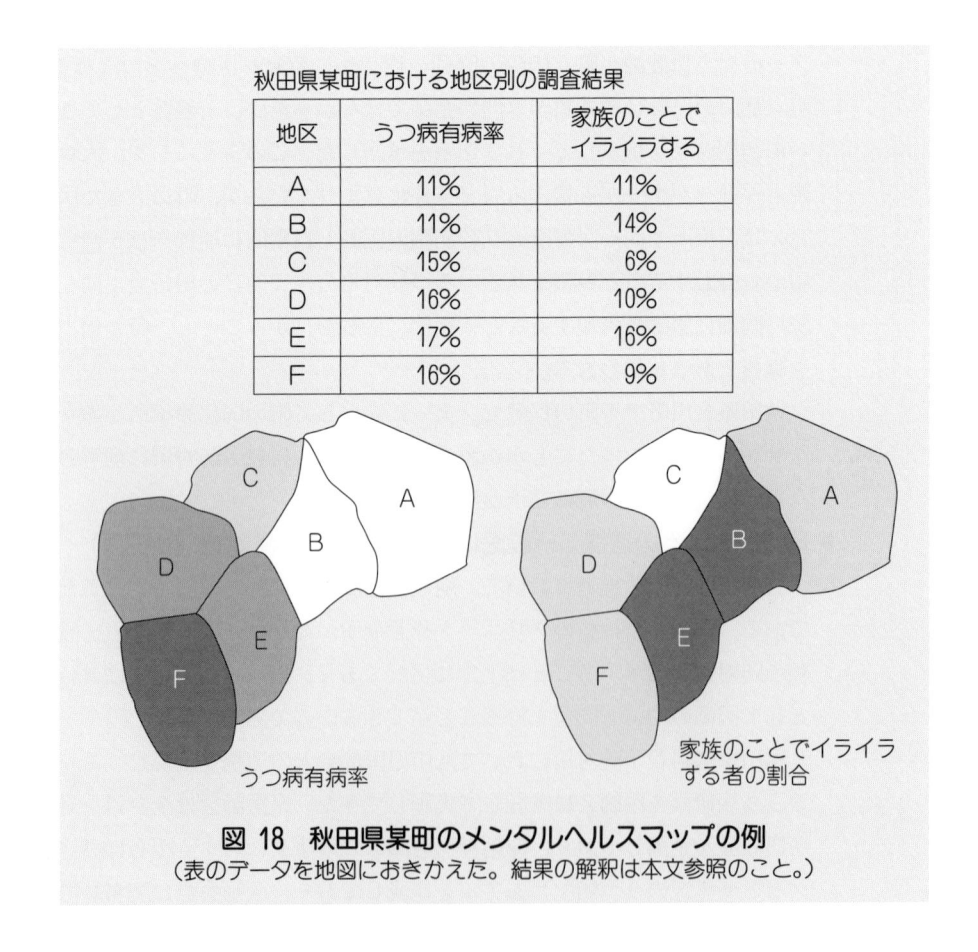

秋田県某町における地区別の調査結果

地区	うつ病有病率	家族のことでイライラする
A	11%	11%
B	11%	14%
C	15%	6%
D	16%	10%
E	17%	16%
F	16%	9%

うつ病有病率　　　　　　　家族のことでイライラする者の割合

図18　秋田県某町のメンタルヘルスマップの例
（表のデータを地図におきかえた。結果の解釈は本文参照のこと。）

もとに，メンタルヘルスに関する健康指標をGISを用いて地図上に展開し，その地域の地域診断を行なうというものである。図18に秋田県某町で実施したメンタルヘルスに関する地理情報を活用した地域診断の例を示した。住民の質問紙調査によって得たうつ病有病率（Zungの抑うつ尺度得点50点以上の者の割合）と家族のことでイライラする者の割合を地図上に図示した。うつ病有病率は地区でC, D, E, F地区で高いことが，家族のことでイライラする者の割合はB, E地区が高いことがわかる。うつ病有病率と家族のことでイライラする者の割合という2つの指標を総合的に勘案して，この町におけるうつ病対策・自殺予防対策の優先順位をつけるとすれば，E地区が最もヘルスニーズが高く優先的に事業を行なうべき地区であると判断することができる。また，D, E, F地区は1つの対象地域として同時に事業を行なうべき優先的地域と判断することもできる。このように，地図上でメンタルヘルスに関するヘルスニーズをヘルスマップとして図示して一目瞭然化させることで，地域保健の現場で健康教育や個別指導の事業をより効果的に実施することができるようになるものと考える。

　ヘルスマップを作成することは，単に数表の値に従って地図を塗り分けることにとどまらない。GISで利用可能な検定，推定，補間といった空間統計手法を用いたり，複数のヘルスマップを重ね合わせることで，平面上に広がる地域の集積や拡散の程度や他の健康指標の分布，地政学的な要因等との関連を分析することができる。

　秋田県の自殺予防モデル事業では，心の健康づくり基礎調査にもとづいて大学関係者がメンタルヘルスマップを作成し，町の自殺予防担当者に情報提供を行なった。例えば，秋田県藤里町の小地区ごとの心の健康づくり巡回相談事業（中高年男性への出前講座）では，メンタルヘルスマップをもとに地区特性を考慮して講演内容が決められた。

　秋田県千畑町では，民生児童委員に対する研修会を小地区ごとに分けて実施した。研修会の講師は，事前にメンタルヘルスマップを参考にして小地区のメンタルヘルスの実情を把握して研修会にのぞんだ。

　小地区における健康情報の地理情報システム分析を行なう際に留意すべき点として次の2つがある。第一に，個人情報が特定できないように配慮すること。第二に，小地区ごとの地理情報はあくまでも保健医療従事者が健康政策を立案するための基礎情報としての活用にとどめること。すなわち，個人の住居情報が特定されるような分析は行なうべきでなく，またそのような個人情報の収集は倫理的に許されない。我々の調査研究では住所情報の収集は小地区の行政単位までに限定しており，地理情報の提供は住民には行なっていない。

（本橋　豊）

9 全戸配布パンフレットを用いた啓発活動
（秋田県）

　うつ病や自殺予防の啓発にはリーフレットの配布が行なわれることが多いが，県レベルでの全戸配布まで行なうケースは少ない。費用が高くなるためにむずかしいのである。秋田県では2004（平成16）年3月に自殺予防に特化した全戸配布のリーフレットを作成したが，これは国からの予算面での補助があって可能になったものである。全県レベルでの全戸配布の広報誌の配布は，地方自治体で定期的に行なわれている。これは保健領域に特化した広報誌ではないが，そこに自殺予防の啓発記事を掲載できれば，結果として全県レベルでのリーフレット配布に準じた効果が期待できる。

　秋田県では全戸配布している県の広報誌の一部に自殺予防の啓発に関する記事を3回掲載しているので，結果として，秋田県では自殺予防に関する全戸配布リーフレットを4回配布したことになる。特別な予算を組まなくても，既存の予算や事業のなかで効果的な啓発活動をすすめることは可能である。

　図19は，秋田県が全戸配布したリーフレットである。

（本橋　豊）

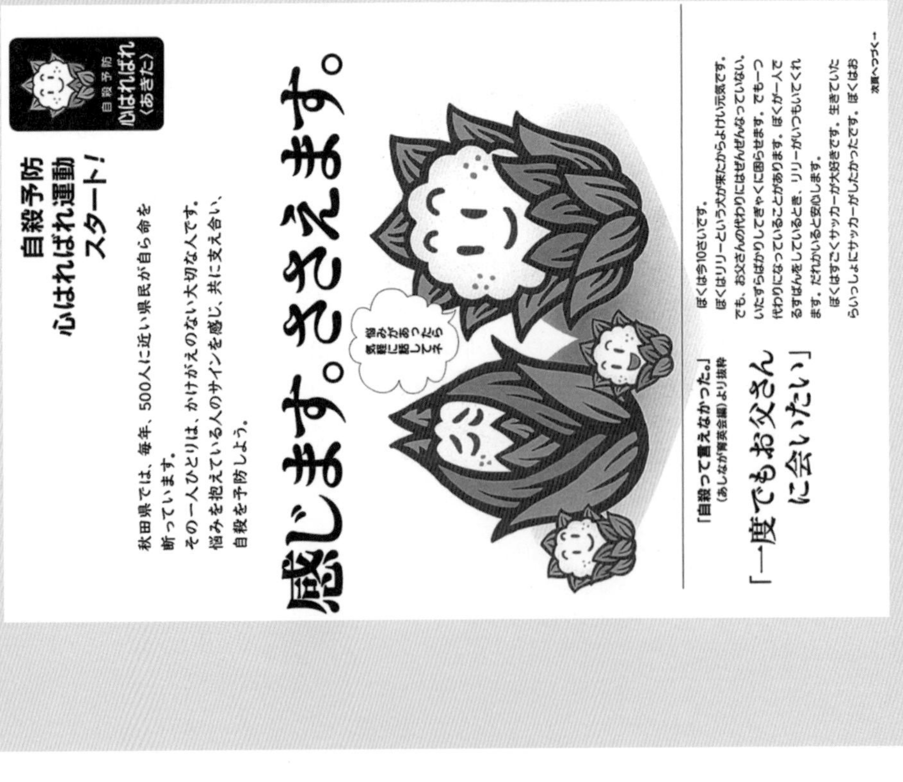

図 19-a　秋田県の自殺予防の全戸配布リーフレット：表紙
（平成16年3月に配布）

第4章 自殺予防活動の実際●北東北3県(秋田県,青森県,岩手県)における取り組み

図19-b 秋田県の自殺予防の全戸配布リーフレット：2〜3頁見開き

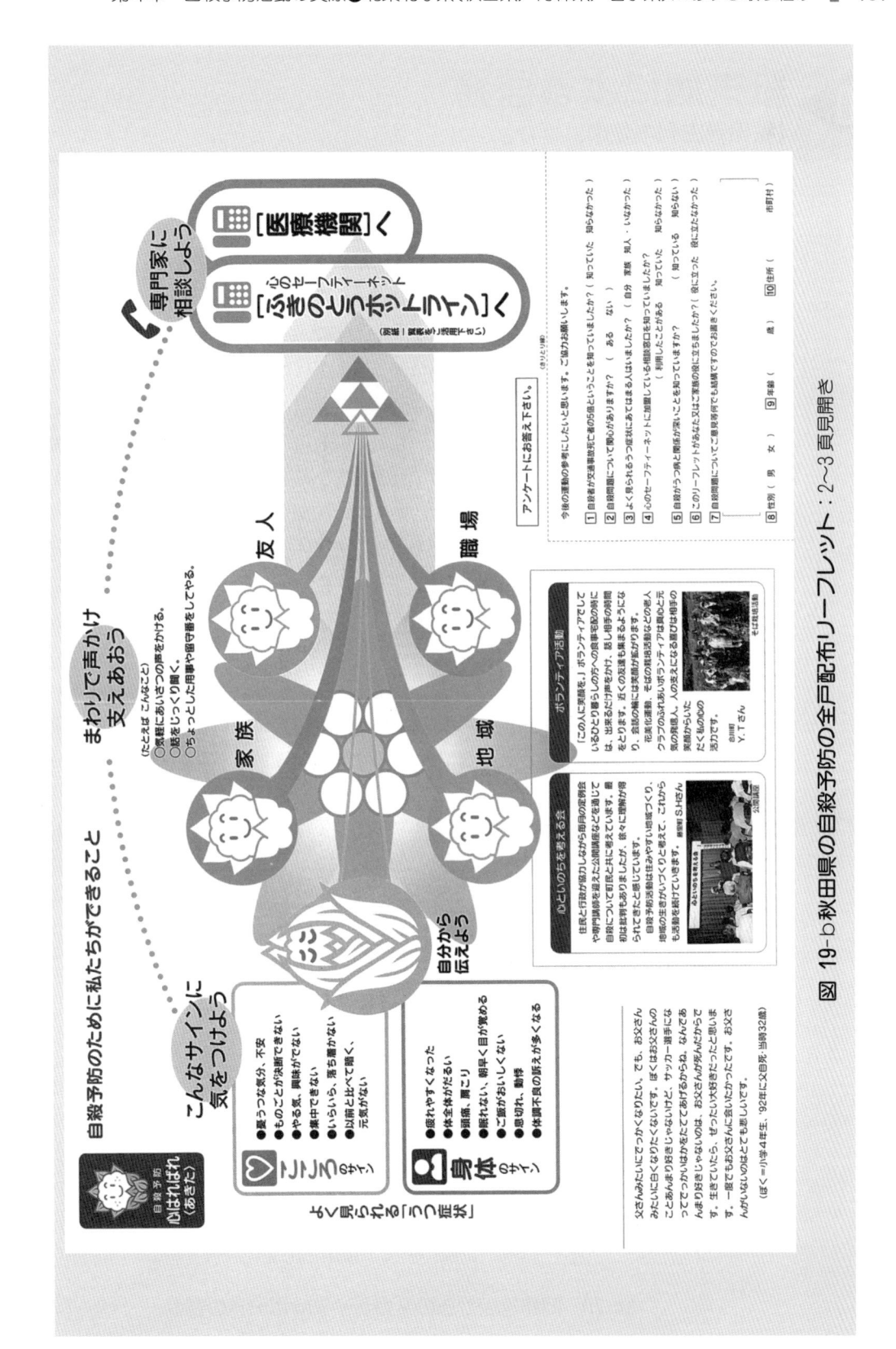

10 紙芝居による啓発
（秋田県由利本荘市，ほか）

　由利町（現在は合併して由利本荘市となっている）は，東北地方としては比較的暖かい秋田県の南西部に位置し，農業用地が20％を占める米どころである。人口は約6,600人で，高齢化率は23％と昔ながらの大家族が残っている農村地帯でもある。1990年からの5年間で32人（うち60歳以上は23人）の自殺者を出し，1994年には，自殺者数11名（うち60歳以上が10名）という10万人対の自殺率では167.7という事態を抱えていた（17頁，註2参照）。そのため，1995年度より「高齢者の心の健康づくりと自殺予防事業」を開始しており，自治体主導の自殺予防活動をいち早く行なっていた地域でもある。事業の一環として，聖マリアンナ医科大学（当時）の渡邉医師に調査依頼があり，1996年に自殺に関する研究グループが結成され，1997年に調査活動を開始した（序章の1参照）。調査は，由利町の6集落の高齢者を対象に，渡邉医師が「こころの健康」や「生きがい」について講話し，そのあとに保健師が血圧を測りながら，ついでに調査票を記入してもらうというものであった。

　由利町の地域的特徴として，交わす挨拶が「仕事しったが」というのが一般的で，ほとんどの高齢者は働くことを重要視し，働くことが当然という価値観をもっている。このことが，就労率の高さと，仕事が趣味と回答した人の多さと関係が深いと考えられた。高齢者が働くことに特別の価値をおくことは，身体的な障害が自殺の危険信号に結びつきやすいと指摘されている。つまり，このような地域特性をもつ高齢者に疾患や身体的障害が生じたとき，successful agingから脱落したととらえたり，自己否定感をもつことで，自殺行動を起こしてしまうのではないかと考えられる。そのため，身体疾患の予防や早期治療を行なうことが自殺の危険信号を軽減させることにつながるであろう。それに加えて，働くことだけに執着した価値観から脱し，高齢化に伴う機能の衰えや仕事

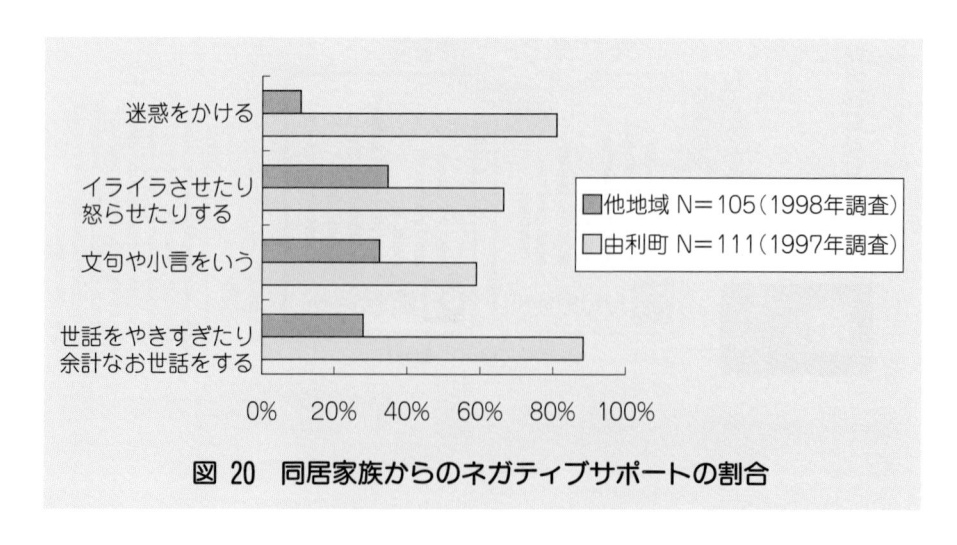

図20　同居家族からのネガティブサポートの割合

ができなくなった状況をも受容できる価値観や，生きがいの多様化を促進していくことが必要といえよう。

　また，昔ながらの伝統的な家意識を今でももっており，家族や近隣とのつながりを重要視している地域でもある。しかし，一方では，人間関係においてより多くのネガティブサポートの不満を感じていることが示された（図20）。日本の高齢者の自殺は，独居よりも家族との同居世帯に多いことが特徴としてあげられており，これは家族内の孤立が影響していると考えられている。この地域の高齢者は，家意識があるにもかかわらず，若い世代からそれを受け入れられず，それゆえ家族には過度の期待と多くの不満をもっていることがうかがえたのである。お互い本音を伝えることができないとストレスが生じやすい。悩みや不満をがまんして自分でかかえ込んでしまう傾向が，家族内だけでなく，地域内においても存在すること，そのことが，情緒的な混乱や，孤立感を増強させてしまうのではないだろうか。

　高齢者の自殺の背景にこのような心の健康問題があるとするなら，自殺予防活動の焦点は心の健康づくりである。死を選ぶよりももっと魅力的な生き方をすることである。そのためには生きること（人生）の価値観を多様化する必要がある。また，家族内だけでなく，地域内においても，孤立感を増強させないようなソーシャルネットワークが必要である。

　そこで問題となったのは，上述したような，調査結果からみえてきた心の健康と自殺の関係を地域住民にどのようにしたら正しく伝えられるか，ということであった。そこで，高齢者になじみ深く，興味をもってもらえる方法として考えだされたのが紙芝居である。学生ボランティアに協力してもらい，家族間交流を描いた「ふしぎなふしぎな落とし穴」と，うつを訴える人への接し方を説いた「ポンポコ山のききみみずきん」を作成した。

● 紙芝居『ふしぎなふしぎな落とし穴』

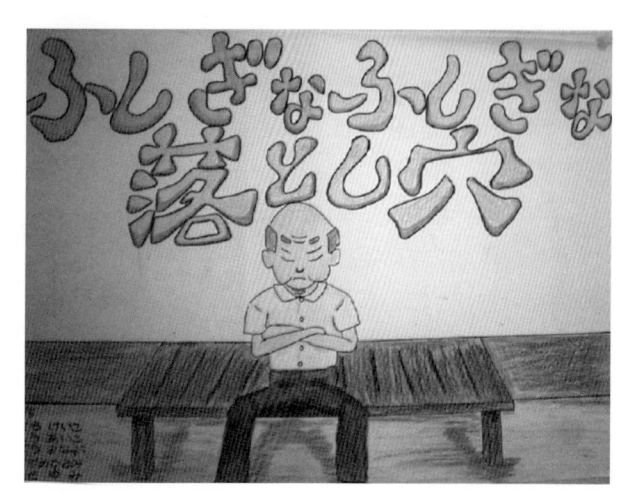

ナレーション 昔,昔の話ではなく,最近本当にあった話です。ふしぎな,ふしぎな夢をみたおじいさんの話をしましょう。(音響)おじいさんの家族は仕事が忙しいのでしょうか,家族は夜遅くなってから帰ってくるのです。すれちがいの生活をしているようです。おじいさんは家族があまり話しかけてくれないので,少し不満をもっているようです。(抜く)

場面1：おじいさんが散歩している

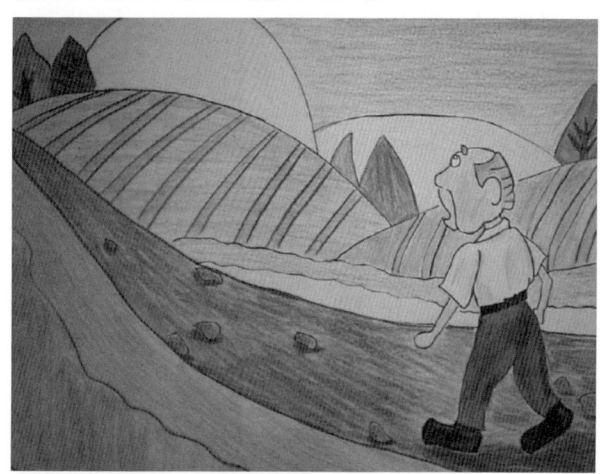

ナレーション ある良いお天気の日のことでした。田舎村のおじいさんは散歩がすきですから,いつものように散歩していました。＜音響…テクテク,テクテク＞上をみながら歩いていたら…＜抜く＞

場面2：おじいさんが穴に落ちる

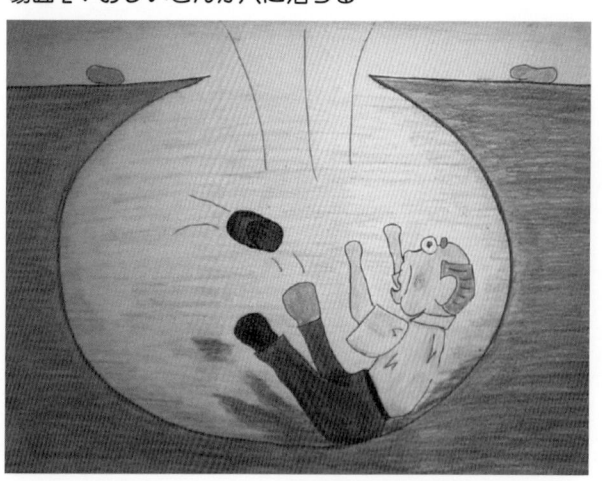

おじいさん ひぇ～え
ナレーション おじいさんは大きな穴に落っこちてしまいました。そして,気を失ってしまいました。どのくらい気を失っていたのでしょうか。
おじいさん アイタタタァー…。ヨッコラショッと。あれ？ ここはどこだろ？ あ～お天とさんがあんなところに…。そういやぁ,穴に落っこちてしまったんだな。どうにかここから出なくては…。
ナレーション おじいさんは,やっとのことでなんとかして穴から出ました。するとどうでしょう。＜抜きながら＞なんだかいつもより,からだがずいぶん軽いようです。

第4章　自殺予防活動の実際●北東北3県（秋田県，青森県，岩手県）における取り組み　　105

場面3：おじいさんが若い姿で穴から出て，家に帰ろうと歩いている

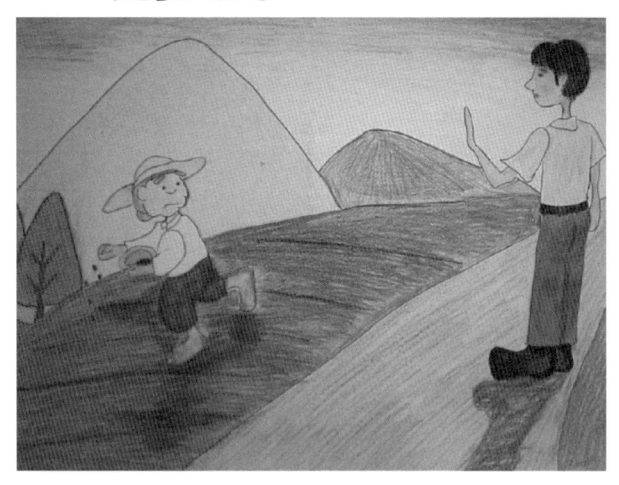

おじいさん　おやおや，もうすぐ暗くなってしまう。急いで帰らねば。お，あそこにいるのは，隣のばあさんでねか。おーい，ばあさま，おーい。
隣のばあさま　えっ，おめだれだ，みかけね顔だな。おやおやこっちは畑仕事が忙しいのに。じゃましないでくれよ。
おじいさん　なした，あのばあさま，なしたんだべ。

場面4：おじいさんの家

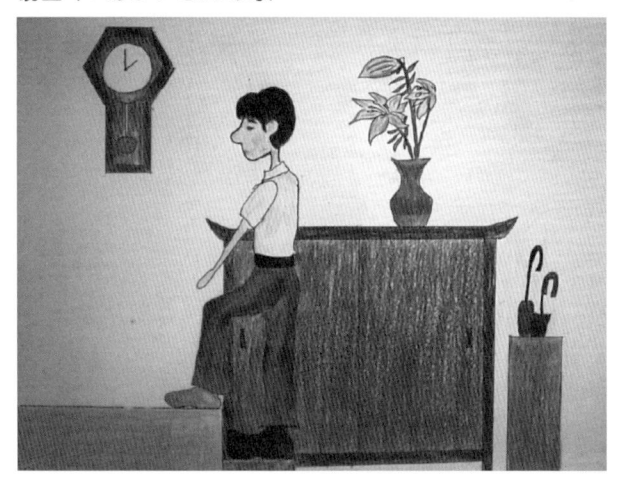

ナレーション　おじいさんは家につきました。
おじいさん　ただいまあ。家………。
おじいさん　ああ。んだ。息子たちは仕事にいったべが。じゃ，先に風呂さはいるかのー。ヨッコラショ。
ナレーション　さて，そのときです。＜抜く＞

場面5：お風呂場の鏡をおじいさんが覗く

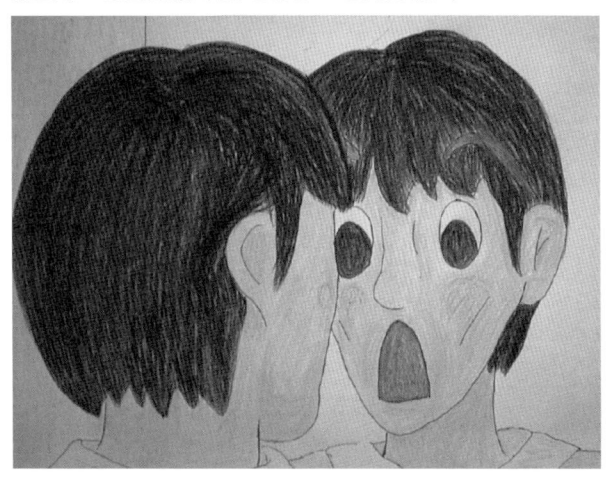

ナレーション　風呂場に行こうとしたおじいさんが，鏡をみると…。
おじいさん　はあ，たまげたあ。ええっ…こ，これは…。
ナレーション　なんと，鏡に映ったおじいさんは，若かりし頃の顔に変っていたのでした。これは穴に落ちたときに変わったのでしょうか。おじいさんはあまりのことに驚いて，しばらく考えこんでいました………。
おじいさん　うーん，これはまんず，おもしれな…。よしおらももう一度，若者の生活を楽しんでみっかな。
ナレーション　おじいさんは若い姿のまま，外に行ってみることにしました。＜抜く＞

場面6：おじいさんが会社に行く

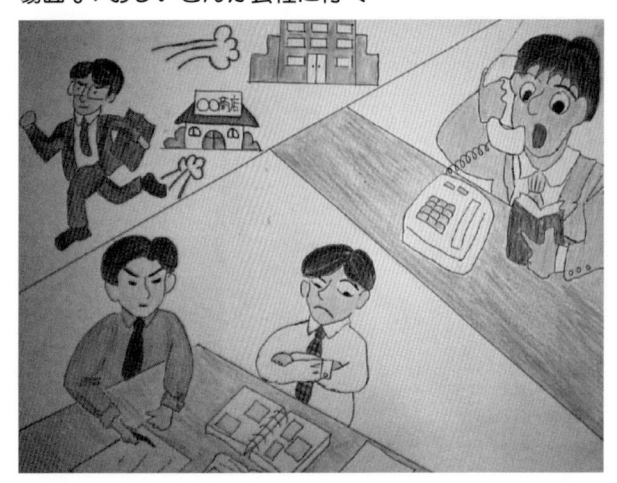

ナレーション　そして，街に出てみることにしました。
おじいさん　おお，ここが息子の働いている会社か。まんず行ってみっかなあ。
サラリーマン1　なにやってる！取引先にいそぐぞ！
サラリーマン2　はい！あ。電話，電話！
おじいさん　なんだかみんなせわしねのー。
サラリーマン2　こら！危ない！ぼさーと突っ立ってないで！
おじいさん　なんだかここはやかましねー。ほかの部屋に行ってみっか。

場面7：パソコンを打つ人たちをみている

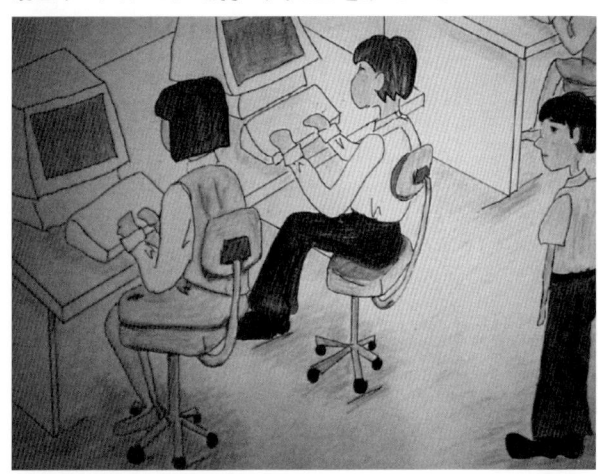

おじいさん　ここは何の部屋だ？
ナレーション　どうやらここは，コンピューターを使って仕事をしている部屋のようです。
おじいさん　みんな独りで黙々と何かしているぞ？顔がみえねえし，声もしね。息子がどこにいるか，これじゃわからねえ。ああ，もうへとへとじゃ。

場面8：疲れて帰路につく場面

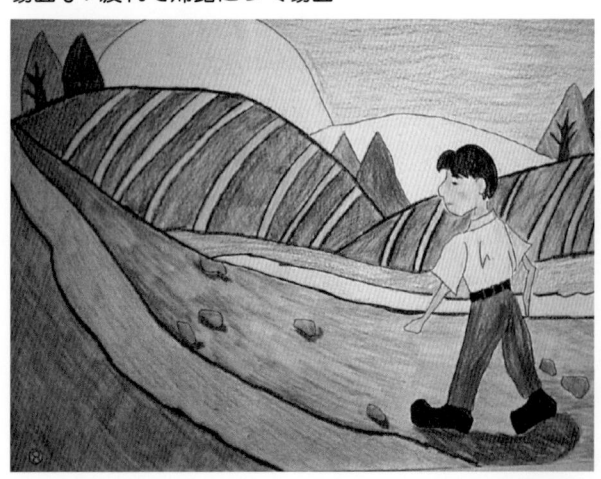

ナレーション　疲れきったおじいさんは帰ることにしました。
おじいさん　いやあ，最近の仕事っていうのも，みてるだけで疲れるのお。家の息子と最近話っこしてねえから，知らねかった。なるほど，こんなにせわしねえから，疲れるのもあたりまえだ。知らねかった。
ナレーション　街で過ごしたおじいさんは，こう考えながら歩いていました。すると…＜抜く＞

第4章　自殺予防活動の実際●北東北3県(秋田県,青森県,岩手県)における取り組み　107

場面9：穴に落ちたおじいさんの場面

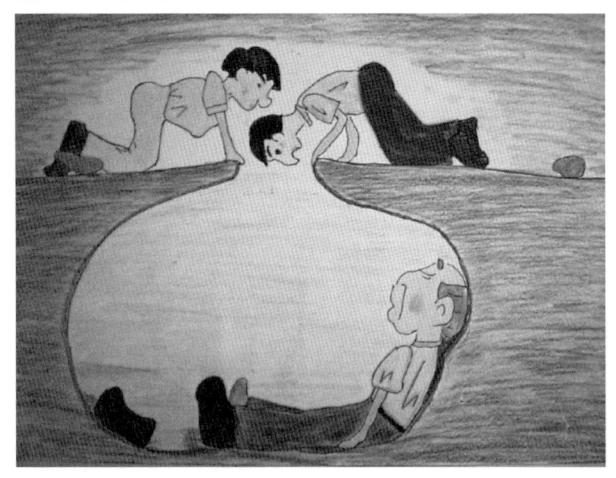

おじいさん　あれーえ。
ナレーション　なんと,なんと,おじいさんはまた穴に落ちてしまいました。
村人1　おーい,じいさんや,だいじょうぶかえー。
おじいさん　う,うーん(目覚める感じで)。
村人2　おおーよかった,無事だぞー,じいさん。今穴から出してやるからなー。
おじいさん　う,うーん,あれ,じいさんだって？わしは若いはずだべ。どういうことだ。みんなわしのことをわかってくれたんじゃ。
ナレーション　どうやら,おじいさんは穴に落ちている間,気を失って,ずーと夢をみていたようです。

場面10：居間でお茶をのみながら考えている

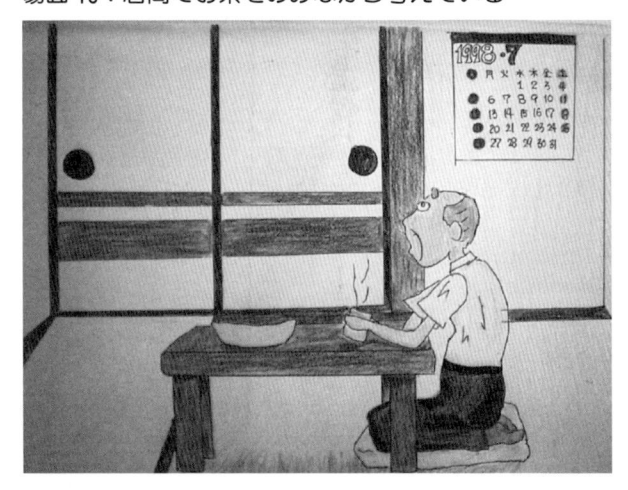

ナレーション　そして家についたおじいさんは…。
おじいさん　う,うーん。あれは夢だったんやろか。それにしてもはっきりした夢だった,息子は会社にいるとき,あんなに忙しいのか。たまには,息子と話してみないと,わからねなあ。今晩でも話をきいてみるか。
ナレーション　そして＜抜く＞

場面11：夕食を囲む一家

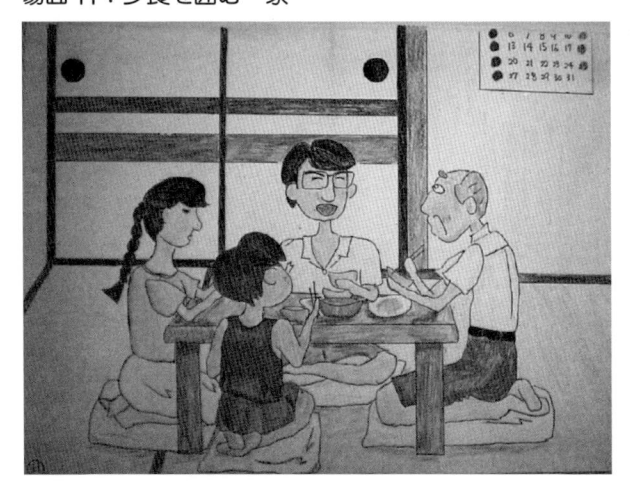

ナレーション　夕食どきです。
おじいさん　あー,ところで,会社はどうだ？
息子　え？　ああ忙しくて,ちょっとたいへんだな。
おじいさん　会社っていうのも,目が回りそうでたいへんな所だな。よくわかったよ。
息子　うん？？？
おじいさん　実はな,今日おもしろいことがあったんだ。それはな,不思議な落とし穴におちて,若くなって街に行ったんだ。
息子　へぇ,ほんとうかねぇ,そういや,会社でも似たようなおもしろいことがあったよ。
ナレーション　いつもは,すれ違いの家族でしたが,今日のふしぎなふしぎな落とし穴の体験をとおして,なんだか家族のみんなも楽しそうです。おじいさんも得意顔で,ひさしぶりの一家団欒が楽しそうです。

こどもがまだ小さい頃は，学校のこと，友達のことをお互いきいたり，話したりと，一家団欒の時間は多かったと思います。けれど，このおじいさんの家族のように仕事が忙しいと，お互いの時間がすれ違いになってしまいます。

「忙しそうだから迷惑かけちゃいけない」とか，「何やっているかわかんない」といって怒るのではなく，家族なのだから，お互いがお互いのことについてゆっくりと話し合う時間をもちましょう。家族の支えが一番です。おあとがよろしいようで。

●紙芝居『ポンポコ山のききみみずきん』

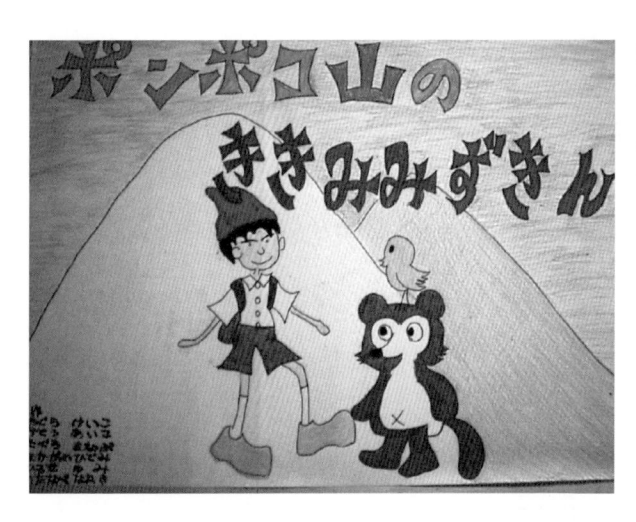

ナレーション　昔，昔の話ではなく，最近ほんとうにあった「ポンポコ山のききみみずきん」の話をしましょうか。（音響）ある村の若者が，近道をするためにポンポコ山を通ったときのことだそうな…。＜抜く＞

場面1：若者と2羽の鳥が飛んできてズキンが落ちてくる場面

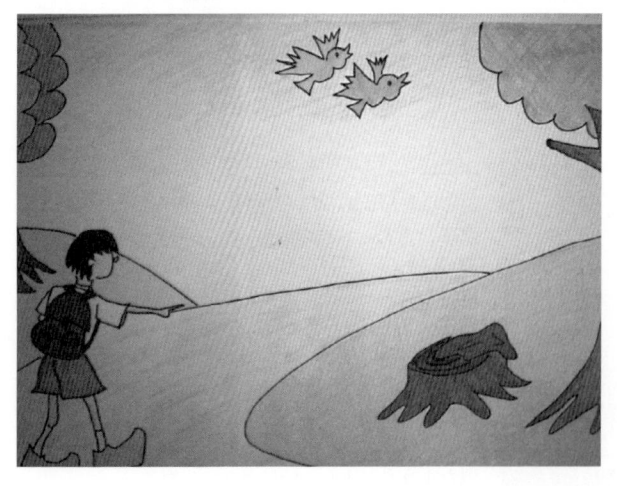

若者　イヤー，あっついなー。フー，お，切り株があるぞー，あそこでひと休みしよう。うん？　なんだあれは。
ナレーション　休もうとした切り株の上には，ズキンが落ちていました。若者はそれをひろいあげ，ためしにかぶってみました。
若者　このズキン，僕に似合いそうだな。あれ？　うーん，なんだ？　なんかきこえるぞ？
鳥1　チュンチュン，もうすぐ雨がふりだしそうだな。
鳥2　うん，本当だな。もう少しここで雨宿りしてから帰ろう。
若者　え？　な，なんだ，こんなに晴れているのに雨？　どういうことだ？　（鳥の言葉は気にせずに）さあ，陽よけになるズキンもひろったし，行くとするかな。
ナレーション　しばらくすると…＜音響雨＞＜間をおいて抜く＞

場面2：雨宿りしている場面

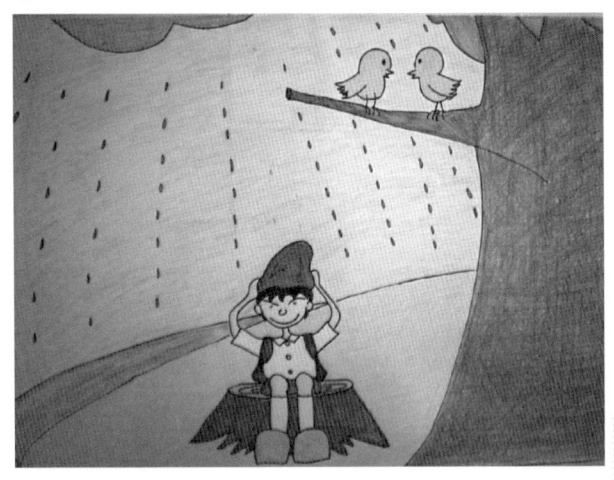

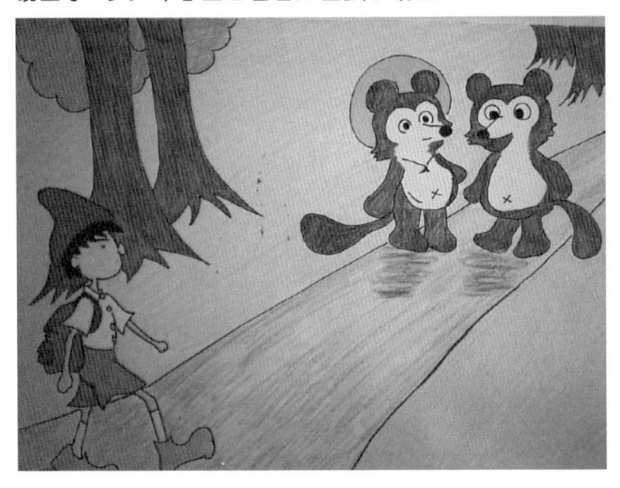

若者　うわー。雨だ！ぬれちゃうぞ。あの木陰に逃げなきゃ。
鳥1　まったく，人間は馬鹿だな。雨が降るのもわからないのだからチュン。
若者　え？ま，まさか，この鳥たちが喋っているのか？もしかしてこのズキンのせいか？
鳥2　あれ？あの人間，僕たちの話していることがわかっているぞ。なんでだ？
若者　おー，やっぱり，あの鳥が喋っているのか。こりゃいいものをひろったぞ。
ナレーション　こうして，若者は，動物の話のわかるズキンを手にいれました。＜抜く＞

ナレーション　しばらくポンポコ山を歩いていると若者は，タヌキにあいました。
タヌキ1　なあ，なんだかこのごろ，じいさん，ばあさんをみかけなくなった。すこし減ったような気がしないかポン？畑にいたずらしても前ほど怒られなくなったぞポン。
若者　へー，そうなの？
タヌキ1　うん？なんだこの人間？おらたちの話がわかるのか？
若者　そんなことよりタヌキさん，じいさん，ばあさんが少なくなったって本当なの？
タヌキ2　な，なんだ，ことばがわかるのか。ま，いっか。そうだよ。人間のくせに知らないのか？あそこのポンポコ山のじいさま，このごろみないだろう？亡くなったんだよー。
若者　え？あ，そういえば，みかけなくなったけど，そうだったんだ（トーンダウン気味に）。
タヌキ1　あっちの元気だったきつね山のばあさまも最近みかけないぞ，ポン。＜手早く抜く＞

場面3：タヌキ2匹と若者が出会う場面

場面4：きつね山のヨネばあさまがひとりで寂しそうにしている場面

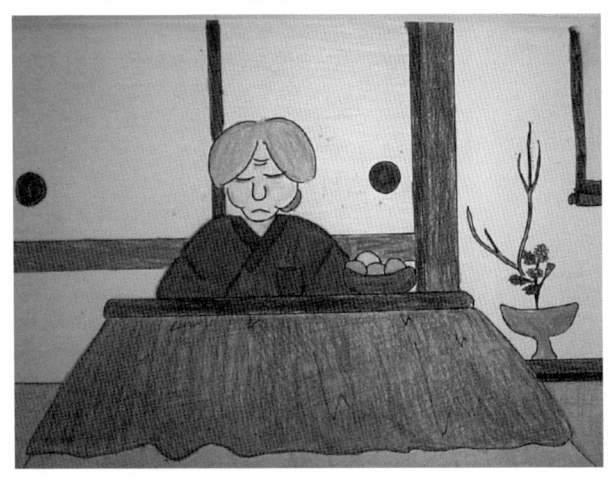

タヌキ1　きつね山のばあさんは最近，老人会にも出ていないで，ずーと，家にいるみたいだポン。
タヌキ2　（さらにトーンダウンして）そうなんだよ。でもさあ，ばあさまはちょっとかわいそうなのさ。
タヌキ1＆若者　なんで？なんで？どこが？
タヌキ2　＜抜きながら＞それはねー。

場面5：きつね山のばあさんと近所の人が話してる

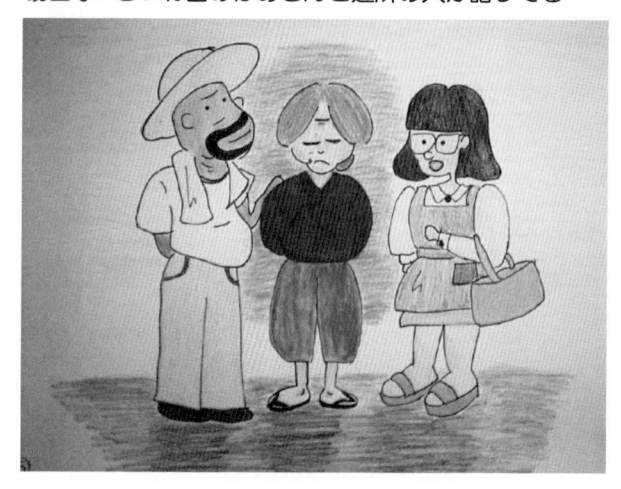

ナレーション こんな出来事がちょっと前にあったとさ。
おじさん ばあさま、家にばっかいちゃだめだ。なー、いつものように元気だして、がんばらないと。
おばさん そーよ、がんばらないと、そうそう。
きつね山のばあさま あー、うん、うん。(ほっといてくれという顔で)わかった、わかった。
おじさん まったく、あのばあさまは、わかったなんて言っても、老人会にもこないし、畑なんかほったらかしじゃあないか。
おばさん んだー、まったく、まったく。＜抜く＞

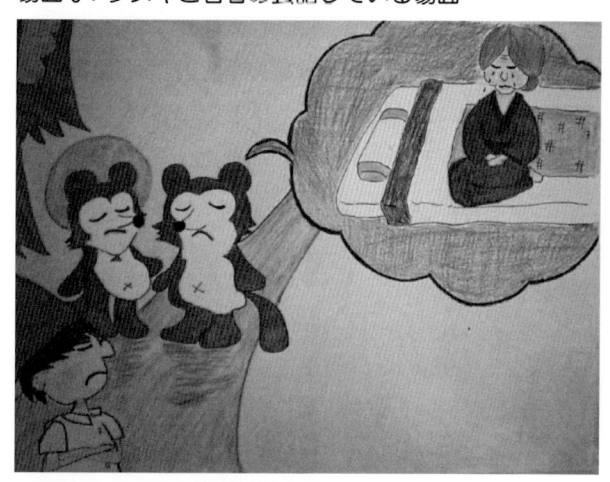

場面6：タヌキと若者の会話している場面

ナレーション (みなの顔をみながら…)さあ、どうして、きつね山のばあさまはかわいそうなのでしょうか？
タヌキ2 (しばらく間をおいて)それはね、みんなが、がんばれ、がんばれと言うから、逆にばあさまは気が重くなってきちゃうんだって。それで、どんどん重たい気持ちになって、追いつめられて、自殺しちゃう人もいるんだって。
若者 えー、そんな、そんなのいやだよー。
タヌキ1 でもさー、それじゃあ、どうしたらいいの？ ひとりで家にいるから声をかけるのに、かけちゃいけないの？
タヌキ2 ポンポコ山の物知りの長老はこう言ってたよ。声のかけかたにも気をつけなきゃいけないんだって。
若者 どういうこと？ 教えて、教えて。
タヌキ2 (抜きながら)それはねー。

場面7：タヌキが長老の話を回想する場面

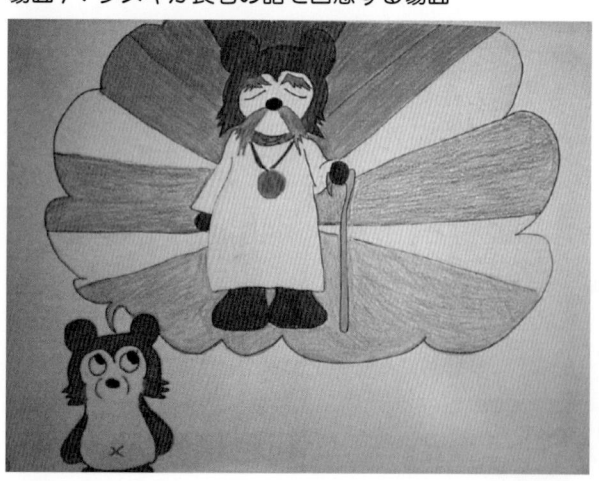

長老 いいかい、ひとりで閉じこもっているじいさんタヌキ、ばあさんタヌキには、無理をさせてはいけないんだよ。「ダメだ、がんばれ」と言って励ましすぎてもいかん。お年よりはみんなに「がんばれ、がんばれ」と言われると、気持ちとは逆に、仕方なく畑にでたりするさ、すると、よけいに、しんどくなってしまうのさ。だから、無理にさせないで、休ませてあげるのが重要さ。(みなの顔をみながら)でもなあ、だからといって、温泉に無理につれていったりしてもいかんのだよ。
タヌキ2 って、言ってたよ。
若者 それでもだめなときは？
タヌキ2 わしのところにいつでも相談にこいとさ。
若者 そうか！僕たち人間だったら、こころの専門家のところに行けってことかな！＜抜く＞

第4章　自殺予防活動の実際●北東北3県（秋田県，青森県，岩手県）における取り組み

場面8：タヌキと若者の別れの場面

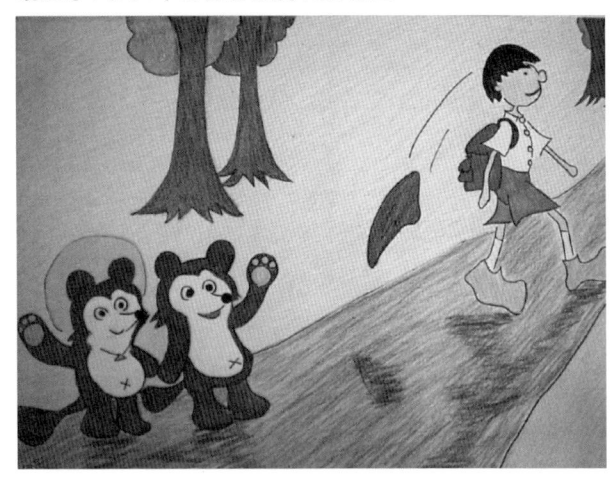

ナレーション　タヌキと話した若者は家に帰ることにしました。
若者　タヌキさん，ありがとう。ぼくも長老の話を人間のみんなに話してみるよ。タヌキくん，またね。でも，畑にいたずらはもうやめようね。
ナレーション　若者がポンポコ山を足早に抜けると，あら不思議，若者が気づかぬうちにズキンは足元に落ちてしまいました，とさ。＜音響＞

　以上は秋田県由利町で行なった紙芝居の例であるが，この紙芝居に触発されて現在はさまざまな市町村で紙芝居がつくられ上演されている。岩手県の久慈市では保健師らが紙芝居を4本つくり，上演している。青森県では十和田市で地域のボランテイアが紙芝居を行ないながらうつ病についての啓発を行なっている。つがる市（旧木造町）や田子町でも保健師が独自の紙芝居をつくり上演している。講演よりも絵をみて，昔を思い出しつつ楽しみながら，笑いながらうつの知識や対処法などが身につくのである。

（田口　学）

11　演劇の取り組み（青森県鶴田町・七戸町）

　青森県鶴田町では住民が古くから健康劇団をつくっている。これまでは身体的な病気に対する健康劇を演じてきた。血圧が高くならないように塩分を控えることをアピールするような内容の演劇である。今回鶴田町が平成15年夏より自殺予防活動を開始してから，この劇団は**こころの健康劇**を演じることになったのである。この劇団の主要構成メンバーは保健協力員であり，日頃家庭では家事をしたり，夫と田畑を耕したり，あるいはパート・アルバイトの仕事をしたりしている主婦たちである。シナリオを書いているのは町役場の鳴海保健師である。聴衆は地元の顔なじみであり，津軽弁で演じられユーモアたっぷりで笑いも交えながらいろいろ学ぶことができるのである。紙芝居についても同じことが言えると思うが，ストレスやうつ病について専門家が講演するよりも，こころのバリアフリーへ向けて貢献度は大きいのではなかろうか。

　2004年の秋から演じられてきているのはうつ病に関する演劇である。そのシナリオを紹介する。この「こころの健康劇」は好評で他の市町村に出向いて出張公演している。

　そのほか七戸町（旧天間林村）でも保健協力員による劇団が結成され，うつについて

の演劇が独自に上演されている。

●こころの健康劇『人生いろいろこころもいろいろ』
－できることから始めようこころの健康づくり－

あらすじ：鶴田家の一家の大黒柱の亀太郎さんは，経済的にも，年齢的にも苦悩が絶えず，「こころの風邪」にかかってしまう。そこでうつ病の治療や心の健康づくりをみんなで考えあう。

ナレーター　会場のみなさん，ようこそおいでくださいました。もう冬支度もおわりましたでしょうか。私たち鶴亀座もぜひみなさんにお会いしたくて今日やってきました。みなさんの意気込みと温かいご声援に支えられながら一生懸命演じますので，どうぞたくさんの拍手をお願いします。それでは鶴亀座のみなさん出番です。

鶴子　（大きな声で歌いながら）はーい，人生いろいろ，男もいろいろ。女だっていろいろ咲き乱れるわ！
亀太郎　（一升瓶をもち浮かない顔で出てくる）会場のみなさん，元気でらがー，今年の天気で，米のあがりっこ，みなさんどこはどんだ？！　台風でりんごのあがりも苦になるし，何だかこの頃おちおち寝てもいられんだいのー。
鶴子　おいの父っちゃそれで何だかこの頃元気ねえだがー。毎日酒ばれこよなく愛して，私ばまったくみねぐなってきたし，困ったもんだいのー。
亀太郎　俺もっと困ってらんだ。酒のんでも寝られないし，生きでいても何もおもしろぐねえし。
ツル　どうしたんだ，おいの父っちゃ（コタツにあたりながら座っている）さあさごはん食べるべしー。
鶴子　父っちゃ酒ばかり飲んでないで，父っちゃ好きなまぐろのさしみ，きのこの塩辛，菊の和え物もあるはんでまんまにするべし，なあ父っちゃ。

ナレーター　ごはんをすすめられるが，なかなか箸がすすみません。そこへ亀太郎の友達の寅次郎，さくら夫婦がやってきました。

さくら　ごめんください。まんま食ったがー。
鶴子　あらいらっしゃい，寅さんとさくらさん。いま，うちでまんま食べているどころ，さあさ，あがりへー。父っちゃ，寅さんだよー。
寅次郎　きゃぐ，きゃぐどうしてらば，元気らんだがー。
亀太郎　さあさ，きゃぐまあまー杯（心ここにあらずで元気がない）。
さくら　父さん昼間からどうするもんだ。
寅次郎　俺だち，いままんま食って来たんだはんで，今回遠慮しておくじゃ，きゃぐなんだか少し痩せたんでねがー。
亀太郎　わさ，もの苦になってこの頃寝らんでまいね。寅や，おめはもの苦になねがー。
さくら　亀さんやおいの父っちゃだばもうすこし米やりんごのこと，おいのカメばっちゃのことだの少し苦にしてほしいんだばって。

鶴子　そいでもおいの父っちゃみたいに，何もなねこと苦にして寝られねだばー，なんの足しぎになねよ。
ツル　んだ，んだ。その顔みながらー，もうこの世も終わりみたいだ顔して，俺より先に逝けねばまねよー。

ナレーター　ちょっと落ち込み，暗くなっている鶴田家に今度はカメばあさんがいそいそとやってきました。

カメ　ツルさん，ツルさんいだがー。
鶴子　はーい，あら隣のばっちゃ，よく来たのー。　ばっちゃ，カメさん来たよ。
ツル　もしもしカメよ，カメさんよ。ツルは首を長くして待っていたんず。さあさ，あがれあがれ。
カメ　久しぶりだなー，ツルさんよ（2人で抱き合う）わも会いたかったよ。まみしてらがー。
鶴子　父っちゃみひー，仲のいいカメさんとおいのばっちゃばー。
カメ　わさ，この頃寒くなったはんで，ツルさんさあ，あつーい，あんこずっぱど入った鶴まんじゅう買ってきたんだ，一緒に食べたいと思ってさー。
ツル　わい，あつー，あつー，なんぼおいしそうだのー。ありがでー，ありがでー。鶴子，鶴子，皿もってきて，仏様さあげてけれ。
鶴子　はい，ばっちゃ。ナマンダ，ナマンダ，ナーマイデからワーマイダ。くよくよせずにまんじゅう食え。さあさ，あつーうちにばっちゃごちそうになりひー。

ナレーター　あつーいあんまんをみんなで食べているうちに，こころも温まる思いの亀太郎さんです。そこへ保健協力員の石村さんが「心の健康づくり」アンケートの依頼にやってきました。

石村　ごめんくださーい，鶴子さんいだがー。
鶴子　はーい，今日まだお客さん来る日だのー。あらあら協力員の石村さん，どうぞどうぞ，はいりひー。
石村　おじゃましますー。あら，ちょうどいいところさみなさんいで，よがった。まちでむり死にする人が余計になったので，今年から心の健康づくりに取り組むことになったので，みなさんにも協力してもらいたいんだけど，いいでしょうか。
ツル　そういうことはぜひぜひ協力すねばまいねの。
カメ　んだんだ，ツルさんの言うとおり。会場のみなさんも協力するべしのー
さくら　石村さん，何どう協力すればいいんだがー。
石村　さっきからツルさん，カメさん，さくらさん，鶴子さんと女の方ばれ協力的だばって，亀太郎さん，寅次郎さん，そして会場の男性の方，女性の方もこれから，いま手をあげて協力してくださいますか。
亀太郎・寅次郎　いいとも。会場のみなさんも，いいともですね。

石村　それでは鶴子さん，早速そのいい声で協力を頼みます。

鶴子　はい，はいよろこんで，何なりと。
石村　鶴子さん，ここ 2 週間の「心の調子」をみなさんにきいてみてくださいませんか。
鶴子　せば会場のみなさんもご一緒に参加してください。まず最近ストレスがたまり気味だという方は手をあげてください。
ツル　父ちゃ，父ちゃはどうたんす！
亀太郎　ストレスも苦もあまってしまってらじゃ。
ツル　誰が家の父ちゃのストレス，分けてもらってけねがー。
寅次郎　きゃぐ，きゃぐ，わーじっくり話こきいてけるがー。
さくら　そうだよ，そしたら少しは楽しぐなると思うんだけど。
カメ　あまり「がんばれ」だの「ケッパレ」だのと励ましてはかえってダメなんだ。ただ話をきくだけだよ，寅や。
寅次郎　「んだべー」「んだんだ」ときけばいいんだべー。

鶴子　頼むよ寅さん。せば次の質問にいくよ。休みの日はダラダラ過ごしてしまう人は，はい手をあげてください。
寅次郎　亀さんや，こうしてのんで「のんべえだらりん」と過ごしていることが最近続いてらんだかー。
亀太郎　「んーだ」それでも，何も気が晴れねー。
石村　酒っこ 1 日どのくらいのまさっているのー。普通，酒っこ 1 合を分解するには 4 時間かかるんだこー。
鶴子　そうだいの，1 升の酒っこ 2 日だと余って，3 日だば足りねごするんだいねー。
石村　せば 4 合だとしたら 1 合を分解するのに 4 時間だから，4 合×4 時間で 16 時間かかる計算になるの。鶴子さんまちがってねえよね。
鶴子　4×4＝16 でまちがいねえなあ。
石村　なに四六時中酒っこのんでいることになるの。1 日 16 時間も酒っこ切れずにまたこうしてのむということは自分の身体をのみこんでいるのと同じ，ますます酒っこの量が増えてねがし亀太郎さん。
ツル　そうしてみればいとごまに酒っこねごなって，わい年金もらった時，この間 2 升父ちゃさ買ってきておいたんだ。
寅次郎　せばきゃぐ，飯も食えないし，水ものめねし，もちろん田ちゃとば愛することもできねぐなる。これだばアル中だでばなー。
カメ　なんだかんだとしゃべってねえでー，早く病院に連れて行かねばまいねのー。
さくら　頭が痛い，夜眠られねのだのって，この間テレビでみだばって，いま流行っている「心の風邪」でないのー。
鶴子　なにおいらの父っちゃ「心の風邪」ひいたんだがー。その心の風邪どうすれば早く治るんですべー。
さくら　心の風邪というだけあって，このうつ病は誰でもかかる病気だはんで，精神科や心療内科にめぐさがらねえで診てもらうことが早治りなんだって，なあ父っちゃそしてテレビさ入っていたよね。
寅次郎　んだんだ，きゃぐ，俺ついでいくはんで明日行ってみるべー。

鶴子　寅さん，私も行くはんで何とか頼むじゃー。
石村　そうだよ，亀太郎さん，ひとりで悩んでないで，やさしい鶴子さんもいるし，頼りになるきゃぐの寅次郎さんもいるから，しゃべってみればいいよ，役場さは話こきいてくれる保健師さんもいる。相談してみればいいよ。
鶴子　この辺だばどこの病院さいけばいいべの。
石村　町立病院にも毎週木曜日の午前中，心療内科の佐々木教授様の診察あるはんで，行ってみだほうがいいな。
ツル　父っちゃ行ってみて早くよくなってけれ。
亀太郎　へば１回行ってみることにするがー。
鶴子　父っちゃそうするの，ようやく父っちゃも行く気になったはんで，ここで大きな声で歌ってこころを晴れ晴れにしましょう。

ナレーター　会場のみなさん，今日の劇はいかがでしたでしょうか。あなたは「こころの風邪予防」は大丈夫でしょうか。亀太郎さんはその後心療内科に通院し，今はまた鶴田家の大黒柱として働き，元来の明るさと健康を取り戻しました。

（渡邉直樹）

12　学校教育との連携（青森県鶴田町・六戸町）

▶音楽療法

　住民のこころの健康づくりを推進していくのに大切なことは，住民のなかに互いに相手の悩みや気持ちを受け止めるといういわゆるソーシャルサポートの体制が形成されているかどうかという点である。そのために大事なことは，私たちが互いに相手の気持ちを理解することであるが，はたして私たちにはそれがどれだけできているだろうか？

　音楽はことばをこえて互いに気持ちを交流したり理解しあえる可能性をもっている。それを心の治療やケアに用いようとするのが音楽療法である。ある音楽を一緒に聴いてその感想を言いあう，一緒に楽器を演奏し，感想を言いあう，楽器を用いて気持ちを伝えあうなど音楽療法にはさまざまなアプローチがある。

　2005（平成17）年１月には鶴田町の小学校で５，６年生を対象に，トーンチャイムという楽器を用いて児童たちが互いに音を伝えあうという試みを行なった。このような体験を通して人に気持ちを伝えることを学ぶことが，「こころのバリアフリー」（第３章の５）の実現につながっていくはずである。

▶こどもからの心の健康づくり

　2004（平成16）年３月に六戸町での自殺予防ワークショップには周辺の市町村の保健師のみならず，地元の住民も参加した。何人かのグループに分けて今後の取り組みについて話あってもらった。その時，住民の参加者のなかから「心の健康づくりはこどもからですよね」という発言があった。このことばに触発されて，青森県立精神保健福祉セ

ンターは「こどもからの心の健康づくり」という発想を得た。これまでの一次予防の調査のなかで鶴田町と六戸町で抑うつ感の高い住民のいる地域を重点的にとりあげることとなったが，それがたまたま小学校区と一致していたことから，小学校児童を対象とした上述のような取り組みを提唱したのである。

　音楽療法士にも応援を頼み，校長の了承を得て1時間の時間をいただいた。初めは体育館の床にすわって，天井の一点をみつめ，自分の中の「こころ」をみつめてもらった。今までこどもたちは自分自身をみつめるという経験をしてきたのであろうか。もちろん心がそのままみえるわけではないので，なんとなくイメージしたものを「色」で答えてもらった。黒とかオレンジとかさまざまな答えが返ってきた。そして，心とは何だろうという問いかけの後，心というものは基本的には親から譲り受けたものであると伝えた。半分は母親から，半分は父親から受け継いだものであるが，顔が似ていたり行動が似ていたりする。「お父さんに似ている」とか「お母さんに似ている」と言われたり，父親に似て神経質だとか母親に似てずぼらだとか言われる。いずれにしても親から受け継いだものがあるのだということの認識が重要である。自分自身を大切にするためにそのことに気づいてもらうのである。

　しかし，「お父さんと似ていることはうれしいですか」あるいは「お母さんと似ていることはうれしいですか」と問うと，なかには数名首をふるこどもたちがいる。お酒を飲んで家で暴れるなどの父親がいるとすれば確かに父親失格であろう。周囲のさまざまな人たちから影響を受け，吸収しながら自我を形成していくこどもたちが良い影響を受けることが望ましいのはもちろんであるが，必ずしもうまくいかない場合もある。悪い影響もそれなりに受け止め，反面教師として自己の良い部分に変えていく力も人間には備わっている。良いものを吸収し，悪いものは取り除くという判断と遂行能力を養うことが肝心なのである。残念ながら，今の我が国の世の中ではこのような健康な心の発達が阻まれてしまっているのではないか。学校では児童・生徒同士の間で気持ちを互いに伝えあうことができているだろうか。一見仲が良さそうでも，表面的な付き合いしかないことがある。相手の総体をみることができず，一部分だけで自分に都合よく判断してしまう。話し合い，違う考えを理解し学びあうという経験がないと自己中心的な自我ばかりが肥大してしまう。相手が思うように動かないとボタンひとつで抹殺してしまうようなテレビゲーム的な現実をみると，こどもたちの心の危機を感じざるをえない。

　生徒たちは今の学校で教師たちを信頼できているだろうか。自己の気持ちを教師に伝えることをしているだろうか。また教師は生徒の気持ちを十分に知ることができているであろうか。

　家庭では親子の間の気持ちを伝え合うことができているであろうか。山間部の小学校の養護の先生から児童がファミコンをやりすぎて朝もボーッとした状態で学校に来るという現状をきいた。学校から帰っても親たちは畑仕事で自宅には戻っていないので，ついファミコンに手がでてしまうらしい。食事時，親子で会話がはずむという姿もあまりみられなくなった。

夫婦間でも意外と会話のない家庭が増えているという。高齢者と若い夫婦の間で，あるいは孫たちとの間で気持ちを伝えあうことができているであろうか。

以上のようなさまざまな思いに促されて，学校でこどもたち同士が互いに気持ちを伝えあうことを学んでもらおうと願ったのである。

一次予防の調査では悩みを誰にも相談しない住民の抑うつ感が高いことがわかっている。こどものころからこのようにして気持ちを互いに伝えあうことが習慣化されていけばクラスの雰囲気のみならず，家庭の雰囲気も変化し，結果としてこどもたちの力で地域の雰囲気が変わっていくのではないかと思われた。2005（平成17）年度は他の市町村でもこのような試みが行なわれる予定である。

〔渡邉直樹〕

第5章 保健師のための活動指針

渡邉直樹
本橋 豊
(5)

1 基本的なとらえ方

　いったいどんな事態に対して、保健師としてどのようなことをしようとしているのか、仮説を立ててみることは重要である。自殺予防活動としては一次、二次、三次の予防活動を想定できる。一次予防はいわゆる予防活動に、二次予防は危機介入に、そして三次予防は事後対処に相当する。リスクファクターとして重要なのはうつ状態で、それが悪化することにより人は自殺という行動化を引き起こす。うつが改善すると生活に張り合いがでてきて、不安が消えて生活の質（QOL）が高まる。逆に、生活の質が低下するとうつ状態が引き起こされるとも言える。生活の質低下→うつ状態→自殺の行動化というプロセスを歩まないようにするのである。

▶こころの健康づくりの輪とストレス脆弱性モデル

　筆者は住民に講演するとき、「こころの健康づくりの輪」（68頁、図10）を提唱している。この図式に問題がないわけではない。例えば、平面的な図でなく、三次元の図を描いて、各要因間の関係について説明していく必要があるかもしれない。あるいはパス解析などという統計学的な手法が本当は望ましいのかもしれない。しかし大事なのは住民に平易に伝えること、住民に「ああなるほど」とわかってもらえることである。住民と日常的に接する機会の多い保健師が心の健康づくりをやさしく説明するモデルとして活用していただければと思う。

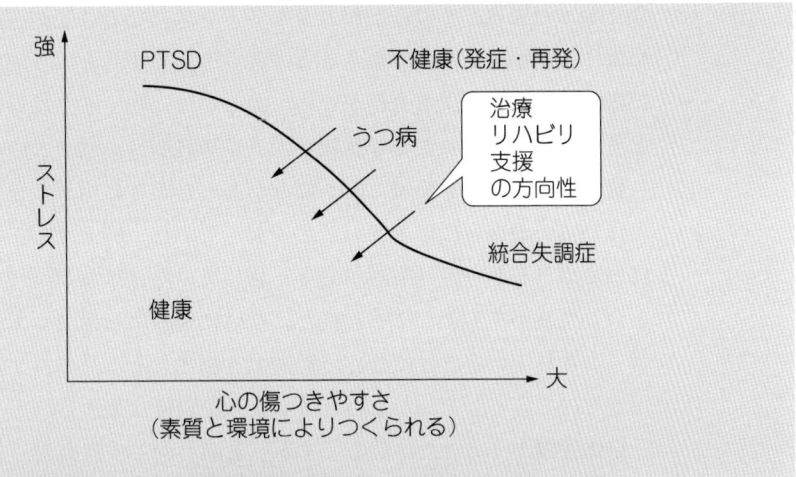

図 21 ストレス脆弱性モデル (Zubin J, et. al[87])
(厚生労働省：こころのバリアフリー宣言，こころの健康問題の正しい理解のための普及啓発検討論会報告書，2004 の図式に渡邉が一部修正，手を加えて作成した。)

　外側には 6 つの要因が並べられ，内側にはこれらの要因が欠けた場合にはそれがストレスとなってさらにうつ状態から自殺に至るプロセスが考えられる。この内側のプロセスに関しては，「ストレス脆弱性仮説」があてはまる。

　図 21 がストレス脆弱性仮説である。横軸の「心の傷つきやすさ」（脆弱性）は素質と環境によって形成される。そして縦軸にはストレスの強さをとると，人によりそれぞれ独自の曲線が描かれる。曲線の内側は心が健康な領域であり，ストレスがあってもそれに対処できている。曲線の外側は心が不健康な領域であり，ストレスにうまく対処できず，精神障害の発症をみることになる。例えば，統合失調症の心の傷つきやすさは大きく，ちょっとしたストレスで発症に結びつきやすい。心の傷つきやすさは小さく，ふだんは何事もなく生活している人でも，強いストレスに遭遇した場合には PTSD（post-traumatic stress disorder；心的外傷後ストレス障害）を発症することがある。このようにストレスの程度と個体のストレス耐性のありかたによって私たちは健康であったり，不健康であったり，あるいは精神障害として発病したりするのである。うつ病についても同じことがあてはまる。元来几帳面でまじめな性格がこの傷つきやすさに影響する場合と，身内の死などの強いストレスが引き金になる場合に発症することが考えられる。また，精神障害の発症にまで至らなくてもストレスによって一時的にうつ状態に陥ったり，この曲線を境に揺れ動くことも考えられる。

　以上のことをふまえて「こころの健康づくりの輪」をみてみる。

　趣味：仕事が趣味という高齢者がいて，それはそれで結構なことと思われるが，そのような高齢者はまじめで几帳面，それ以外の時間の過ごし方を考えたこともないという人が多いとなると問題である。身体機能の衰えや障害によってからだが思うように動か

なくなった場合，そのことが大きなストレスになることが容易に想像できる。一所懸命に働くことが美徳で「働かざるもの食うべからず」という固定観念が強ければなおさらである。のんびりする余裕がない，あるいは，働くこと以外の趣味などももつべきでないと考えている。そのような意識がストレス脆弱性を強めているように思われる。

　身内のサポートや交流：何か悩みがあったときに相談できる相手が家族，友人，知人のなかにいる場合にはストレスが少なくてすむ。例えば，一人暮らしではあっても東京にいる娘さんから毎日電話があると話していた元気な70歳の女性は「ひとりではない」という意識があるように思われた。互いに悩み事も相談しあっているようであった。サポートされているだけでなく，提供する側でもある，この「お互いさま」の支えあいが重要なのである。それがないとストレス脆弱性は強まる。

　身体管理：「あなたは健康ですか」と問われて「健康だ」あるいは「まあ健康だ」と答えることができることは，こころの健康を支える土台になる。高齢者は何らかの身体疾患をかかえやすい。がん，心臓病，脳卒中の三大疾患のほか，糖尿病や高血圧，高脂血症，胃腸障害や白内障そして関節炎など数多い。これらはどうにも仕方ない現実なのであるが，大事なことは，身体病をかかえていても，その病気をきちんと自己管理できているかどうかである。通院し，医師の指示をよく理解して，服薬しながら自己コントロールできている場合にはさほど大きなストレスとならずにすむ。

　ある高名な医師が自然食を勧め，薬はかえって有害であるかのような講演をしていた。多くの聴衆がそのことばに同調してか握手を求めていたが，筆者の考えでは多くの場合，疾患の治療のためにはきちんと規則的に服薬することが必要である。医師の指示を無視して勝手に服薬をやめてしまえば，身体疾患が悪化する可能性は大きい。

　倉敷市の柴田病院の伊丹仁朗医師は森田療法の立場から，がん患者のために「生きがい療法」というものを考案した。がんになってしまったという事実は素直に受け入れて，そのうえでその人が日々の生活の中でできることをしていこうというものである。がんだからと悲観して消極的になったり自暴自棄になるのでなく，自分の生を充実させるためにできることをしていこうというものである。主体的な自己コントロール感を失わない心は健康だと言える。がんであるという事実を伝えられただけで，「もうだめだ」と落ち込み，うつ状態になることは「こころの壁（バリア）」をつくることにほかならない。自己の身体を管理できていれば安定した心を保つことができる。

　経済的な安定：青森県では男性自殺者の4割が中高年であるが，その多くが借金などの経済的な問題をかかえての危機に立たされていたようである。経済的な問題が自殺のリスクファクターであることは間違いないが，では経済問題が解決しなければ自殺問題も解決しないのかといえば，そうは考えない。「人はパンのみにて生きるにあらず」であって，経済的に追いつめられたとしても，気持ちを支えてくれる人がいれば，「もう一度やりなおしてみよう」という気持ちになるのではないだろうか。

　睡眠と休養：悩み事があると私たちはなかなか眠りにつくことができない。それではほんとうの休養にはならない。休養というからには自己を養うことにもつながるべきで

ある。たとえ身体を休めたとしても，同じことを考えていれば脳細胞そのものを休めることにはならないのである。睡眠は心の健康のバロメーターである。

性格と考え方：自殺者はうつ病の病前性格と同じく几帳面でまじめな人が多い。悩みがあってもそれを誰かに伝えることをしない。相談することは「してはいけない」ことであると考えているようなのである。それが「こころの壁（バリア）」として定着してしまったのであろう。ところで一般に男性に比べて女性のほうが新しい事柄を受け入れることができるという点で柔軟性に恵まれているようである。男性はなかなか自分のそれまでの固定観念を変えようとしない。まず女性に変わってもらうことを通して男性にはたらきかけてもらうということもひとつの戦略である。実際，由利町での活動をふりかえると，まず女性から変わっていった，という印象をもつ。その結果，女性の自殺者が減り，その後男性の自殺者も減ってきているのである。

▶2 保健師としてのこころがまえ

自殺予防活動を始めたいと思っても，保健師ひとりでは何もできない。上司（市町村の保健課長）も自殺予防活動を行なう必要性を十分に自覚していなければならない。「よしやってみよう」とさまざまな点で保健師をバックアップしてくれる上司がいればよいのであるが，なかには「自殺ということばをもちだすこと自体が自殺をひきだしてしまうし，寝た子を起こすことになる」という考え（偏見）から頑として反対する上司がいるであろう。不幸にもこのような上司に遭遇してしまった場合には，実際に自殺予防活動が行なわれている市町村の報告や雑誌の記事などをみせて，偏見を取り除く努力をしなければならない。

逆に上の立場から自殺予防活動をやるように指示されたとしても，保健師自身にやる気のない場合，これもまたうまくいくことはないであろう。

自殺を扱うことはたいへん荷が重く感じられ，できれば避けて通りたいと思っている人へ——自殺というテーマはたしかに重いが，実際に活動を始めてみると，住民の意識が少しずつ変化していくことがわかり，そのことに保健師としての役割を見いだし，達成感を味わうことができ，「やってよかった」と思うようになる。保健師はぜひともなんらかの形で取り組んでほしい。新たな自殺予防という事業を立ち上げるのではなく，ふだんの業務に"自殺予防（うつの早期発見）"という視点をもつことから始めてもよい。

3 遺族ケア（事後対処）
——自殺の三次予防

▶傾聴と共感

　地域で不幸にも自殺者が発生した場合には，同じことが二度と起こらないように配慮する。家族は自分の身内の自殺を知らされるか，家の敷地内で自殺を目撃するわけで，これは衝撃的な体験である。本人について警察官や検死に関わった医師にいろいろきかれることもつらい体験と思われる。「もっと話をきいてあげればよかった」「あんなに元気だったのになぜ」「つらいことがあったのならなぜ話してくれなかったのか」などさまざまな思いが押しよせる。保健師は遺された家族が近親の自殺を自分の責任であるかのようにとらえてしまわないように，またこれまでの隣人や地域との交流を閉ざしてしまうことのないように配慮してあげることが大切である。

　葬儀が終わって家族が少し落ち着いたところで機会をとらえて電話連絡し，「一度お会いして気持ちをききたい」ことを伝え，家族の話をきく。もちろん保健師のほうからの押しつけにならないような配慮が大切である。拒否された場合には無理をせずに次の機会を待つ。保健師がいつでも話をきく用意があることを知らせることが肝要である。この家族のことを心にとめ，「お気持ちを察します。なにかお力になれれば」などと切り出して話をきくことに徹する。

　遺された家族がしばらくうつ状態になることも考えられる。その家族の気持ちを受けとめていく，あるいは必要であれば医療機関に紹介し服薬を勧める。このようなケアを支えとして喪の作業（grief work）を果たし，家族は新たな生きる力を回復していく。

　また，起こってしまった自殺をタブー視して隠そうとするのでなく，その背景にある共通要因をみすえて地域住民に対して，自殺者の多い実態を住民に提示し，地域でこれ以上の自殺者を出さないためにはどうしたらよいのかを広報などで問題提起するのも保健師の役割である。青森県鶴田町では住民をまきこんで自殺について話し合いをすすめる取り組みが始まっている。職場で働く成人や壮年の場合には職場が協力して，従業員のこころの健康を考え，これ以上の自殺者を出さないための協力体制をつくっていくことが必要である。学校で生徒と一緒に考える機会をつくるなどのはたらきかけも大切な自殺予防活動である。

　これまでは保健師も住民も「なかったことにしたい」という気持ちが強かったし，いまだに根強い。人の死はけがれであり，なるべくふれたくないというような考え方や，「勇気ある行動だった」ととらえるような考え方がいまだに支配的かもしれない。医療関係者でさえ，自殺ということばをもちだすこと自体がますます自殺を増やすことになってしまうと考える人が多いのである。しかし，秋田県由利町での経験から言えることは，行政が先頭に立って啓発すれば自殺ということばは1～2年のうちに住民の間でタブーではなくなるということである。今では住民のほうから「自殺の調査はどうなった？」

と問いかけるようにまでなっている。そして、自殺について話し合うことで自殺者が減少していることに注目するべきである。

▶心理学的剖検

欧米ではいわゆる心理学的な剖検（psychological autopsy）ということが比較的抵抗なく行なわれている。つまり自殺者の家族と連絡をとり、家庭訪問などにより遺された家族にインタビューを行ない、生前にどのようであったのか、どのようなことが契機で自らの命に終止符をうつことになってしまったのか、その人の性格傾向はどのようであったかなどについて把握する。しかし、このような取り組みはとかく研究が主たる目的になってしまう。保健師として遺族にかかわるとすれば、心理学的剖検を目的とするのでなく、遺族を孤立させずに気持ちをサポートするために行なうのだということを肝に銘じておいたほうがよい。

由利町では1994～1995（平成6～7）年にかけて高齢自殺者の家族調査が行なわれた（心理学的剖検）。その時に把握された家族には、次のような思いがあることがわかった。

- もっと話をきいてあげたかった。
- ごく普通にしていたので、なぜ自殺したのかわからない。
- がんであることを病院の先生から伝えられて悩んでいた。
- 足が悪くなってから、畑仕事に出られず悩んでいた。
- 借金の返済に悩んでいた。
- 家族と気持ちがかみ合わなかったようだ。

などである。単なる病苦だけでは説明できない、いろいろな要因がからんでいる。

保健師として遺族への家庭訪問を行なう際に、家族にどのようなことばをかけたらよいのかわからないと不安になるであろう。これは虐待や性被害などのトラウマを受けた人たちに対する配慮と同じアプローチが必要である。口にだしては家族を傷つける可能性があるのは以下のようなことばである。

「がんばりなさい」
「あなたが元気にならないと亡くなった人が浮かばれませんよ」
「泣いていると亡くなった人が悲しみますよ」
「まだ家族もいるし、幸せなほうじゃないですか」
「このことはなかったことと思ってやり直しましょう」
「こんなことがあったのだから将来はきっといいことがありますよ」
「思ったより元気そうですね」
「私ならとても耐えられない状況なのに、あなたはよくがんばっている」

これらの言動は、励ますつもりであったとしても、「泣いてもいい、悲しんでもいい、元気を失ってもいい」というメッセージを伝えるという原則が守られていない。また悲しみにひたっている自分が存在してはいけないような気持ちにさせられて、ますますつ

らくなってしまう。「つらい状況にある自分をわかってもらえない」とか「おめおめと生きている自分が非難された」と受けとめる場合が多い。

▶遺族面接のすすめ方

　1）遺族に連絡をとり，保健師の家庭訪問を了承してもらい，訪問日時を決める

　訪問の目的を家族に明確に伝える。家族は大切な人を喪い，さまざまな思いにかられて複雑な心境にあることを十分こころしておく。「Ａさんを亡くされて，いろいろな思いがあると思います。一度お会いして気持ちをきかせてくれませんか」というようなことばでよい。家族によっては固く心を閉ざす人がいるかもしれないが，深入りや強要はせずに「いつか気持ちが変わるかもしれない」と経過を見まもる。

　自殺者が出て１か月以内に連絡をとったほうが家族に受入れられやすいようである。

　2）チェック項目

　単に遺族の思いを主観的にきくだけでは片手落ちで，自殺問題の解決に寄与することにならない。保健師としては同時に客観的なとらえ方も必要である。遺族からの話をききながら，共感を示しながら，同時に話し手から距離をおいて事態を客観的にとらえることにも留意したい。サリバンが指摘する「関与しながらの観察」（participant observation）という技法である。以下は客観的情報として把握すべき必須事項である。

① 氏名：自分の名前が公表されないような配慮が必要である。Ａ，Ｂ，Ｃあるいはイニシャルなどで整理する。
② 性別と年齢
③ 居住地区：県内と同様，町内においても自殺者の多い地区と少ない地区がある。人々の生活状況や気質との関連を知るうえでも重要な情報である。
④ 職業：これも仕事についていたほうがうつになりにくいという結果からも重要な情報である。
⑤ 家族構成：少なくとも三世代は把握するようにする。三世代同居の中での自殺が多いこと，また家系の中にうつ病の既往の人がいるかどうか，また自殺者がいるかどうかも重要な情報である。
⑥ 現病歴・既往歴：自殺者がうつ病の既往があったかどうか。通院や服薬をしていたかどうか，なんらかの身体疾患があり身体科の医師から治療を受けていたかどうか，最終通院はいつごろであったかをチェックする。
⑦ 自殺前後の状況：自殺者が自殺前後にどのような行動をとっていたのかを知ることは重要である。何事もないようなふるまいだったのか，何か大事なものを家族に引き渡すようなサインとみられるものがあったのか，自宅に閉居していたのか，近隣との交流はどのようであったのか，仕事はしていたのか，などである。また本人の性格傾向がどのようであったのかを確認しておくことも大事である。内向的，神経質，誠実さの有無について把握しておく。自分の悩みを家族に相談していたかどうかも大切な情報である。

家族の思いをきくことは精神療法的なかかわりになるので重要である。気持ちをきいてあげることで「来てくれてよかった」,「話ができてすっきりした」などと言えるような面接にする。基本は傾聴の姿勢である。

最後に調査員が感じたことを記載する。

●面接に用いる調査票のサンプル

							面接日 平成 年 月 日	
氏名		年齢		性別	男女	町内		職業
現病歴・既往歴				家族構成				
面接時の状況・家族の思い								
面接者の感想								

＊本人がどのようであったか，以下の点をきき，あてはまるものを円で囲む

① 気質や性格：神経質，小心，内向的，外向的，内閉的，誠実，調和性，伝統を重視，
　　　　　　その他（　　　　　　　　　　）
② 趣味：あり（　　　　　　　　　　　　　　　　　　）
　　　　なし
③ 地域のサポート：あり（　　　　　　　　　　　　　　）
　　　　　　　　なし
④ 身内のサポート：あり（　　　　　　　　　　　　　　）
　　　　　　　　なし
⑤ 身体状況・身体病：あり（　　　　　　　　　　　　　）
　　　　　　　　　なし
⑥ 経済状況・悩み：あり（　　　　　　　　　　　　　　）
　　　　　　　　なし
⑦ アルコールの問題：あり（　　　　　　　　　　　　　）
　　　　　　　　　なし
⑧ 睡眠と休養の問題：あり（　　　　　　　　　　　　　）
　　　　　　　　　なし

地域のサポートとは，当事者が住んでいる家のある地域での友人，知人，隣人との関わりがあるかどうか，また老人会や婦人会などに参加しているかどうか，スポーツや芸術活動が開催され，定期的に参加できているかどうかについて記載する。

　身内のサポートに関しては，配偶者や兄弟・こどもたちとの交流があるかどうかを把握する。別居の娘から毎日電話をもらうことは高齢女性にとって大きな支えになる。

　もちろん，調査票は地域の特性を生かして適宜改定してよい。およそA4判1枚ぐらいであるが，全部チェックするのに1時間はかかる。質問の順番をこのとおりにする必要はなく，話の流れのなかで出てきたら確認しておくというきき方のほうがよい。

4　うつ病の早期発見・早期治療 ——自殺の二次予防

　欧米では自殺者の心理学的剖検（遺族からのききとり調査）が行なわれ，自殺の要因として「うつ病」あるいは「うつ状態」の存在が指摘されている。この研究をふまえて，うつ病を早期発見し，早期に治療のベースに乗せることでうつから自殺に至るプロセスを遮断しようというはたらきかけが行なわれている。例えばスウェーデンのゴートランドではうつの早期発見の取り組みにより実際自殺率が低下したという報告がある[53]。同じような取り組みは我が国でも新潟県の松之山町，青森県の名川町，岩手県の浄法寺町で行なわれて実際に自殺率の低下が報告されている。

　うつ病を早期発見するための簡易尺度が開発されているのでそれを活用するとよい。青森県名川町や岩手県浄法寺町ですでに保健師らがこの取り組みを行なっており，一次，二次のスクリーニングを行なったうえでうつ病の可能性のある高齢者を抽出し，精神科医の面接により確定診断を下し治療につなげていく。早い時期にうつ病を発見し，早期に対処することで自殺予防を行なおうとするものである。しかし，うつが疑われる住民が把握されたとしても，それを医療機関につなげていくことが課題となる。とくに精神科医の少ない地域では困難である。そこで地域でふだん診療にあたっている医師が，うつ病に関する知識をもつことが重要となる。というのも，自殺者の4〜6割（高齢者では7割）が自殺の1か月前に何らかの身体症状（頭が痛い，腰が痛い，めまい，口の苦味が気になるなど）を主訴に医師を訪れているという調査結果があるからである。この時，医師が簡易尺度を用いてうつ状態を把握し，精神科に依頼するか，症状が軽い場合には医師（多くは内科医であろう）が抗うつ剤を処方するなどしていれば防ぐことのできた自殺が多いのではないかと考えられる。

　最近の自殺者の増加には中高年世代が大きく関与している。それに対しては職場でも職場で働く人たちのうつ状態を早めに把握する取り組みが重要である。うつ病の心理教育を行なう機会をつくることもひとつの方法であるし，産業医にうつ病について知ってもらうことも大切である。

　さらに，幸い自殺には至らず，自殺未遂に終わった人のケアも大切である。救命後は

精神科医や臨床心理士による心理的なケアやカウンセリングを行ない，なぜ自殺行動をとってしまったのか，背景にある病態に応じた取り組みをしていく。

▶「迷いの時期」に手をさしのべる

うつ病の15％は自殺し，また自殺者の半数以上がうつ病などの「気分障害」の診断があてはまったという報告がある。したがって自殺とうつ病は大きく関連しているといえる。とはいえ，うつ病の生涯有病率は男性は4.6％であるのに対して，女性は9.7％と女性のほうが倍高いが，自殺そのものは男性のほうが多い。うつ病だけで自殺するわけではなく，死にたい気持ちにさらに心理・社会的な「一押し」となる要因が考えられる。間接的な契機は経済的な損失や病苦であったりするが，最後の決断をうながす要因としては，自殺者の几帳面で硬い考え方や「自殺を容認する」ような地域の雰囲気が考えられる。

自殺の直前はうつ状態が考えられるが，自殺を決断する前には「迷いの時期」があると思われる。この時に本人の気持ちをきいてあげて，うつ状態を把握して早めに医療機関につなげていくことが保健師の役割である。いったん自殺を決断してしまうと後戻りは困難となる。

しかし，自殺者は周囲に対して何事もないかのようにふるまうので見すごしやすい。「何であんなに明るかった人が」などと意外に思われることが多いのである。

▶実態の把握

保健所の死亡小票を用いて市町村の自殺者数，自殺率，各年齢群の自殺率，男女別の自殺率などを把握する。また同じ市町村の中でも自殺の多い地区と少ない地区がある。次に自殺者の多い時期や時間そして場所を把握する。一般には4月から10月の比較的暖かく，活動しやすい時期に多いようである。時間としては家族が仕事などで出払っている日中が多いようである。我が国の農村の場合には多世代同居の中の自殺が特徴的である。場所としては家の敷地内の納屋などが多い。自殺率の経年的な変化をみると，やはりなんとか対策を立てねばということになる。これらの実態を他の市町村と比較したり，全国と比較してみる。

▶住民への周知

これらの実態をふまえて，住民に調査活動を行なう必要性を広報やチラシなどで伝える。「自殺とうつ病は関連しているのでうつ病に対する知識をもち，うつ病と思ったら早めに保健師に相談したり病院を受診しましょう」などと訴えていく。うつ病のパンフレットは薬品メーカーが簡単でわかりやすいものを作製しているのでそれを利用したり，参考にしたりするとよい。

▶スクリーニングの方法

毎年行なわれる住民の総合検診の場を利用して住民に「抑うつ尺度」に記入してもらうとよい。抑うつ尺度にはSDSとCES-Dというのがあるが，それぞれ一長一短がある。よく項目を吟味して使いやすいほうを選べばよい。青森県の六戸町では両者を用いる予定である。青森県の三厩村はSDSを用いた。名川町では高齢者に施行したものを

さらに統計処理してSDS短縮版を作成した。現在，厚生労働省の「うつ対策推進方策マニュアル」でもこれが使用されている。

●うつスクリーニング用質問紙（大野ら[45]によるSDS短縮版）

最近のあなたのご様子についてお伺いします。次の質問を読んで，「はい」「いいえ」のうち，あてはまるほうに○印をつけてください。

A項目
1. 毎日の生活が充実していますか　　　　　　　　　　　　1. はい　2. いいえ
2. これまで楽しんでやれていたことが，　　　　　　　　　1. はい　2. いいえ
　　今も楽しんでできていますか
3. 以前は楽にできていたことが，　　　　　　　　　　　　1. はい　2. いいえ
　　今ではおっくうに感じられますか
4. 自分は役に立つ人間だと　　　　　　　　　　　　　　　1. はい　2. いいえ
　　考えることができますか
5. わけもなく疲れたような感じがしますか　　　　　　　　1. はい　2. いいえ

B項目
6. 死について何度も考えることがありますか　　　　　　　1. はい　2. いいえ
7. 気分がひどく落ち込んで，　　　　　　　　　　　　　　1. はい　2. いいえ
　　自殺について考えることがありますか
8. 最近ひどく困ったことやつらいと思ったことがありますか　1. はい　2. いいえ

「はい」と答えた方は，さしつかえなければ，どういうことがあったのか，ご記入ください。

初めの5項目（1〜5）のうち2つ以上があてはまるか，あとの3項目（6〜8）のいずれかあるいはストレスに関する記載があれば陽性と判断され，保健師が二次調査として家庭訪問を行なう。

▶訪問面接（二次調査）

前もって手紙あるいは電話で住民の家庭訪問についての同意を得る。この際に保健師は構造化された調査票を用いるが，答えを強要したりすることのないように配慮が必要である。住民の悩みを傾聴することを第一課題とする。少なくとも抑うつ気分の有無と日頃の興味・関心の喪失の有無のチェックをし，これら2つがあてはまるようであれば陽性としてもよい。この二次調査としての訪問調査でさらに陽性であった場合には，精神科医への受診を勧めるか，受診が困難な場合には精神科医の家庭訪問を準備する。名川町では現在は健康相談で対応している。

図22に，二次予防活動の流れを示した。

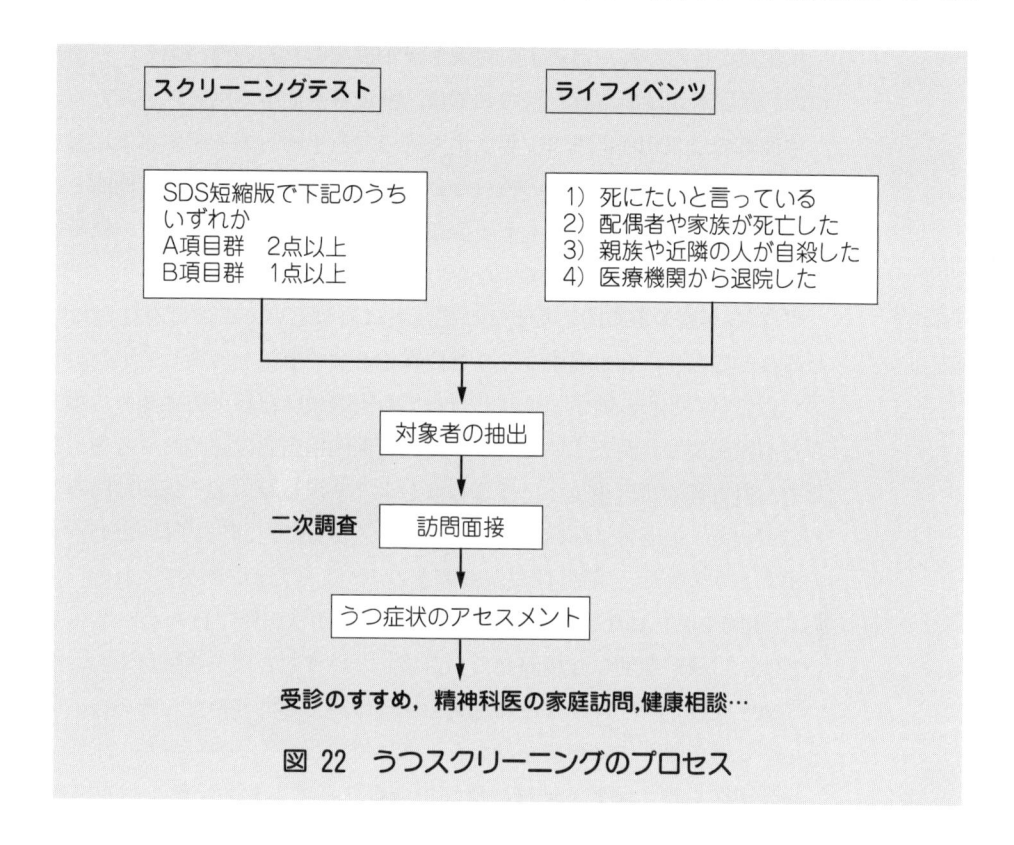

図 22 うつスクリーニングのプロセス

```
スクリーニングテスト              ライフイベンツ

SDS短縮版で下記のうち        1) 死にたいと言っている
いずれか                     2) 配偶者や家族が死亡した
 A項目群　2点以上            3) 親族や近隣の人が自殺した
 B項目群　1点以上            4) 医療機関から退院した
              ↓           ↓
              　対象者の抽出
                    ↓
  二次調査     　訪問面接
                    ↓
              うつ症状のアセスメント
                    ↓
   受診のすすめ，精神科医の家庭訪問，健康相談…
```

　最後に一次予防であるが，自殺者とその家族に直接関わることなく，またうつ病の治療に直接携わることなしに行なわれる，この心の健康づくりを目的としたヘルスプロモーション型の取り組みこそがもっとも自殺予防の効果を発揮する。行政にとっては，これまでの組織やシステムに多少の改善を加えるだけでよいので，コストも少なくてすむ。住民が「自殺を考えないですむ健康な生き方はどのようなものであるのか。私たちの生活の中で何を維持したり，何を実現したりすることが重要なのか」を考え実現していく取り組みである。具体的な取り組みの実際は第5章で紹介した。

5　担当職員の意識改革

　自殺予防対策は，まず最初に，地域のこの問題に対するタブー視を改善することから，すべてが始まると言ってよい。このことに都市部，農村部の区別はない。自殺予防対策のきっかけが，はじめは外部からのはたらきかけであったとしても，担当者や住民はこれに関わる過程で，自殺問題に対する意識と行動が徐々に変化してくることが多い。
　自殺予防対策に取り組むことでエンパワメントされるのは地域住民だけではない。自殺予防対策に関わる保健担当職員や町の他部門の職員もまたエンパワメントされるのである。

秋田県で行なわれた自殺予防対策モデル事業の実施過程の中で，このような住民や職員の意識変革が認められた。ここでは，秋田県中仙町の例をみてみたい。

中仙町では 2001（平成 13）年度から県の自殺予防対策モデル事業に参加したが，モデル事業開始当初は住民も町の職員も必ずしもこの事業に対して積極的とはいえないような状況があった。自殺予防モデル事業を受けるきっかけが県からの要請に応えるという形でなされたことも関係していたかもしれない。

平成 13 年度の事業開始時点では担当者は自殺ということばを住民に明示することをためらっており，心の健康づくりということばで事業を実施していた。しかし，事業をすすめていくと心の健康づくりと言っても実際には自殺予防に関わる事業なのだということが住民にもわかっているということを保健担当者は認識せざるをえなくなった。そこで，担当者は「自殺」ということばをタブー視しないで一歩前に踏みだそうと決意するに至った。担当者は部内でのコンセンサスを得て，「自殺予防」ということばを講演会で示すようにした。当初，住民から驚きの声があったが，やめてくれという反応はなかった。「新聞やテレビなどで自殺予防の取り組みが秋田県で行なわれていることは知っていたが，自分が参加した講演会で『自殺』ということばを直接きくと，今までにない強い印象を受けた」というような意見を住民の声としてきいた。その後，町では自殺予防ということを隠さずに事業を行なうようになった。

自殺予防対策に関わる地域の保健担当者は必ずしもメンタルヘルスの専門家ではない。自殺予防対策ときいただけでは，何をしたらよいかわからないという反応を示す者も多い。未知の事業，経験の乏しい仕事に関わるということは誰でも不安なことである。知識の不足だけが心配なのではない。自殺予防対策については地域の偏見やタブーにどう取り組んだらよいのかという難しいハードルが待っているからである。

自殺予防対策モデル事業開始 1 年後に，当該年度に行なわれた町の事業を質的に評価する目的で，町の自殺予防対策担当者に対して半構造化面接による聞き取り調査を実施した。面接対象者は町の福祉健康課長と自殺予防事業担当の保健師であった。担当の保健師は 1 年前と比べて自殺予防事業に取り組む姿勢が積極的なものとなり，話しぶりからは 1 年前よりも自信がついているようであった。自殺予防担当者自身が 1 年前は自殺予防ということばに抵抗感をもっていたが，1 年間の事業の実施のあとでは，自殺予防に対する印象が変化している。このような事業担当者のエンパワメントは中仙町だけでなく，他の自殺予防モデル事業の町の担当者でも同様に認められた。なお，中仙町では以下のような心の健康づくりに関する事業が実施された。

- 心の健康づくり巡回相談事業（6 地区ごとに 6 回開催）：町民全体を一堂に会して講演会を開くのでなく，地区ごとの開催を決めた。対象者は健康づくり相談員，老人クラブ会員，民生委員であった。地域病院精神科の医師に講演を実施してもらい，健康相談も実施した。
- 保健師と民生委員が連携し，一人暮らし高齢者，老人世帯の家庭訪問を実施した。
- いきいき心の健康づくり講演会：健康づくり推進員を対象に推進員の知識向上をは

かるため，年3回実施した。
- 健康ふれあい教室：老人クラブ会員，一般住民を対象に心身の健康増進をはかるために開催。歌やユーモアあふれる講話などで，参加者の心身をリフレッシュさせることを目的とした。公民館を利用し年間6回開催した。
- 仲間づくり事業：グランドゴルフ大会と歩け歩け大会を開催した。これは既存の事業の再構築であった。
- 生きがいづくり事業：地域の伝承料理講習会を開催。この事業は健康づくり推進員，一般住民を対象としたもので，高齢者を講師として地域に伝わる伝承料理，郷土料理をつくりながら交流をはかるものであった。公民館で年6回開催した。

6 燃えつきないために

　うつ状態であることを把握し，精神科医との治療関係も保健師の努力で築くことができた高齢女性が，ある日の午後に保健師に電話をしてきた。息子夫婦との人間関係がうまくいかず死にたいという。15分ほど話をきいたが，その日は遅くなってしまったので翌日の朝に役場へ来てもらうことを約束してもらった。しかし，その日の夜中に彼女は自殺してしまった。保健師としては関係性ができつつあっただけに，またうつ病の治療にものせることのできた住民であるだけにたいへんなショックであった。家族のみならず保健師も彼女を喪ってしまったショックは大きく，彼女を救えなかったのは自分のせいだと自責的となり，うつ状態となりしばらく仕事もできない状態となった。

　このような事態に陥らないように，保健師は日頃から自らの仕事の悩みなどを相談できる相手をつくっておく。同僚保健師あるいは主任保健師あるいは保健課長などがその役割を演じることが望ましいが，仕事に関係のない人でもよい。"安心して相談できる人が身近にいる"と感じることが大切である。直接会わなくとも，電話，メールなど手段は何でもよい。

　関わったケースに感情移入しすぎてしまい苦しくなることがある。いわゆる"巻き込まれ"である。それを防ぐためには，自分1人の判断で行動しないということが重要である。事例について話すことのできる機会をつくり，上司を含めた定期的なカンファレンスを開催するのも1つの方法である。

　自殺予防活動を進めていくなかでも，自殺者が出る場合がある。関係者からの批判的な意見に戸惑うこともある。そんな時，保健師はパワーレスな状態に陥りがちである。それを防ぐための1つの方法として，気分転換できるような環境づくりを心がけよう。

IV

ヘルスプロモーションとしての自殺予防活動マニュアル

第6章▶市町村における自殺予防対策のすすめ方
　●担当者のための行動計画策定ガイド

第7章▶評　価

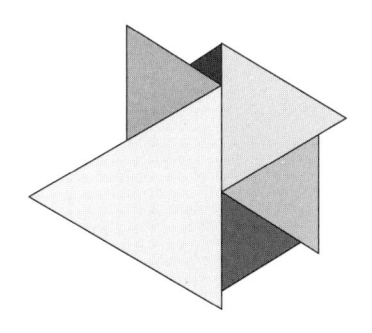

第6章 市町村における自殺予防対策のすすめ方
●担当者のための行動計画策定ガイド

本橋 豊

金子善博

本ガイドの活用法

　本ガイドは市町村における自殺予防のための心の健康づくり行動計画策定のために必要な情報をまとめたものです。自殺予防対策を「健康のまちづくり（ヘルシーコミュニティー）」の中ですすめるという基本的な考え方にもとづいて書かれています。

A．どのように自殺予防対策を立ち上げたらよいのか

　「健康のまちづくり」の中でどのようにして自殺予防対策の行動計画をすすめていったらよいかを示しました。WHOのヘルスプロモーションの理念や健康まちづくりの基本コンセプトなどにもふれていますので参考にしてください。

B．住民の心の健康づくりの基礎調査

　住民の心の健康づくりのための基礎調査をどのようにして実施したらよいのかについて，具体的なノウハウを示しました。科学的根拠にもとづく健康政策をすすめていくうえで，実態を把握するための調査は不可欠です。官庁統計資料だけでは明らかにできない住民の心の健康の状態を把握することにより地域の健康ニーズが明らかにされ，具体的な自殺予防対策・活動に結びつけることができるようになるでしょう。秋田県の自殺予防のための地域診断事業のモデル市町村の地域診断結果をもとに秋田大学医学部で開発した「心の健康づくりに向けた地域診断のための簡易調査票」を付録として掲載しましたので，活用してください。

C．効果的な自殺予防・心の健康づくり活動

　基礎調査結果にもとづく，心の健康づくり・自殺予防活動のすすめ方を示しました。これを参考にして，自分のまちの実情に合わせた活動をすすめてください。

D．秋田県の市町村における自殺予防対策モデル事業の成果

　地域に根ざした自殺予防対策により自殺率は減少するということを理解していただくために，秋田県の自殺予防対策モデル事業に参加した自治体における自殺率の変化について示しました。

　本ガイドが多くの市町村の健康政策担当者に活用され，我が国の自殺予防対策の向上に役立つことを祈念します。

A どのように自殺予防対策を立ち上げたらよいのか

1 なぜ自殺予防対策を行なわなければならないのか
——目標を明確にし，地域全体で共有できるようにする

　なぜ自分の地域で自殺予防対策・心の健康づくり対策を行なわなければならないのかについて，関係者は共通の理解をもつ必要がある。そのために，あなたがやらなければならないことは何かについて考える。

　まず，自殺予防対策の目標を明確にする。そして，その目標を地域全体で共有できるように，広報活動等を行なうこと。

◆CHECKPOINT

☐ 自殺予防対策・心の健康づくり計画を行なう理由を説明できる。

☐ 自殺予防対策・心の健康づくり計画の目標が明確である。

　　をめざしている。（ビジョンの説明）

☐ 目標を地域全体で共有するための努力を行なっている。
　具体的に列挙すると，

心の健康づくりのなかで、うつ病対策・自殺予防対策が重要視されるようになってきた。これまでの市町村の精神保健対策は、統合失調症の社会復帰やアルコール依存症対策が中心だったが、自殺者数の急増という社会的背景を受けて、地域・職域・家庭・学校といった場で、自殺予防対策に積極的に取り組む必要が高まっているのである。地域保健の現場では、うつ病対策はあまり経験のない領域なので、どのようにしてすすめていったらよいのかについて不安や戸惑いがあるであろう。しかし、うつ病対策・自殺予防対策の基本を理解すれば、これは地域保健活動として取り組むべき公衆衛生の課題であるということが、十分に理解できるはずである。

2002(平成14)年に精神保健福祉業務の一部が市町村に移管されてから、市町村が独自のメンタルヘルス対策を立てることはきわめて重要な業務となっている。自殺予防対策・心の健康づくりの行動計画を立て、実践に移していくことは、それ自体で意味のある仕事である。国や県から下りてきた話だからというのではなく、自殺予防は自分たちの地域の重要課題であると認識し、問題の重要性を理解したうえで、主体的に事業に関わっていってほしい。

市町村の中には、自殺予防が健康上の主要課題ではないという地域もあるだろう。自殺率は全国平均以下である、自殺者数が多くない、我がまちではそのような課題は問題になっていない、などさまざまな理由で、自殺予防は優先課題ではないと認識しいている市町村も多いことであろう。しかし、そういう市町村の担当者の方々も考えてみてほしい。日本の自殺者数は1990年代から急増し、3万人を超える異常事態が続いているのである。日本全体でみれば自殺は死因順位の第6位であり、交通事故による死亡数をはるかに上回っている。たとえ、自殺率は全国平均以下であっても、我が国全体の問題としての取り組みの中で各自治体がこの問題に取り組む必要性はあると考えるべきではないだろうか。

イギリスは世界的には自殺率が低い国だが、"Our Healthier Nation"という国家健康増進戦略において、自殺予防を4つの大目標の1つに掲げた。その理由は、自殺や事故は社会の努力で減らすことができるものだから、ということである。

さて、まずなすべきことは、心の健康づくりおよび自殺予防対策をすすめなければならない理由を理解し、めざすべきビジョンにもとづいて具体的な戦略と実行計画を作成することである。

ビジョンとは、地域の健康課題にどのように取り組むのかということに対する市町村の価値基準を示すものである。このようにしたいという熱意と願望の表現がビジョンである。それを住民や関係者に示すことにより、この事業に参加するすべての人が事業の目的を理解し、ビジョンの達成に向けて行動を強化する動機を認識することができるようになる。

なぜそのような事業（ここでは自殺予防対策）を行なわなければならないかという理念を文章として明確化する作業は避けて通れない。2001年に策定された「健康秋田21計画」では自殺予防のビジョン（大目標）を次のように設定している。

「すべての県民が一体となって，家庭・学校・職場・地域の場において，個人の尊厳といのちの大切さを再認識しながら，すべての世代における自殺者を減少させます。」

市町村独自のビジョンを示すことができるかどうかは，自殺予防対策を企画立案する人たちの識見と熱意にかかっている。

▶健康のまちづくりの基本コンセプト

健康のまちづくり（healthy community）の考え方は世界的なヘルスプロモーションの理念にもとづいている。健康を決定する要因として，個人の生活習慣，健康に関する信念や態度といった個人要因だけでなく，保健医療の提供や地域のネットワークといった社会環境要因が重要な役割を果たしているという認識のもとに，個人の努力とともに健康を支援する環境の整備にも力を入れていこうという考え方である。

世界的にみると都市部を中心にした健康都市プロジェクトが有名だが，非都市部では健康コミュニティープロジェクトや健康アイランドプロジェクトなどの事例がある。ヘルスプロモーションの考え方は「すべての人に健康を」の理念にもとづいている。その原則は次のとおりである。

・健康における較差を減少させる
・病気の予防に重点をおく
・部局をこえた協力をはかる（健康福祉関係部局だけが対策にかかわるのではない）
・地域参加，住民参加
・保健医療制度の中で一次予防に重点をおく
・国際的協力

▶2 行政のトップ（市町村長）に自殺予防対策と具体的な行動計画の重要性を理解してもらう

自殺予防対策をすすめていくうえで，首長，議会関係者などの町の政治的リーダーの理解を得ることは大切なことである。自殺予防対策や心の健康づくり対策がなぜ必要なのかをきちんと説明し，理解してもらうことが重要である。そのうえで，自殺予防対策推進の支援を得るように努力する。また，行政組織の中で保健部局以外の担当者の理解を深めさせるはたらきかけも大切である。

政治的リーダーに理解してもらうことで，自殺予防対策や心の健康づくり対策が行政の主要課題として認知され，対策の財政的裏づけを得ることが可能になるかもしれない。予算を獲得することはきわめて重要なプロセスである。行政の施策に組み込まれることで自殺予防対策がまちの継続的な政策課題となる可能性もある。

> ◆CHECKPOINT
> - [ ] まちのトップが自殺予防対策や心の健康づくり対策の重要性を理解している。
> - [ ] 保健部局以外の職員も自殺予防対策や心の健康づくり対策を理解している。
> - [ ] あなたは，自殺予防対策をまちの継続的政策課題として取り上げられるよう努力している。具体的に列挙すると，
>
> [   ]

▶自治体の果たすべき役割

WHOは健康のまちづくりにおいて，自治体の果たすべき役割を2つあげている。

情報収集と分析（information and analysis）：まちの健康水準の現状と，その健康水準に影響を及ぼしうる社会環境要因を測定し，健康課題の大きさを評価することが必要である（ヘルスインパクトの測定）。このような情報収集と分析にもとづき，地域の健康ニーズを把握し，何ができるのかを明らかにする。本ガイドでは地域診断という表現で具体的手順を示している。

政策形成と積極的な支援活動（policy and advocacy）：特定の健康課題について政策形成を行ない，行政当局はこれにもとづいて健康づくりの目標を達成するためのさまざまな積極的な支援活動を行なう。弁護士のことをフランス語ではavocat（アボカ）と言うが，英語のadvocacyとほぼ同じ意味をもっており，「弱い立場にある人々の権利を擁護する」という弁護士本来の職務を的確に表現している。アドボカシーには，健康面で不利な立場，弱い立場にある人々や集団の側に立って，その健康水準の向上のために活動するといったニュアンス，すなわち「健康上の公正」の観点も含まれていると考えてよい。

TOPIC 1

自殺の疫学──東北3県の自殺死亡の現況

2003（平成15）年における日本の自殺死亡数は32,082人だった。秋田県の自殺数は519人で，自殺率は人口10万対44.6で全国1位（全国平均は25.5）であった。秋田県の自殺死亡率はワーストワンが平成7年から連続9年続いているということで，秋田県は事態を深刻に受けとめている。このような経緯から，秋田県は自殺予防を主要な健康課題と考えて健康秋田21計画の中でも重点的な領域と位置づけ，健康秋田21計画では，自殺死亡の減少を数値目標として掲げて，自殺予防対策を推進している。

図aは，我が国における自殺死亡率と完全失業率の推移である。両者は密接な関連性があることがわかる。国民経済状況の悪化は自殺率の増加をもたらす。自殺率に影響を及ぼす要因として社会的な構造的要因と個人的要因に分けることができると考えられる。

表には2003年における自殺高率県と低率県を示したが，秋田県をはじめ北東北3県がワースト3に入っているのが注目される。この事実は北東北3県には共通する社会的要因があることを示唆するものと考えられる。

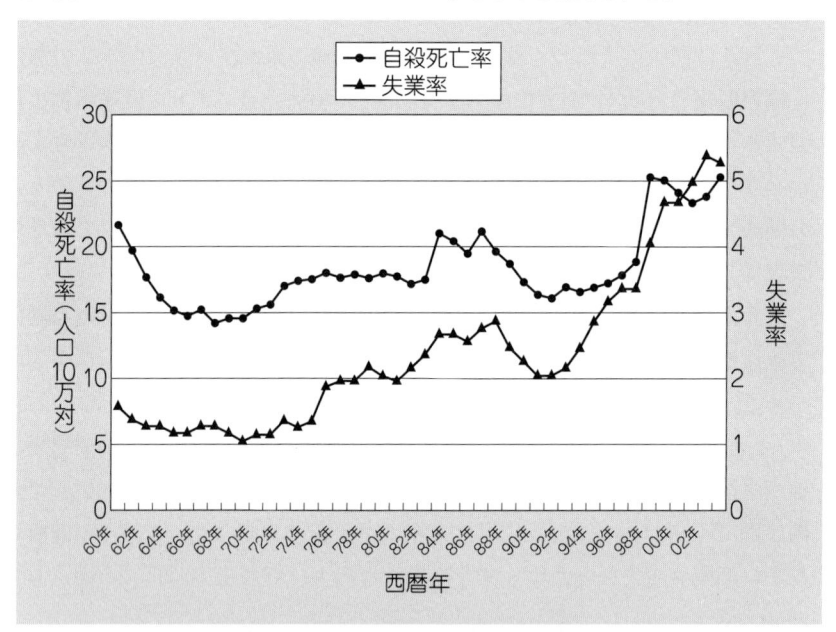

図a　我が国の自殺死亡率と完全失業率の推移（1960～2003年）
自殺死亡率と完全失業率は高い相関を示す（相関係数：0.84, $p<0.01$）

表　自殺率の高い県と低い県　人口10万対自殺死亡率（2003年）

	高率県		低率県	
1位	秋田県	44.6	徳島県	20.3
2位	青森県	39.5	岡山県	20.5
3位	岩手県	37.8	奈良県	20.7
4位	新潟県	34.0	神奈川県	20.9
5位	富山県	32.1	静岡県	21.1

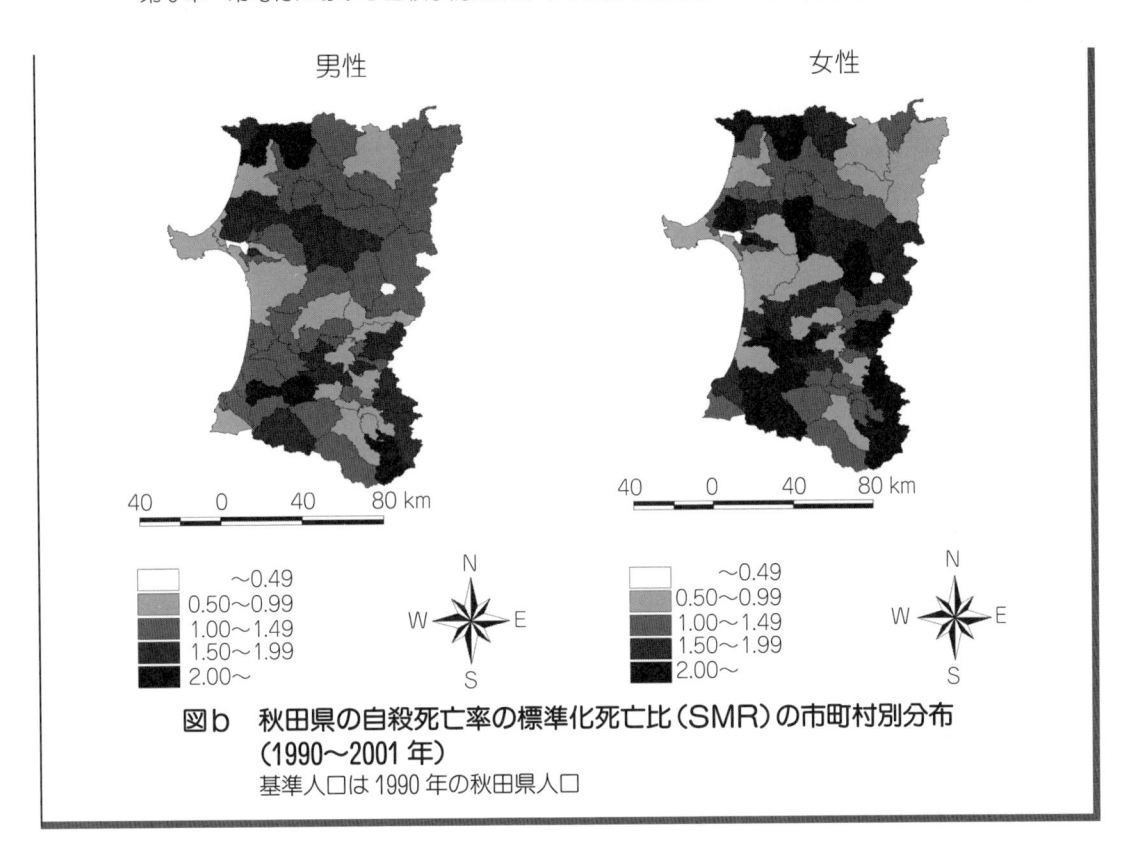

図b　秋田県の自殺死亡率の標準化死亡比（SMR）の市町村別分布（1990〜2001年）
基準人口は1990年の秋田県人口

3 ▶ 自殺予防対策のメディエーター／コーディネーターを決める

　　まちの政治的リーダーに自殺予防の重要性を理解してもらい，自殺予防対策・心の健康づくり行動計画を立ち上げることが決まったら，まず最初にするべきことは，自殺予防対策のメディエーター（mediator）／コーディネーター（coordinator）を決めることである。船長のいない船旅がありえないように，メディエーター／コーディネーターのいない自殺予防対策は正しい行き先にたどり着かない可能性が高い。メディエーターは全体を調整する者という意味であり，コーディネーターは具体的な施策や事業をすすめるにあたり円滑な進行をはかるまとめ役というべき役割を果たす者である。

　　メディエーターとコーディネーターは同一人であってもよいし，別人であってもよい。いずれにせよ，自殺予防対策の立ち上げ，実行，評価の各段階で主体的に関わることができる役割を期待されている。対策の初期段階においては，自殺予防に関わる地域のネットワークを構築し，ネットワークの構成員たちに自殺予防対策の目的・すすめ方などを的確に説明できることとコーディネートする能力が期待される。

　　フィンランドの国家レベルの自殺予防対策でメディエーター／コーディネーターが一

貫して施策に関わっていたことが，対策の進展に重要であったことが知られている。また，秋田県の自殺予防対策の進行管理においてもメディエーター／コーディネーターの役割が明確であることは，対策の着実な進展において重要であった。

メディエーター／コーディネーターは対策の企画と実行だけでなく，対策の評価段階において，科学的根拠にもとづくデータ収集と分析を行なうことができ，評価者に対して説明できる能力も必要である。

自殺予防対策をすすめていくうえで，外部の専門家の支援を得ることは重要である。メディエーター／コーディネーターは，対策の企画立案をすすめるにあたって，大学や保健所などの精神保健専門家の参画を求めることをためらうべきではない。外部の専門家が関与することで地域の自殺死亡率が低下したという実績を我が国はもっている。

◆CHECKPOINT
- [ ] 自殺予防対策の全体を見わたすことができる担当者（メディエーター／コーディネーター）がいる。
- [ ] 自殺予防対策全体を企画立案する役割を果たすべき人を決めた。
- [ ] 外部の専門家の支援を求める可能性について考えた（考えている）。

4 地域の健康課題の抽出
——自殺予防対策の優先順位は？

自分のまちの衛生統計指標を調べて，どのような健康課題が現在問題になっているかについて，客観的な情報を整理することが必要である。地域診断という言葉がある。医師が患者の病気を診断するように，公衆衛生に従事する担当者が地域の健康課題について，地域の統計指標などから，その現状を科学的に「診断」することを地域診断と言う。国の人口動態統計のデータや地方自治体の衛生統計に関する指標から，自分の地域の健康水準を数値データをもとに評価する。

他の地方自治体の衛生統計データと比較して，自分のまちは，例えば死亡率のランクが何番目かということをまずみてみよう。健康指標のランクが低い場合には問題がありそうだということで，その健康課題の優先順位が高くなる。また，健康指標のマッピング（健康地図：死亡率や罹患率の市町村別分布図など）を行なうことで，自分の地域の健康課題が何であるかを知ることができる。基本的な死亡指標については，厚生労働省の市町村マップが利用できる。

地域の健康課題の抽出は，公刊されている衛生統計資料だけでなく，住民の意見，保健従事者の意見などからも可能である。この場合，定量化された情報ではないので，情

報の客観性に問題がありそうで心配になる。しかし，数値で表わせない情報は価値がないと考えるのは誤りである。質的情報をどう評価するかについては，以前よりも学問的な方法論が示されている。

例えば，マーケティング・リサーチの分野から発展してきたフォーカス・グループ・インタビューという手法がある。この手法では6〜8名くらいの対象者から自由な意見交換により知りたいテーマに関する質的情報をある程度定量化して評価することができる。特定の情報をもつ人に半構造化された面接を実施し，重要情報を収集するキーインフォーマント・インタビュー法なども質的な情報収集として用いられる。

また，グループダイナミクスの手法としてよく使われる手法としてはKJ法がある。KJ法は特定の課題についてグループ参加者が自由に意見を出しあい，カードを用いて意見を集約していく方法である。KJ法は地域保健の現場でもよく知られている手法である。地域の健康課題の抽出にあたっても有力な手法の1つと言える。

以上のように，量的データ，質的データから得られる情報を総合して，自分の地域の優先度の高い健康課題は何かを抽出する。

◆CHECKPOINT
☐ まちの健康水準（例えば，死亡率，罹患率，自殺死亡率など）は衛生統計指標でみると，県全体の中で[　　　　　]番目である。
☐ まちの健康水準を健康マップでみたことがある。
☐ 住民の声や保健関係者の意見を科学的にまとめる方法を知っている。例えば[　　　　　][　　　　　][　　　　　]。

5 住民の心の健康（メンタルヘルス）に関する基礎調査
──うつ病のスクリーニングを目的とする必要はない

地域住民の心の健康状態がどのようなレベルにあるかを知ることは，対策を立てるうえでの基本である。秋田県の自殺予防対策モデル事業では秋田大学医学部健康増進医学分野が中心になり，モデルとなった町の住民を対象に詳細な質問紙調査を実施した。この結果から，秋田県における地域住民のうつ病の有病率などのメンタルヘルスの実態が明らかにされた。また，東北地域の農村部を中心とした地域住民のうつ状態に関連する社会文化的要因について科学的な根拠を明らかにすることができた。

調査の目的がうつ病のスクリーニングにあるのかどうかについて，明確にしておくことは重要である。

新潟県松之山町の事例や岩手県浄法寺町の事例では，住民を対象にしたうつ病のスク

リーニングを実施し，うつ病の疑いのある者に対して精神医学的なアプローチをするという手法を用いている。一方，秋田大学が関わった調査では，全住民のうつ病のスクリーニングを行なうことを目的とはしていない。調査を行なう目的はあくまでも地域のメンタルヘルスの実態を明らかにして，その後の公衆衛生活動に役立てることであった。地域診断を行なうことを主眼としたのである。

　うつ病のスクリーニングを住民全体に行なわなくても，地域での自殺予防対策をすすめることはできる。調査を行なうことにより住民のうつ病予防・自殺予防に対する関心を高めることができるからである。また，調査結果を住民に知らせる結果報告会や健康教育の場を設定することもできる。すなわち，調査を行なう目的は地域のメンタルヘルスの実態を明らかにすることと，啓発活動を活発化させるきっかけづくりをすることである。調査の結果はもちろん住民に還元しなければならないが，市町村の事業担当者が自分たちが進める自殺予防対策の基礎資料とするという意義が大きい。

　章末付録として簡便な調査票を掲載してある。この**簡易調査票**を活用することで，市町村でも地域住民のうつ状態のリスクを評価することができる。この質問票はうつ状態に関する質問，家族のストレスに関する質問，ストレス対処行動に関する質問，主観的健康度に関する質問，自殺に対する意識に関する質問から構成されている。最終的にはうつ状態に関する質問の得点と，うつ状態の関連要因に関する質問の2つの得点から，うつ状態の危険度を評価するしくみになっている。調査票の解説をよく読んで，メンタルヘルスの評価方法を理解してほしい。この質問票を用いて得られたデータは，自殺予防対策・心の健康づくり対策の数値目標の設定値として利用することができる。

> **注意！**　調査の実施にあたっては，心の健康という個人のプライバシーに関する事項を質問することから，調査に関する住民への説明を十分に行ない，調査に応じていただくことの理解と承諾を得る必要がある。

◆**CHECKPOINT**
- [ ] 住民を対象とした心の健康づくりに関する調査を企画している。
- [ ] 住民のうつ状態のリスクを評価する手段と方法を知っている。
- [ ] 調査の目的を住民に説明することができる。
- [ ] 調査の実施について住民の理解を得るために広報活動を行なった。
- [ ] 調査の実施にあたり，住民のプライバシーの保護について注意をはらうべき点が明確にされている。

6 自殺予防対策のモデル：ヘルスプロモーションモデルとうつ病予防モデル

自殺予防を進めるアプローチとしていくつかのモデルが考えられる。

1つは個人の心理的背景を重視するアプローチ，あるいはうつ病予防という疾病予防志向のアプローチである。自殺の直前には，うつ病などに罹患していることが多く，うつ病の早期発見・早期治療を重視することで自殺を減らすことができるという考え方である。うつ病に対する理解を深め，うつ病患者の医療へのアクセスを改善するということがその要点である。

これと対照的なアプローチが生活（福祉）モデルによるアプローチである。うつ病という病気ではなく，生活面で悩みをかかえる人に対して，社会福祉的アプローチにより社会的支援を強化していこうとする考え方である。地域に根づいている福祉資源や福祉システムを活用しようという発想につながる。

第三のアプローチとして，包括的アプローチとも言うべきヘルスプロモーションモデルによるアプローチが考えられる。うつ病予防を中心に据えながらも，うつ病に至る個人的事情も含めた心理社会的要因を重視し，うつ病にならないように社会全体で自殺を予防していこうとするアプローチである。このアプローチは新しい公衆衛生学であるヘルスプロモーションの理念にもとづくものである。ヘルスプロモーションモデルによるアプローチはうつ病モデルと生活（福祉）モデルを統合した包括的アプローチであり，地域における自殺問題に対する偏見の除去や地域に対する人々の信頼感の増大，うつ病に対する理解の増加などに，より大きな効果を示し，結果として地域における自殺率の減少に最も効果的であると考えられる（28頁，図2を参照のこと）。

7 うつ病の基礎知識

うつ病は心の病気の代表的なひとつである。自殺の危険性を高める病気として，保健福祉の専門家も住民も正しい知識をもつ必要がある。心理学的剖検という方法を用いて自殺者の自殺直前の医学的診断を行なった研究によると，約9割の人は何らかの精神の病気であったと推測され，精神疾患のうちでもうつ病の頻度が圧倒的に多かったと報告されている。

うつ病にかかる生涯有病率は男性5〜12％，女性10〜25％である。また，重症の身体疾患患者ではうつ病にかかる人が25％と高率なのが知られている。このように，うつ病は現代では多くの人が経験する疾病と言える。うつ病は「心の風邪」というような言い方をされるのは，このような背景がある。うつ病は現代では薬物治療を中心にした医学的治療によって治療できる病気になっている。このことは健康教育においてとくに強調

される。しかし，一方で，症状がなかなか軽快せずに深い悩みをかかえている人もおり，「心の風邪」などという軽いものではないと言う専門家もいる。うつ病の苦しみを多く人が理解できるようになることも健康教育の目標とすべきである。

▶うつ病の4大症状

抑うつ気分：気分が落ち込み，自信を失う。自分を責めたり，後悔したり，絶望感に陥ったりする。また，死を考えるようになる。

精神運動抑止：思考能力が減退する。なかなか仕事にかかれない，集中できない，人と会うのが億劫になるといった症状が現われる。物事に興味がなくなり，決断できなくなる。

不安焦燥感：落ち着かず，イライラした状態になる。

自律神経症状：不眠，頭痛，めまい，耳鳴り，のどの痛み，動悸，息苦しさ，便秘，下痢，性欲減退，易疲労感などの症状が現われる。うつ病の症状が身体の症状として現われている状態である。うつ病が身体の症状として現われている状態を**仮面うつ病**とも言う。

その他の症状：うつ病がひどくなると妄想を伴うことがある。「病気で命がもたない」（心気妄想），「みんなに迷惑をかけている」（罪業妄想），「財産を失って生活ができない」（貧困妄想）などが知られている。

▶うつ病の人への接し方

- うつ病を疑ったら精神科受診を勧める。からだの訴えの背後にうつ病が隠れていることもある。
- 心の支えになる。徹底的に聞き役にまわる。安易な励ましは禁物。
- 患者を非難してはいけない。「薬はからだに悪い」などとは決して言わない。
- 自殺をほのめかしたら，それを軽視しない。

▶8 自殺予防対策・心の健康づくりのための策定委員会を立ち上げる

　自殺予防対策をすすめていく手順は，これまでの地域保健の事業をすすめていく手順と変わるものではない。

　あなたが自殺予防対策をすすめる実務上の担当者となったとすると，具体的手順としてまず必要なのは，この問題に関係すると思われるすべての部局と連絡調整をしたうえで，自殺予防対策・心の健康づくり行動計画の企画立案を審議する**策定委員会**を設置することである。「心の健康づくり推進委員会」などの名称が考えられる。委員の構成としては，住民代表，公衆衛生の専門家，学識経験者，精神科医，保健師，臨床心理士，行政担当者，NPO関係者，マスメディア関係者などが一般的であろう。住民参加の視点を忘れずに，公募により市民やNPO関係者に積極的に参加してもらうように努めるべきである。

TOPIC 2　協働プロセスモデル
―フィンランドの自殺予防対策に学ぶ

フィンランドの国家レベルの自殺予防対策では自殺予防対策をすすめる方策として，協働プロセスモデル（cooperation process model）と呼ぶモデルにもとづいて，対策がすすめられた。

自殺の原因は多因子的であり，さまざまな要因の相互影響の結果として自殺が起こるという考えから，社会のさまざまな組織が自ら積極的に自殺予防対策に取り組めるように，中央の自殺予防対策チーム（国立社会保障福祉研究所；STAKES）が全国の関係機関や組織に自殺予防対策への参加を呼びかけ，参加を希望する機関や団体に対しては，実現可能な具体的な実行プランを練ってもらうように調整するというモデルである。機関や団体のプロジェクトへの参加が決まったときには，正式な契約を交わすとよい。プロジェクトの推進をより確かなものにする。フィンランドの自殺予防対策は若者を主たるターゲットにして立てられ，地域，学校，職場，軍隊，教会，NPO団体などが協働のネットワークの対象となった。

協働プロセスモデルの特徴は次のとおり。

① 目的志向性，行動志向性のアプローチであること。
② あらゆる専門家（多部門の専門家）の力量を活用する。
③ 協働の相手と相互に影響しあいながら対策を立案する。
④ 参加者の平等性を大切にする。
⑤ キーパーソンとの個人的な接触を大切にする。
⑥ 自殺予防に関する前向きの雰囲気を醸成するように努力する。
⑦ 状況とニーズに応じた現実的な目標と行動を設定する。

協働プロセスモデルはネットワークをいかに構築していくかというノウハウを重視したモデルということができる。

策定委員会の役割は，自殺予防対策・心の健康づくり対策の基本的理念を検討し，具体的行動計画への意見，計画のプロセスと実施に関する意見を建設的に提出し，行動計画を策定することである。専門家の意見のみならず，一般住民の意見も十分に反映させた計画案を策定する。

地域のネットワーク形成を重視した自殺予防対策についてはすでに紹介したが，さまざまな立場の団体の代表を一堂に会したネットワーク会議を開催することは，自殺問題の相互理解を深めるのに大いに役立つ。自殺は経済問題などの個人的問題であり社会が関わるべきでないという主張を述べていた人が，議論の深まりのなかで，そのような考え方にこだわらなくなるというように変わることもある。自殺問題に対する誤解や無関心を自然な形で徐々に解いていくこともネットワークの意義のひとつである。

秋田県では2001年から自殺予防対策を本格化させるにあたって，「心の健康づくり推

進協議会」という組織を立ち上げた。学識経験者，精神科医師，保健師，ジャーナリスト，労働行政担当者，学校関係者，公募の一般市民からなる組織である。年2回開催される協議会では，秋田県の自殺予防対策の実情に関する報告と現状に対する討議が行なわれる。その結果を県の自殺予防対策に反映させている。2004年からは，秋田県健康づくり条例の施行に伴い，この組織は秋田県健康づくり審議会の「心の健康づくり部会」へと衣更えしたが，その役割は変わっていない。

◆CHECKPOINT
- [ ] 「心の健康づくり推進委員会」などの策定委員会を設置した。
- [ ] 策定委員会にはさまざまな立場の人が委員として参加している。
- [ ] 住民の参加をはかり，住民参加が得られた。
- [ ] 住民参加の方法（プロセスと具体的手続き）が明確に決められている。
- [ ] 住民参加の方法を衆知させる広報活動を行なった。
- [ ] 行動計画の策定にあたり，一般住民の意見を十分に反映させた。

9 行動計画の大目標（ビジョン）と数値目標を設定する

　自殺予防・心の健康づくり行動計画策定の最も重要なステップである大目標（ビジョン）を作成する。ビジョンについては策定委員会において議論することになるが，どのような大目標を町として示すかについては，原案づくりの段階で，行政内部において十分議論する必要がある。策定委員会で実質的な議論ができるように，自殺予防対策・心の健康づくり対策が町の健康政策の中でどのような優先順位にあるのかについての客観的なデータを提示することが必要になる。

　ビジョンは高い理想を掲げて一向にかまわないが，関係者を含めて住民が自分たちの地域の実情をふまえてそのビジョンを理解でき，共感できるということが大切である。

▶測定可能な客観的指標

　計画には将来にわたって測定可能な客観的な指標を入れることが望まれる。自殺予防ということであれば，自殺死亡率（あるいは自殺死亡数）が最も客観的な指標であり，結果変数（outcome variable）となる。10年後の自殺死亡率（あるいは自殺死亡数）の減少という数値目標を設定するのが最も一般的であろう。現状と比較して減少というような目標を設定することもできるが，可能ならば数値目標を盛り込みたい。

　自殺死亡率のような客観的な衛生統計指標以外に，住民基本調査の結果から得られた数値を現状の値（ベースラインデータ）として用いて，将来の予測あるいは希望する値

表 9　健康秋田 21 計画の自殺予防に関する大目標と数値目標

大目標

すべての県民が一体となって，家庭・学校・職場・地域の場において，個人の尊厳といのちの大切さを再認識しながら，すべての世代における自殺者を減少させます。

健康秋田 21 計画における数値目標

指　　　標	基　準　値	目　標　値
自殺者数	486 人	330 人
1　10 代	4 人	0 人
2　20〜39 歳	65 人	45 人
3　40〜59 歳	170 人	115 人
4　60 歳以上	247 人	170 人
うつ的症状を訴える者の割合	28%	25%

を数値目標とすることも必要である。この場合，それらの値は自殺死亡率を減少させるための中間的ステップの中で変動が観測される変数ということになる。例えば，「家族の中に気軽に相談できる人がいないと回答する人の割合」といった値を数値目標に組み込むことが可能である。簡易調査票で用いた質問項目は秋田県の約 3 万人の基礎データが集積されているので，比較が可能である。

表 9 は秋田県の例である。

◆CHECKPOINT
- ☐ 大目標（ビジョン）を住民にわかりやすいことばで文章化することができた。
- ☐ 数値目標を設定することができた。
- ☐ 住民に対する調査にもとづいて，数値目標を設定することができた。

10　地域における保健・医療・福祉の人的・物的資源を把握する

　地域の保健・医療・福祉の人的・物的資源を把握することは具体的な行動計画を策定していくうえで不可欠のプロセスである。自殺予防対策・心の健康づくり対策に地域で関わることができる人は誰なのか（専門家，NPO，民生委員，健康づくり推進員，住民等），活用できる物的資源はどれだけあるのか（病院，診療所，保健所，保健センター，相談窓口，警察署，福祉施設，教育施設，公民館，休養施設等）をまず把握する。そのうえで，実際の自殺予防対策をすすめていくのに活用可能な資源は何かについて，担当者は考えをめぐらせる。

例えば，心の健康づくりの基礎調査を実施するためには，調査票の配布や回収などに住民組織を活用することが可能である。このような事業に関わることで，住民組織が自殺予防に対して啓発されエンパワメントされていくことが知られている。どのような組織にはたらきかけて協力を求めるかは自殺予防対策の第一歩であると同時に，対策の継続性を確保するためのポイントにもなるのである。

自殺予防のための新しい事業として，うつ病のハイリスク者に対する個別訪問指導を始めることにしたとしよう。しかし，市町村に常勤の保健師はすでに既存の事業で手一杯のことが多い。そこで，パートタイムの保健師を雇用して個別訪問指導を行なってもらうことを考えるかもしれない。パートタイム保健師の人件費や新規事業に伴う需用費などは県などの補助金制度を積極的に活用することを考慮する必要もあるであろう。

自殺予防対策・心の健康づくり行動計画の策定において，市町村の担当者が活用すべき資源として**保健所**がある。さまざまな形で保健所の市町村への支援機能を活用すべきである。自殺予防対策の立案・推進をはかる策定委員会の中には保健所関係者を必ず入れて，専門家としての助言を受けるとともに連携を深めていくことが望ましい。

精神保健向上のための資源として都道府県の**精神保健福祉センター**がある。自殺予防において，うつ病対策が最も重要な医学的対策であることを考えると，精神保健福祉センターの人的・物的資源の活用を積極的にはかるべきである。

秋田県は，2003（平成15）年1月に「ふきのとうネットワーク（心のセーフティーネット）」を立ち上げ，そのリストを公表した。「ふきのとうネットワーク」は秋田県内の心の悩みに関する相談窓口をリストアップしたもので，住民や市町村の担当者などが相談すべき窓口に困ったときに参照することで，迅速な関係機関の連携をはかろうという試みである。これは活用可能な資源の一覧表ということができる。

うつ病の高リスク者をスクリーニングし，事後的な追跡をする過程において，**精神科医**や**精神科クリニック**との連携をはかる必要がある。日頃から，このような医療機関と密接な連絡をとる努力をして，二次予防的取り組みをスムーズにすすめることができるようにするのが望ましい。

健康教育の実施において，地域の専門家（精神科医，心理学専門家，公衆衛生関係者など）に講演を依頼することが多い。地域の専門家との交流を深め，連携を密にする貴重な機会である。

◆CHECKPOINT
- ☐ 既存の資料を用いて，まちの保健・医療・福祉の資源を把握することができた。
- ☐ 保健所や精神保健福祉センター等との連携を積極的にはかっている。
- ☐ 日頃から地域の専門家などと連携をはかる努力をしている。

11 行動計画の行動目標を設定する

　設定された大目標，数値目標を達成するために行なわなければならない具体的な行動目標，行動計画を設定する。

　自殺予防対策・心の健康づくりとしてどのような行動目標を立てたらよいのかについて，関係者を集めて，具体的な議論を積み重ねることから始まる。自殺予防対策に関する行動目標のメニューというものは，ある程度整理されている。その中からどのメニューを選ぶかは地域の選択である。しかし，基本的な行動目標，行動計画というのは共通している。以下に，具体例として秋田県の行動計画のメニューを示しておく。

●健康秋田 21 計画における重点施策

1）普及啓発
 ・自殺予防に関する情報システムの構築
 ・自殺予防に関する普及啓発事業の継続的推進
2）相談体制の充実
 ・気軽に相談できる多様な相談窓口の拡大
 ・民間機関による相談事業等の自殺予防対策の支援
3）うつ病対策の充実
 ・うつ病の早期発見・早期治療のための体制づくりの推進
 ・市町村における心の健康づくりの充実
4）環境整備の充実
 ・市町村等の地域における自殺予防対策の強化（自殺予防モデル事業）
 ・職場における自殺予防対策の強化
 ・学校における自殺予防対策の強化

◆CHECKPOINT
□　実情に即した行動目標のメニューを設定することができた。

12 行動計画を策定する

設定した行動目標をもとに，具体的な行動計画を策定する。既存の保健事業の見なおしであってもよい。

計画策定にあたり留意すべき点としては，以下のようなことがあげられる。

① 理念でなく具体的に何を行なうか（行動）を明示すること。
② 実行可能性があること。
③ 予算や財政的裏づけが得られる可能性があること。
④ 事業関係者の理解・コンセンサスが得られること。
⑤ 評価が可能であること。

◆CHECKPOINT
☐ 行動目標の策定にあたり5つの留意すべき点を確認した。

健康のまちづくりにおいて，行動計画を円滑にする要件としてWHOは次のようなことをあげている。これらの点をチェックして行動計画にとり入れるとよい。

① 地域のリーダーの関与。
② 市町村の担当者および住民参加者の研修。
③ そのまちのメディアに計画の内容や報告を公表すること。
④ まち全体の健康課題に関するキャンペーンを行なうこと。
⑤ 1年ごとに年間活動報告と活動データを公刊し，継続的モニターと評価を行なうこと。
⑥ 外部や非営利の活動団体の役割を認識すること。

13 行動計画の確定と公表

　策定委員会で議論され策定された計画案は，行政手続きとして市町村長の承認，議会の承認を受ける必要がある。そして，確定された計画は公表され，住民に周知される必要がある。広報誌，行政のホームページ，マスコミを通じた広報などが考えられる。また，パンフレットや報告書の形で住民に配布することも必要である。

　計画の公表後，住民からの寄せられた意見は継続的にモニターし，具体的行動計画に反映させる。計画には中間的な見直しや修正があるので，その際には必ず取り上げて議論するようにする。

　以下に，まちの自殺予防対策として重点をおくことの多い一次予防対策としての行動計画のメニューを示す。

●自殺一次予防対策の事業計画のメニュー

1．うつ病に関する情報提供と啓発活動

1）集団を対象とした健康教育：対象となるのは，一般住民，民生児童委員，健康づくり推進員，老人クラブ，企業関係者，管理職・経営者，行政職員，学校関係者，産業保健関係者，労働局職員など。

2）健康教育のための教材パックの開発：パンフレット，うつ病チェック質問票，講演のためのパワーポイントファイルなどをパッケージ化したもの。

3）多様なメディアによるヘルスコミュニケーション：まちの広報誌，健保組合の広報誌，地域のケーブルテレビ，地方新聞，全戸配布リーフレットなどを活用した健康情報の提供。

4）学校の場における健康教育プログラム：フィンランドやスウェーデンでは学校教育の場において，心の健康教育が施策として行なわれた。我が国でもいのちの大切さに関する教育は行なわれているが，中高生に対してはもう少し具体的に心の健康に関する教育プログラムが開発されてもよいであろう。

5）インターネットを利用したうつ病および自殺予防に関する情報提供：インターネットを利用できるメディアリテラシーの高い人が対象であり，高齢者などの利用は低いなどの問題点があるが，多様な健康情報の提供方法として活用する価値がある。

2．心の悩みをかかえる人に対する相談体制の構築

1）地域や職場における相談窓口の増加とそのネットワーク化：地域や職域においてはすでにさまざまなメンタルヘルスに関する相談窓口があるが，うつ病予防や自殺予防という視点でネットワークを再構築することが望ましい。うつ病の二次予防という観点からは，ゲートキーパーとなる相談窓口と医療機関や精神科医との連携が確立されていることが重要である。市町村や保健所の精神保健相談，老人保健事業の基本健診，

地域の一般医の外来，地域産業保健センターや産業保健推進センターの相談窓口，ハローワークの相談窓口，社会福祉関連の相談窓口などがネットワーク化されることが望ましい。秋田県の「ふきのとうネットワーク」はこのようなネットワークの代表である。

2）保健師・看護師などの専門職による個別訪問と相談：秋田県の自殺予防対策モデル事業の町や新潟県松之山町などの事例で実施されている方策である。地域におけるうつ病のスクリーニングにより把握されたうつ病のハイリスク者に対して行なわれることが多い。

3）心の健康づくりに関する研修を受けた民生児童委員や健康づくり推進員などの住民組織が話し相手や相談相手になる：秋田県の自殺予防対策モデル事業で行なわれている。

4）一般住民がボランティアとして一人暮らし高齢者などの話し相手になる：秋田県合川町（現・北秋田市）で始まった「ふれあい相談員育成事業」が代表的なものである。心に悩みを抱えた人に対する接し方などの所定の研修を受けた住民を「ふれあい相談員」として認定し，実際に地域で活動してもらう。

5）こころのケアナースによる医療関連施設における相談体制：青森県で始められた相談の試みである。現在は試行段階であり，今後の展開が注目される。日常診療に多忙な医師に代わり看護師が患者のメンタルヘルスニーズに応えられる可能性がある。

6）社会福祉協議会や介護保険事業と連携した訪問や相談：一人暮らしの高齢者や介護が必要な高齢者に対する社会福祉サービスの中で高齢者に対する個別訪問や相談が可能である。社会福祉分野の人的資源，物的資源は充実しており，大いに活用をはかるべきである。

7）薬局を活用した相談活動：平成17年度から東京都では薬局にメンタルヘルスに関する相談窓口を設置することになっている。薬局だけでなく，在宅看護センターや在宅介護支援センターもメンタルヘルスに関する相談の受け皿として活用できる可能性がある。

3．専門的な人的資源の開発（人材育成）

1）保健医療福祉の関係者を中心に，心の健康づくり・自殺予防対策に関する知識，態度，行動に関する能力を高めるプログラムを作成し，エンパワメントをはかるシステムを構築する。

2）人材育成の対象となるのは，一般医，歯科医師，薬剤師，保健師，看護師，精神保健福祉士，臨床心理士，理学療法士，作業療法士，社会福祉協議会関係者，民生児童委員，在宅介護支援センター職員，地域生活支援センター職員，介護支援専門員などである。

図23は健康情報の提供と啓発普及に関わるヘルスコミュニケーションのさまざまな方策を，情報の伝搬性の大きさと効果の大きさという観点から，各方策の特徴を示すものである。地域における健康情報の提供方法の組み合わせを考える際の参考としてもらえればよい。

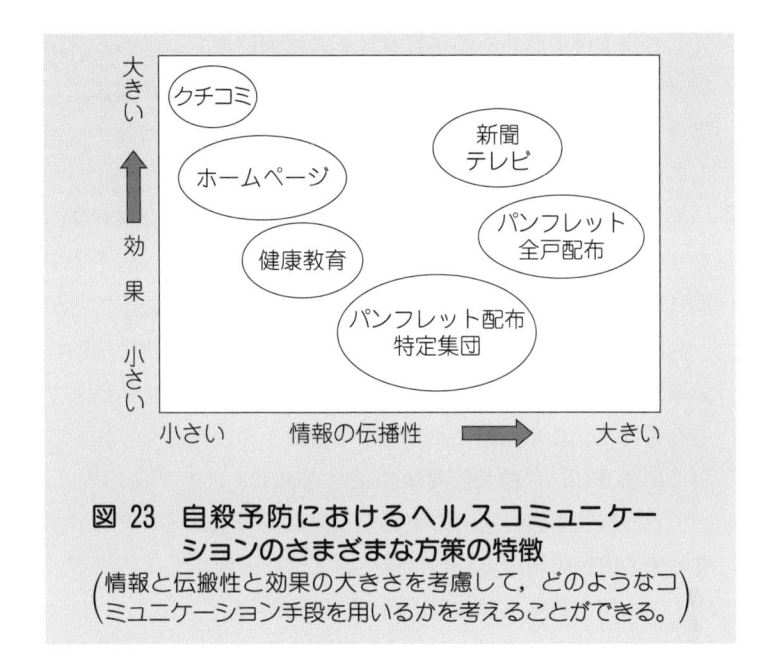

図 23 自殺予防におけるヘルスコミュニケーションのさまざまな方策の特徴
(情報と伝搬性と効果の大きさを考慮して，どのようなコミュニケーション手段を用いるかを考えることができる。)

◆**CHECKPOINT**
- □ 策定された計画は適正なプロセスを経て承認された。
- □ 計画の公表と周知は十分になされた。
- □ 住民から寄せられた意見を計画の修正に反映させる仕組みがある。
- □ 採用すべき自殺予防の一次予防対策のメニューを検討し，選択した。
- □ ヘルスコミュニケーションのすすめ方を検討し，さまざまな方策をどのように組み合わせるかを決めた。

14 既存の事業の中に自殺予防対策の視点を盛り込む

　市町村においては，予算や人的資源が限られており，新規事業の提案は，必要であると認識していてもなかなか実現しにくいという事情がある。シーリングをかけられた財政情勢下では，既存の保健事業などを見直したり組み替えたりして自殺予防対策を行ないつつ，新たな事業の提案も行なうというのが現実的な方策である。

　行政で行なわれているさまざまな保健事業，福祉事業の中には，自殺予防の視点を盛り込むことができるものがある。例えば，老人保健法にもとづく40歳以上の住民を対象

にした基本健康診査や健康教育はその代表的なものである。市町村，保健所，精神保健福祉センター等の精神保健関連事業（健康教育や相談業務）もある。高齢者福祉関連の事業として一人暮らしの高齢者のための支援事業，給食サービス，入浴サービス事業などの活用も考えられる。

　鹿児島県の伊集院保健所では老人保健事業の基本健康診査の際に，うつ病の簡単なスクリーニングを行ない，ハイリスク者を把握するうつ病予防事業を始めている。この事業は既存の保健事業の中に自殺予防対策の視点を入れることができた好事例と言える。

　高齢者福祉事業では自治体の社会福祉協議会の事務局が中心となり福祉関係職員の研修事業が濃密に組み立てられ，新人職員からベテラン職員まで幅広く研修の機会が与えられている。このような研修事業に自殺予防の視点を入れることは十分に可能である。

　このように，自殺予防対策の企画立案にあたっては，メディエーター/コーディネーターは，既存事業の運営の実態を十分に把握する努力をすべきである。活用できる可能性のある既存の事業としては以下のようなものが考えられる。

- 老人保健事業（基本健康診査，健康教育）
- 介護予防関連事業
- 要介護認定の介護認定調査
- 在宅介護支援センター実態調査
- 独居高齢者に対する生活支援事業
- 精神保健福祉事業（健康教育，相談窓口）
- ハローワークに相談に来た無職者に対する個別相談
- 労働安全衛生法にもとづく労働者の定期健康診断
- 地域産業保健センター，産業保健推進センター（地域の中小企業を対象とした健康相談，健康教育）

◆CHECKPOINT
- ☐ 既存の事業の中に自殺予防対策の視点を盛り込むべく検討した。
- ☐ まちの既存の保健事業，福祉事業を十分に把握している。
- ☐ 既存の事業の健康相談や家庭訪問などで心の健康や自殺予防に関する継続的支援を行なう体制を構築している。

15 行動計画の実施

　策定された自殺予防対策と具体的な行動計画の実施は具体的行動計画にもとづいて行なう。単年度ごとの達成目標，中期の達成目標，長期の達成目標を意識して計画を実施していく。実施計画は十分に練られているか，実施体制は万全か，設定された目標を達成するために効率的な計画であるか，住民（対象者）の反応はどうかなどについて，注意をはらう。

　行動計画には実施にあたっての細部の手順や指示は含まれていないことが多いので，実施にあたっては，これらを明確にする必要がある。

　手引きの作成：計画の実施にあたり，執行の目的，執行の主体，執行の時期，執行の場，執行の方法(体制，手順，具体的指示)，執行の評価の方法などに関する**手引き**をつくることが望ましい。

　実施体制：行動計画の執行を包括的に管理する推進委員会（steering committee）と執行の実務にあたる人が中心になる実行部門組織（行政上の組織でよい。部門の枠を超えた横のつながりも重要）が最低限必要になる。

　執行管理：年次計画に従い執行管理が行なわれる。執行管理担当者は行動計画の効率的執行に責任を負う。

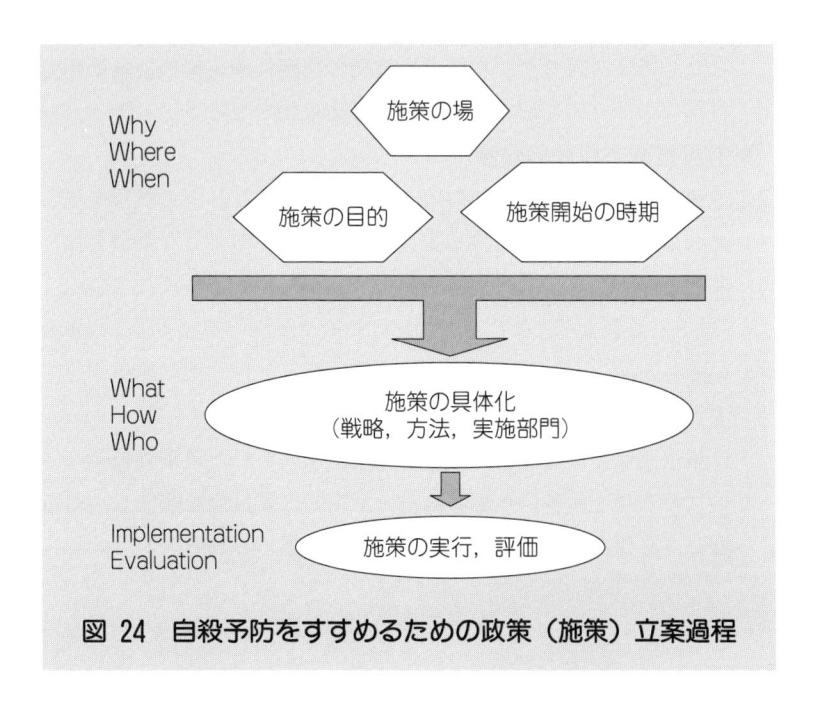

図 24　自殺予防をすすめるための政策（施策）立案過程

図24に自殺予防を進めるうえでの施策の立案過程を示した。施策の立案過程では，5W1Hを念頭におくことが大切である。まず，施策の目的（Why），施策の場（Where），施策の開始時期（When）を明確にする必要がある。これをもとに，戦略（What），方法（How），実施部門（Who）を明確にすることが必要である。具体化された施策と行動計画は実施に移され，評価の段階に入る。

> ◆CHECKPOINT
> □ 策定された行動計画は5W1H（誰が，いつ，何を，どこで，どのような目的で，いかにして）が明確にされている。
> □ 実施体制は万全である。
> □ 執行管理の体制は万全である。

▶機動性のある担当チームをつくる

　機動性のある担当チーム（local task force）は健康福祉の担当部局の中に設置されることが多いだろう。この担当チームは，自殺予防・心の健康づくり対策の中心的役割を果たすことになる。実際の多忙な市町村の業務の中では専任の担当チームをつくることはむずかしいかもしれないが，専門性を高めつつ，自殺予防・心の健康づくり対策に打ち込める配慮をすることが上司には求められる。

　また，対策の実施にあたっては地域や職域のさまざまな機関や市民団体の協力を得ることが必要となるので，連携の強化を担当するチーム（partnership task force）も求められるかもしれない。まちの担当部局の中でこのような役割を果たす担当者を用意することも考えられるが，地域の保健所の専門性や支援機能を活用しつつ，委員会方式で連携担当のチームを形成する方法も考えられるだろう。

▶計画推進委員会の設置

　推進委員会は自殺予防対策・心の健康づくり計画の執行を見まもり，助言し，必要であれば軌道修正を提言する委員会である。このような委員会は，健康コミュニティーに関するWHOの文書ではsteering committeeと呼ばれている。言葉どおりに訳すと，「舵とり委員会」となるが，これは対策や計画の進路（進むべき方向性を海路にたとえている）を間違えないように，船長が舵をとり目的地に無事到達するような役割を果たす委員会である，ということを意味している。

　推進委員会は計画策定に重要な役割を果たした策定委員会のメンバーがほぼ引き継ぐ形になることが多いと思われる。定期的に委員会を開催し，対策・計画の執行状況を把握し，必要な助言・提言を行なうことが求められる。

16 ▶ 行動計画の評価

　企画（plan），実施（do），評価（see）の3つのステップのうち，評価のステップを確実に行なうことが自殺予防対策・心の健康づくり行動計画全体の行方を左右する。評価は設定された目標が達成されたかどうかを客観的に評価することが中心になる。量的な評価とともに必要に応じて質的な評価も併用する。評価の時期，評価方法，評価結果の公表方法などについて，詳細に検討しなければならない。

1）設定された目標を達成するために効率的な計画であったかどうかは定期的に評価される

　このような評価は中間評価の時期，最終評価の時期に行なうことが一般的である。一方，執行管理担当者および実行部門組織はつねにこのような問題意識をもって行動計画を実施することが必要となる。

2）住民の行動計画に対する反応はどのようなものであるかを知る

　行動計画を遂行するのは自殺予防・心の健康づくりにかかわるすべての主体だが，もっとも重要なのは地域住民である。住民を対象に行なわれた事業では，住民の反応はどのようなものであったかを，質問紙調査，面接聞き取り調査などにより評価することが必要となる。個別の事業が終了した時点，年度が終了した時点，中間評価の時点，最終評価の時点でそれぞれ評価を行なうことが望ましい。

3）客観的な指標を用いて計画の達成度を評価する

　計画の達成度を評価するために客観的指標を用いることは，科学的根拠にもとづく健康政策の推進という観点から要請されている。どれだけの資源（財政，物的，人的）を用いて，どれだけの成果が得られたのかを評価するためには，客観的指標で政策介入による変化を測定することが望まれる。学問的厳密性から評価の質が問題になることもあるが，現実的な評価においては，開始時の基準値と目標年度における指標の変化を単純に比較する。自殺予防対策においては，結果変数（outcome variable）としての自殺死亡率が客観的指標の代表である。その他に，地域におけるうつ状態の有病率，ストレスを感じている人の割合などの指標が考えられる。

4）評価の結果は報告書としてまとめ，すみやかに公表する

　当該の自殺予防対策・心の健康づくり計画の評価は報告書を公表した段階で終わるのではない。公表された評価結果は次の対策や計画のために用いられる。また，他の自治体や住民や専門家を含めた第三者により批判的に検討される。自己評価とともに第三者による評価をもとに，次の計画づくりにフィードバックすることにより，より良い自殺予防対策・心の健康づくり行動計画が形成されていくのである。

◆CHECKPOINT
- [ ] どのような方法でいつ評価を行なうかを決めている。
- [ ] 評価の公表はどのようにして行なうかを決めている。

TOPIC 3　評価の指標にはどのようなものがあるか

　評価の指標は，「プロセスに関する指標（process indicator）」と「結果に関する指標（outcome indicator）」に分けることができる。

プロセスに関する指標

　行政と住民，行政と関係機関やNPO団体などとの連携はうまくいっているかが重要な観点になる。指標の具体例としては，事業や会議などの回数，誰が事業や会議に参加したか，どのような活動が行なわれたか，などがあげられる。

　量的な評価だけでなく，質的な評価も行なわれる。キーインフォーマント・インタビュー（事業の中心となる重要な人物に対して行なうインタビュー）やフォーカスグループ・インタビューなどが行なわれるとよい。インタビューの内容は，どのような資源が動員されたか，参加はどうであったか，啓発・普及はどうであったか，連携は行なわれたかどうか，などである。

結果に関する指標

　自殺死亡率，うつ病のハイリスク者出現率，ふだんの生活の中で寂しさを感じる人の出現率などが考えられる。人口動態統計で明らかにされる数値，基礎調査で明らかにされたベースライン値がこれに相当する。

　自殺予防対策・心の健康づくり計画の最終的目標は数値で示された「結果に関する指標」を減少させることである。そのためにどのような努力が行なわれたかをプロセス指標で評価すると考えるのがよいであろう。

B

住民の心の健康づくり基礎調査
●ベースラインデータの蓄積，地域診断，ニーズの把握

1 調査票の作成

　あなたのまちの住民を対象に心の健康に関する基本的な調査をすることは，地域のメンタルヘルスニーズを把握するうえできわめて重要なプロセスである。そのための調査票は，地域の実情をよく知っている保健担当者自身で作成することも考えられるが，ここでは秋田県の自殺予防対策のモデル市町村地域診断委託事業の成果として得られた「市町村の心の健康づくりに向けた地域診断のための簡易質問票」を利用することを前提にして，話をすすめたい。

　「市町村の心の健康づくりに向けた地域診断のための簡易調査票」は2001～2005（平成13～17）年度に実施された秋田県の地域診断委託事業（合川町，中仙町，東由利町，藤里町，千畑町，大森町）で用いられた詳細な質問票をもとに研究した結果，うつ病尺度の高得点に有意に関連する質問項目を選び出し，どこの市町村でも簡単に活用できる質問票として作成したものである。選択された質問項目はうつ状態と関連することが科学的に明らかにされており，うつ状態のリスクを客観的に評価することが可能である。

　この簡易質問票は基本事項に関する質問（性，年齢，婚姻状況，同居の有無，住まいの地理情報），心の健康にかかわる生活環境要因に関する質問項目（17項目），うつ状態の評価に関する質問項目（8項目）から構成されている。記入に要する時間は10分以内である。

　本質問票は記名式でも無記名式でも実施することができる。記名式にした場合にはうつ病のハイリスク者のきめ細かい事後指導が可能になり，二次予防の観点から有効な自殺予防対策が進められる可能性がある。ただし，個人のプライバシーに十分に配慮する必要がある（調査票の配布回収方法，データの入力管理，データの管理と公表等）。無記

名式にした場合には二次予防的アプローチはむずかしくなるが，効果的な一次予防対策を立案・実施するうえでは十分に有用である。また，地域の地理情報と連結させることで，地域のメンタルヘルスに関するニーズ把握が的確に行なわれるため，保健師などの地域保健活動に効果的な情報を得ることができる。

2 ▶ 地域診断のための簡易調査票の活用方法

　自殺予防対策・心の健康づくり計画の数値目標の設定にあたり，公刊されている衛生統計指標だけでは不十分である。自殺死亡率や各種死亡率などの死亡指標や医療資源に関する指標を市町村レベルで入手することはできるが，有病率や健康づくりの意識などの情報を入手することはむずかしいであろう。また，うつ病に関連する社会文化的要因を公刊されている官公庁資料から入手することも困難である。住民を対象とした心の健康づくりに関する基本調査を実施することにより，はじめて自殺予防対策・心の健康づくり計画に必要なファーストハンドの信頼できるデータを得ることができる。心の健康づくりに関するあなたのまちのデータベースが出来上がるのである。

　このようにして得られたベースラインデータは自殺予防対策・心の健康づくり計画の数値目標の設定に活用することができる。そして，自殺予防対策・心の健康づくり計画の実施により，このベースラインデータがどのように変化したかを検証することで，対策や計画の有用性を評価することが可能になる。自殺予防対策・心の健康づくり計画実施後5年後，10年後に同じ簡易調査票を用いた調査を再度実施することにより，このような評価を行なうことができるわけである。

3 ▶ 調査の実施にあたって留意すべきこと

　心の健康づくりに関する調査は個人のプライバシーや個人の内面にふれることが多いため，調査の実施にあたってはこれらの点に細心の注意をはらう必要がある。

1）調査票の作成にあたり，記名式にするか無記名式にするかを決める

　記名式にした場合にはうつ病のリスクの高い人をフォローアップできることから，うつ病の二次予防対策をすすめるのに有用である。ただし，記名式にした場合には，個人情報の漏洩が起こらないように，配布・回収，集計・分析，報告書作成，公表の各段階で，十分な配慮を行なうこと。

2）調査の記入者は誰かを決める

　原則として被調査者本人が調査票記入者となるが，高齢で記入できない場合には親族が代理で記入することも考慮する。

3）調査対象者を決める

　全数調査（全住民を対象とする）にするのか，特定の年齢層を対象とするのか，あるいは無作為抽出した人を対象とするのかについて決める。若い世代から高齢世代のすべてを対象とするのか，中高年者を対象とするのか，高齢者のみを対象にするのか，といったさまざまな選択肢がある。モデル事業においても，合川町と中仙町は60歳以上の全住民，東由利町は30歳以上の全住民，千畑町と大森町は30～70歳までの住民を調査対象とするなどさまざまであった。また，藤里町は無作為抽出した40歳以上の人を調査対象とした。

　対象者の設定方法が違うのは，各自治体のニーズをふまえたうえで調査を実施したためである。どのような調査対象者にするのかは，各自治体がニーズと実施可能性を考慮して決める。

4）調査票の配布・回収の方法

　回収率が高くなるよう配慮する。例えば，調査票のほかに，調査の趣旨をわかりやすく記した文書を添付する。なぜこの調査を実施するのか，調査の協力によりどのようなメリットとデメリットがあるのか，調査結果はどのようにして公表され住民に還元されるのか，調査は今後のまちの健康政策にどのように反映されるのかについて記載するのが望ましい。

　調査を実施する前に，住民を対象とした説明会で調査の趣旨を理解してもらうこと（メンタルヘルスの啓発活動も兼ねる）。

　配布回収の方法としては，郵送による配布回収よりは住民の自治組織を活用する。まちの職員が行なうことで回収率が高くなる。ただし，この場合には回収時に調査票が回収者にみられることがないように，回収袋は厳封のうえ，調査責任者のもとに届くような体制をつくっておくこと。

4　調査の実施

　調査の実施にあたっては，調査実施責任者を決めて，調査実施に伴うさまざまな問題に対処できるようにしておく。

　調査の時期は，配布・回収率が最も高くなるような時期を選ぶのが望ましい。少なくとも農繁期や夏休みの時期などは避けるべきである。

　調査票の配布は確実に行なうこと。配布から回収までの期間は2週間以内が適当である。配布から回収までの期間が長すぎると回収率が低下する可能性がある。

　回収された調査票は調査責任者のもとへ一元的に回収する。個人のプライバシーに関する情報が含まれているので，その取り扱いは慎重に行ない，紛失や盗難が起こらないように調査票の管理は厳重にすること。

5 ▶ 調査結果の分析——地域診断の実施

　調査結果の分析は，単純集計，度数分布表の作成，平均値などの代表値の算出，クロス集計，有意性の検定の順に行なっていく。このような統計処理を行なうことでほとんどの場合は十分な情報が得られる。

　必要に応じて，相関分析，多変量解析（ロジスティック回帰分析など）を行なう。また，地区ごとにうつ状態の出現頻度がどのように分布するかなど，地理情報の分析もできる。

　調査結果にもとづき地域診断を行なう。医師は聴診器やハンマーを使い，また検査データをもとに患者を診断するが，公衆衛生関係者は，既存の官庁統計や疫学調査から得られたデータをもとに地域の健康状態を診断する。地域の健康水準を決定するのは死亡率や有病率といった健康にかかわる指標だけではない。人口や世帯，就業者比率，失業率や持ち家比率といった社会経済指標も地域の健康水準を決定する要因として考慮される。さらに，疫学調査で得られたファーストハンドのデータが地域診断に役立つ。ここでは，モデル事業で使われた地域診断手法を紹介する。

1）地域の社会経済的指標
　総人口，人口密度，年少人口比率，生産年齢人口比率，老年人口比率，人口増減率，核家族世帯割合，三世代世帯割合，高齢者のいる世帯割合など。

2）地域の労働関係指標
　就業者比率，第一次産業就業者比率，第二次産業就業者比率，第三次産業就業者比率，完全失業率など。

3）地域のその他の指標
　市町村民所得，持ち家比率，ホームヘルパー数など。

4）人口動態指標
　死亡率，出生率，婚姻率，離婚率，悪性新生物による死亡率，心疾患による死亡率，脳血管疾患による死亡率など。

5）疫学調査から得られた指標
　うつ病尺度得点高得点者割合，同居家族で心配事をきいてくれる人がいない人の割合，家族のことでイライラする人の割合など。

6）地理情報システムを活用した地域診断
　地理情報システムを利用することにより，市町村の細かい行政区におけるうつ病高得点者割合などの地理情報を視覚的に表示することができる。このヘルスマップを用いて，地域保健活動の重点化，優先順位の設定を容易に行なうことが可能になる。

　表10は，秋田県自殺予防モデル市町村に地域診断結果のまとめたものである。

表 10　秋田県の自殺予防対策モデル事業を実施した6町の地域診断結果

指　　　　標	合川町	中仙町	東由利町	藤里町	千畑町	大森町
総人口（人）	7983	11870	4860	4708	8540	8103
人口密度（人/km）	70.8	150.4	32.4	16.7	97.5	79.3
年少人口比率（%）	11.5	12.8	12.7	11.1	13.8	13.3
生産年齢人口比率（%）	59	59.5	55.7	57.6	60.6	56.2
老年人口比率（%）	29.4	27.7	31.6	31.3	25.6	30.5
出生率（人口千人対）	4.8	6.6	5.2	4.7	7.7	6.8
死亡率（人口千人対）	11.8	12.9	11.1	15.7	10.9	13.2
婚姻率（人口千人対）	2.4	4.2	2.7	2.4	5.3	2.8
離婚率（人口千人対）	1.14	1.53	1.47	0.86	1.42	1.63
核家族世帯比率（%）	43.4	34.5	36.1	41.5	32.7	37.3
三世代世帯割合（%）	29.9	46.7	40.8	30.8	48.9	44
高齢者のいる世帯割合（%）	65.8	69.8	74.5	68.4	69.6	70.9
高齢者単身世帯割合（%）	8.6	4.2	8.5	10.1	5.5	5.4
第一次産業就業者比率（%）	17.3	22.2	25.5	20.5	24	18.4
第二次産業就業者比率（%）	34.9	35.1	41.5	36.9	38.8	35.3
第三次産業就業者比率（%）	47.7	42.7	32.9	42.4	37.2	46.2
完全失業率（%）	3.07	3.26	2.01	6.38	3.18	3.03
市町村民所得（人口1人あたり）（千円）	1864	1917	1828	1994	1942	1881
持ち家比率（%）	90.4	94.6	96.3	91.3	98	92.6
住宅延べ面積（1世帯あたり，m^2/世帯）	165.1	194.5	178.3	159.4	198	178.6
交通事故発生件数（人口千人あたり）	2.53	6.05	3.35	1.51	3.19	2.51
国保診療費（被保険者1人あたり）	319.8	243.7	277.6	346.6	207.4	297.6
医師数（人口10万人あたり）	25	16.8	41.1	42.4	23.4	123.4
悪性新生物による死亡（人口10万人あたり）	328.9	332.1	272.1	473.4	248.1	325.9
心疾患による死亡（人口10万人あたり）	189.8	187.3	104.7	236.7	165.4	188
脳血管疾患による死亡（人口10万人あたり）	88.6	204.4	251.2	236.7	200.8	200.6
うつ病得点50点以上割合（60歳～）（%）	10.3	14.8	10.8	(22.0)	10.2	7.6
うつ病得点60点以上割合（60歳～）（%）	0.6	1.9	0.9	(0.7)	1.4	0.4
うつ病尺度得点平均値（60歳～）	39.8	40.8	39.2	(44.3)	39.9	39
同居家族で心配事をきいてくれる人がいない（%）	11.5	7.9	9	(9.4)	12.1	11.7
家族のことでイライラする人の割合（%）	8.2	11.6	8.5	(5.4)	14.8	15
普段の生活の中で寂しさを感じる人の割合（%）	5.1	6.3	5.9	(6.1)	5.4	5.9
身体が健康ではないと答える人の割合（%）	22.5	23	20.8	(21.5)	14.8	11.6
心が健康でないと答える人の割合（%）	11.9	14.3	12.1	(10.4)	12.3	11
病気のことで医師によく相談しない（%）	12.6	16.2	17	(9.2)	32.3	36.1
自分の誤りを認め謝らない（%）	20.7	19.3	21.1	(20)	9.8	8.7
ぎりぎりまで自分を追いつめる（%）	28.3	18.5	22.2	(29.4)	16.8	14.5

藤里町のデータは無作為抽出のデータであり，参考値として提示した。

（備考）社会経済指標は「わがまちわがむら100の指標」（秋田県，2003年）から。調査年度は各指標ごとに異なるが，おおむね1999～2000（平成11～12）年度のデータ。うつ病尺度得点以下の指標はモデル市町村の地域診断委託事業の結果。

6 ▶ 地理情報を活用した地域診断

調査の結果を地区別に分析することは，地域保健事業の実施のうえで大いに役立つ。以下，地理情報システムで分析した地域診断の具体例を示す。

図25には某町におけるうつ病尺度得点50点以上の者の出現率（％）を示した。出現率は1kmメッシュの地理情報として示している。黒色で表示したメッシュの地域はうつ病尺度得点50点以上の者の出現率が高い傾向であることを示している。この町の北部の地区（上半分）で黒色のメッシュが多く，南部の地区（下半分）では白色のメッシュが多いことがわかる。

まちの保健担当者はこの健康マップを参考にして，地域の保健活動の企画をきめ細かく行なうことができるだろう。まず，うつ病のハイリスク者の出現率から判断されるこのまちのメンタルヘルスのニーズは北部と南部の2つの地区で違いがあることがわかる。したがって，地区ごとの健康教育を実施しようとする場合には，まず北部地域から始めてみるのがよいだろう。

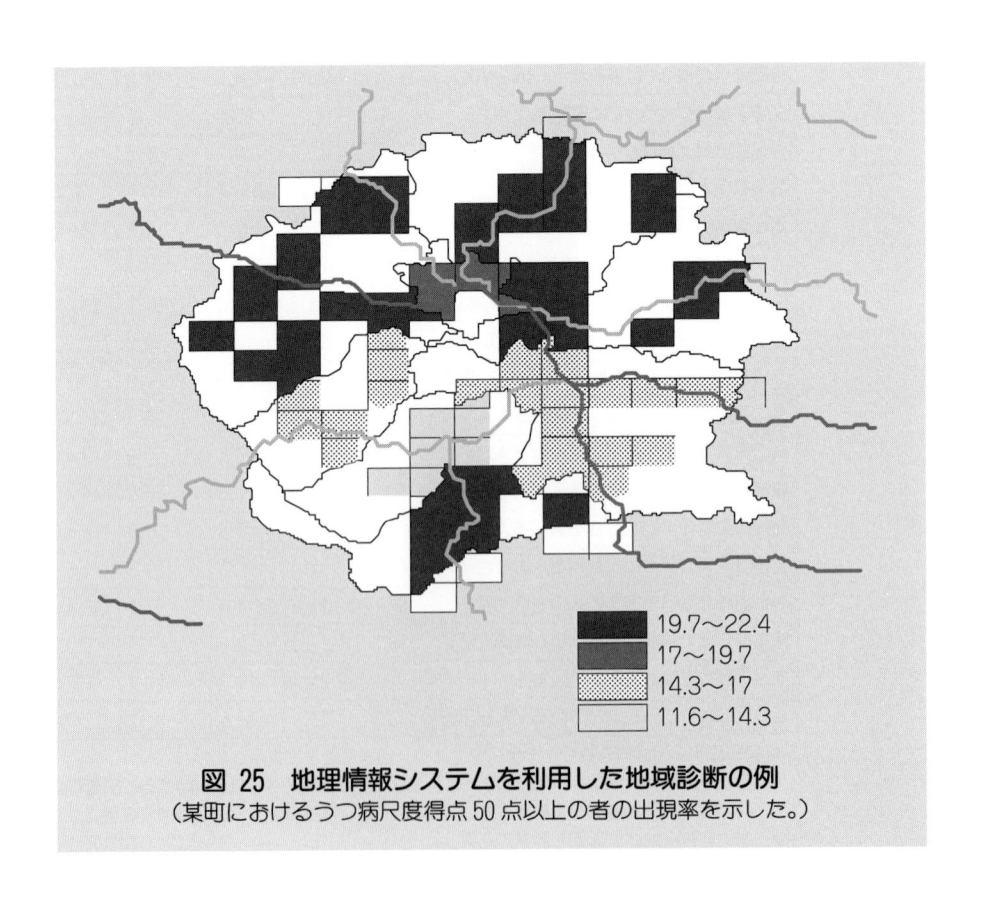

凡例：
- 19.7～22.4
- 17～19.7
- 14.3～17
- 11.6～14.3

図25 地理情報システムを利用した地域診断の例
（某町におけるうつ病尺度得点50点以上の者の出現率を示した。）

地理情報の活用することで，次のようなメリットが期待できる。
- 地域の関係が，ひと目でわかり，結果が理解しやすくなる。
- その結果，効果的な事業が行なえる。
- 図を示すことは結果や事業の説明をたすけ，理解を得やすくなる。

7 調査結果の活用

　基本調査で得られたデータは，以後のまちの自殺予防対策・心の健康づくり計画の基礎になる。すでに述べたように，調査結果は目標設定型健康づくり計画の目標値に利用することが可能である。自殺予防対策・心の健康づくり行動計画を実施し，その成果はどうであったかを評価する際に，数値データは客観的な評価指標として活用できる。

　計画の終了が近づいたら，地域診断で検討したさまざまな地域の健康指標，関連指標を再度調査する必要がある。ファーストハンドの疫学データについては，再度調査を行なうことが望ましい。ほぼ同じ内容の調査を計画実施後にもう一度行なうことで，ベースラインデータがどのように変化したかを知ることができる。

　計画実施前後の地域診断指標を時系列で比較することで，どのような増減があったかが客観的に示される。死亡率や有病率が低下した場合に，ただちにそれが対策や計画の成果であるかどうかは判定できない。学問的に介入の効果を判定するためには，対照群をもつ無作為化されたデザインの研究を行なうことが必要となるからである。しかし，実際の市町村の事業でそこまでの厳密さを要求することは非現実的である。前後で変化したことが対策や計画の成果であるかどうかを検討することは必要であるが，その因果関係を厳密に決定することが事業の目的ではないからである。公衆衛生の現場ではデータの活かし方を考えることが重要である。

　客観的な評価のために，どのように指標の変化を考えるかについて，推進委員会や専門家の会議で十分に議論をして，次の対策や計画づくりに反映させる必要がある。

▶報告書の作成

　そのような議論にもとづき，自殺予防対策・心の健康づくり行動計画の最終報告書を作成する。計画で掲げられた大目標，数値目標は達成されたのか，達成された場合にはその成功要因は何か，達成されなかった場合にはその失敗要因は何であったか，計画の当初に想定されていた実行可能性は予測されたとおりであったか，住民参加は十分にはかられていたか，計画の執行体制は適切であったか，具体的な行動計画は十分に練られたものであったか，計画は全体として満足な結果であったかどうかの総括的評価，などについて報告される必要がある。Plan-Do-See の評価のサイクルを回転させ，次期の自殺予防対策・心の健康づくり行動計画のバージョンアップをはかる。

C 効果的な自殺予防・心の健康づくり活動

1 調査結果にもとづく健康教育の実施とヘルスコミュニケーションの促進

　健康教育とは知識や理解力を増加させることにより，個人に健康増進にかかわる能力を賦与することである。健康増進における用語に**健康リテラシー（health literacy）**ということばがある。健康リテラシーとは，より良い健康のレベルを維持増進するための知識や社会的な技能（スキル）のことを言い，健康リテラシーを高めることで必要な情報を理解し活用することができるようになる。健康教育がめざすのは，病気や健康に関する知識を伝えるとともに，得られた知識や情報をもとに，自らの力で健康のレベルを高められるようにする技能（スキル）を身につけるようになることである。

　基礎調査結果は，調査対象となった「わがまち」の心の健康状態を明らかにしたものなので，住民の関心も高いものと思われる。秋田県の自殺予防対策モデル事業においても，調査結果をもとにした事後の健康教育を行なっているが，講演内容に関する住民の関心が高いことを実感している。

　調査結果を住民に理解しやすい形でまとめ，わかりやすいことばで伝えることが大切である。視覚に訴えるわかりやすい講演（Power Point等の使用）が効果的である。配布資料も，講演終了後にも聴衆がもう一度目を通したくなるようなものにする努力が必要である。

　健康教育の実施にあたっても，目的・目標や対象者を明確にし，綿密な実施計画を練り，実施後の評価まで行なうことが望ましい。

　基礎調査と連動させ，健康教育を単発ではない形で企画するとよい。また，まち全体の住民を対象とするものと，地域のニーズに応じた地区ごとの健康教育の実施を分けて企画するほうがよい。藤里町における心の健康づくりの健康教育では，小地区ごとに巡回型の講演会を行ない，住民から好評であった。

健康教育の内容については，調査結果をもとに，何が問題であり，どのようなことを理解してもらうのかを明確にする。簡易調査票では，うつ病のリスク，うつ病に関連する身近な生活・家庭環境要因，ストレス対処行動，主観的な健康状態，医療への受診状況，閉じこもりについて質問している。うつ病のリスクに関連する要因が，「わがまち」ではどのような出現頻度であるか，ハイリスク者はどれくらいいるのか，うつ病のリスクとその関連要因の地理的分布特性はどうなっているのか等について結果をフィードバックすることが必要である。そのうえで，うつ病の症状，うつ病の人に対する態度，自殺のリスク，自殺予防のために必要なソーシャルネットワークなどについて，知識を提供する。

　得られた健康情報を住民に知らせる方法は個人を対象とした健康教育のほかにもある。例えば，まちの広報誌に調査結果をわかりやすく掲載し全戸配布する，基礎調査結果の住民向けパンフレットを作成して全戸配布する，まちのホームページに調査結果を掲載してインターネットでアクセスできるようにする，テレビや地元新聞などのマスメディアを活用する等の方法が考えられる。インターネットなどでは双方向性の迅速なコミュニケーションが可能になる。

　このように，行政や専門機関が有する健康情報を双方向性のコミュニケーションを念頭におきつつ住民にすみやかに提供することを「ヘルスコミュニケーション」と呼ぶ。従来の健康教育の手法に加えて，新たなメディアを活用した啓発・普及を考慮すべき時代になったのである。

　マスメディアの自殺報道のあり方については，報道が自殺を誘発する（群発自殺）可能性が指摘されていることから，報道の内容や扱い方にある程度のルールを設けたほうがよいのではないかという意見がある。諸外国の自殺予防対策においても，マスメディアの報道のあり方に配慮を求めることが望ましいとされている。心の健康づくり推進委員会などにマスメディア関係者が入り，委員会の議論の中で自殺報道のあり方を考えていくということが最も現実的な対処法であるように思われる。

　秋田県の自殺報道については，朝日新聞が「自殺の周辺」という連載記事を掲載し，県の自殺予防対策推進のきっかけをつくったという経緯がある。「自殺の周辺」は自殺報道のあり方にひとつの方向性を示した連載だった。どのような報道のあり方がよいのかについては，これからさらに議論が深められていくことが望まれる。

　以下，健康教育のすすめ方について，具体的手順を述べる。

1-1 教育目標の設定

　一般目標と行動目標を設定する。
　一般目標とは健康教育全体の目標のことで，「知る，理解する，感じる」などの動詞を使って表現する。行動目標は学習者が健康教育を受けたことにより，「～することができ

る」ようになることを目標とするものである。教育目標の領域には，知識（認知領域），態度・習慣（情意領域），技能（精神運動領域）の3つがある。

自殺予防・心の健康づくりの健康教育の教育目標は，例えば以下のように表現される。

一般目標
参加者全員が，うつ病の症状を理解し，うつ病の人に対して適切な対処法を修得する。

行動目標
① うつ病の症状を説明できる。
② 心の悩みをもつ人と接することができる。
③ 自分のまちの中で，心の悩みの相談窓口がどこにあるかを知っている。

1-2 健康教育の内容・スケジュールの作成

健康教育の内容は，いろいろなものが考えられるが，ここでは調査終了後の結果を住民への還元の機会に行なう健康教育を念頭において話をすすめる。

健康教育の手法は講義形式だけではない。所定の課題について参加者全員で討議を重ねる形のワークショップや，ある立場の人の役割を演じることによって体験と理解を深めるロールプレイ方式の研修会なども考えられる。ロールプレイの例としては，うつ的状態の人とその人の相談にのる人といった役割を演じることで，うつ病の人に対する接し方を学ぶといった内容が考えられる。

調査の結果をもとに具体的な話をする場合に考えられる内容として，次のようなものが考えられる（タイトルと教育内容を示す）。

- 「○○町における心の健康づくりを考える――基本調査結果から」
  調査結果の説明，心の健康とは，身体の健康と心の健康の関係，うつ病とは，うつ病の人に対する対処法，○○町の心の健康づくりをどう考えるか
- 「ストレスと健康――○○町の基本調査結果をもとに」
  ストレスとは何か，ストレスと心の健康，ストレス対処法，○○町のストレスの状況，調査結果をもとに考えられること，うつ病とは，○○町の心の相談窓口
- 「いきがいづくりと家族の健康」
  高齢化と心の健康，家族関係とストレス，ストレス対処行動，うつ病とは，調査結果の説明，○○町のいきがいづくり活動の現状，家族と健康のまとめ
- 「働き盛りの心の健康づくり――男の更年期」
  中高年の自殺，職場とストレス，家族とストレス，男の更年期とは，ストレス対処法，うつ病とは，自殺予防に必要なこと，社会的ネットワークの必要性
- 「うつ病の人に対する接し方をロールプレイ方式で学ぶ」
  心に悩みを抱えてうつ状態になった人と，その人の相談にのる人という2つの役を設定し，どちらかの立場を演じながらうつ病者への接し方の基本を学ぶ
- 「うつ病を早く見つけるために必要なこと」

うつ病とは何か，うつ病の治療，不眠や疲労とうつ病の関係，心の悩みをかかえたときの相談方法，地域における精神科医療へのかかり方

1-3 健康教育の実施

　健康教育の年間計画（実施時期，実施回数，実施内容，実施方法，評価方法）を立て，それにしたがって実施する。講演形式の健康教育の場合には，講師の選定，内容の調整，対象者の募集等がポイントになる。講師としては，医師，心理学研究者，保健師，大学教官，労働関係者，社会福祉関係者，行政担当者などが考えられる。
　講演以外にも健康教育の方法はある。参加型のワークショップ（参加者全員であるテーマについて議論して，成果を得る方法），ストレス対処法の技法を見つけてもらう実地研修，ビデオ視聴など。
　健康教育の対象者は一般住民を想定することが多いが，専門家（医師，保健師など），行政関係者などもその対象になる。対象者によってはすでに一定の基礎知識をもっていることも多いので，健康教育の内容は対象者によって変える必要がある。

1-4 成人教育の原則

　ワーナー（David Werner）は成人教育の原則として以下のようなことをあげている[15]。
- 教育的態度を放棄せよ。
- 参加者を中心にせよ。
- 事実を伝えよ。
- 共通（相互交流的）雰囲気をつくれ。
- 参加者に質問させよ。
- 講師もともに学べ。
- 弁じても，論争するな。
- 事実を簡単明瞭に語れ。
- 疑問を啓発せよ。
- 学ぶことを教えよ。
- 生活を援助せよ。
- 最良の時間を選べ。

1-5 健康教育の評価

　健康教育の最終段階として，きわめて重要である。通常，健康教育の終了後に対象者に簡単なアンケートを行なうことが多い。終了直後に行なうアンケートの評価項目とし

ては次のような項目が考えられる。
- 教育の目標が達成されたか。
- 内容が理解できたか。
- 内容は適切であったか（難易度や説明方法）。
- 教育方法は適切だったか（スライドや資料は適切か）。
- 参加者に発言の機会はあったか。
- 参加して良かったか。

2 心の健康づくりに向けた健康支援環境の形成

2-1 地域のネットワーク会議の立ち上げ，相談窓口の拡大，ネットワークの形成

　住民自らの個人的努力を促す努力と同時に，社会全体として自殺予防・心の健康づくりを可能にする支援環境を充実させる努力が必要となる。秋田県では，啓発・普及の強化，相談窓口の拡大といった健康支援環境の形成にも努めている。心の健康を支援する環境づくりは，行政的対応として最も現実的なものであり，中長期的展望にたって整備を進めることが望まれる。

　地域においてさまざまな立場の代表が一堂に会するネットワーク会議を立ち上げ，定期的な意見交換の場を提供することは，地域の自殺予防対策においてまずなすべきことである。

　心の悩みをかかえた人に対する相談窓口の拡大とネットワーク化は秋田県でも重点施策の1つとなっている。「ふきのとうネットワーク」は心の悩みをかかえた人が身近な地域のどの機関に相談したらよいかを示唆するリストである。ここには，健康に関する相談だけでなく，金融に関する困りごと相談，介護・老後不安等の高齢者の相談，消費生活の相談など，さまざまな領域の悩みに関する相談窓口が掲げられている。

　自殺予防においては，心の悩みをかかえる人たちの社会的孤立（家庭内での孤立を含む）を解消する努力が必要であるが，身近な家族や友人といった人間関係がかならずしも有効に機能しない場合に，公的な相談窓口が役立つ可能性がある。秋田県のモデル事業（平成14年度：東由利町）で行なった調査結果によれば，住民の方々が最も相談しやすい窓口はどこかという質問に対しては，専門家，いのちの電話，民生委員，役場の相談窓口の順で回答であった。専門家の比重が大きいことと，いのちの電話の存在が知られていることが特徴的だった。役場の窓口やボランティアの役割をもう少しアピールできるようになるとよいと思われた。行政的な施策としては，相談窓口の拡大とネットワークの形成には力を入れるべきであろう。

2-2 地域・職域・家庭・学校の場における健康支援環境づくり

　地域で重視される健康課題を解決していくためには,「その問題をどのような活動の場において解決していくか」という「場の設定のアプローチ（setting approach）」がとられる。地域，職域，家庭，学校が代表的な場である。場の設定のアプローチをとることで，活動の主体，活動の内容，活動のすすめ方などが具体的なイメージとして理解されるようになる。自殺予防・心の健康づくりにおいては，この4つの場のいずれもが重要な意味をもっている。

　家庭はこどもを心健やかに育てる場であり，また職域や地域でストレスを抱えこんだ家族を温かく迎える場でもある。しかし，一方で家庭内で孤立し寂しさを訴える高齢者が多いことも調査で明らかにされており，家庭内でのストレスをいかに外部化させ対処するかということも問題になる。

　学校で児童生徒に生命の尊厳やいのちの大切さを教えるとともに，集団生活を通じて健康の意味や生きるための技能を身につけさせる。心の健康づくりに関する健康教育を正規の学校教育の中に位置づけることも必要であろう。スウェーデンやフィンランドなどの諸外国では若年者の自殺予防対策として，学校における自殺予防教育の重要性が強調されている。

　職域では働く世代の人々が心身ともに健康的に働くための環境が整備される必要がある。日本では労働基準法や労働安全衛生法などの法制度が整っている。健康支援環境の法制度面での整備という点では，職域は地域や家庭に比べて有利な環境にある。しかし，過労自殺や過労死といったマイナスの面が指摘されており，働く人の心の健康づくりの問題は近年とくに注目されてきた。長時間労働や職場環境に関連する精神的ストレス要因を取り除くために，職場で心の健康づくり計画を策定することが望ましいとする「職場における心の健康づくりの指針」が2000（平成12）年度に公表された。この指針にもとづいて，多くの職場で心の健康づくりの計画的推進が重点項目として取り上げられている。

　職場の自殺予防対策としては，勤労者（被雇用者）の対策のみならず，経営者（雇用者）の対策も必要である。景気の低迷とともに自殺死亡者が増加しているが，これは中小企業の経営者が負債をかかえて倒産し，活路を見いだせずに自殺する例があとを絶たない。この背景には，中小企業経営者に個人債務保証を求める我が国の法制度上の仕組みが関連しているとの指摘がある。我が国の長年続いた慣行であるとはいえ，諸外国と比較した場合に改善の余地がある制度であるとの論議もある。法曹関係者には我が国の自殺文化を規定するこのような制度の改善に向けた努力をしてもらいたい。

　地域の場における自殺予防は本ガイドの中心的な部分となっている。地域は，結局，家庭・学校・職域を外部から包み込むものである。秋田県のような高齢化の進んだ県で

は，高齢者の自殺予防・心の健康づくりが大きなウエイトを占めるが，地域の人的・物的資源を効果的に活用し，地域に閉じこもりがちな高齢者を支援するようにしたい。

3 うつ病のハイリスク者に対する地域における介入方法

質問紙法を用いてうつ病のスクリーニングを実施し，うつ病のハイリスク者を特定できた場合，これらのハイリスク者に対して構造化面接の手法を用いてうつ病の診断を確定するとともに，事後の訪問指導などの活動に役立たせることができる。このような手法は新潟県松之山町や青森県名川町の事例で用いられ有用であると確かめられている。

具体的なプロセスを整理すると次のようになる。

1）うつ病のスクリーニング（SDS，CES-D，大野らの簡易うつ病質問紙等）
2）うつ病のハイリスク者の確定
3）うつ病のハイリスク者に対する構造化面接の実施（構造化面接の方法を参照のこと）
4）面接結果をもとに，事後対応の方法を決定
5）定期的な追跡と管理

構造化面接の具体的なすすめ方は，大野らの報告書[45]を参考に行なうことができる（付録を参照のこと）。このほかに，ハミルトンうつ病評価尺度なども同時に実施するとよい。

モデル事業を実施した合川町での構造化面接の経緯を簡単に報告する。

基礎調査を実施した結果，うつ病尺度得点高値者で構造化面接を行なう必要ありと認めたのは32名であった。これらの人々に文書で通知し，個別の健康指導を行なう場を設定した。その結果，32名中14名に個別健康指導の同意が得られ，これらの対象者に対しては構造化診断面接を実施し，同時に心の健康づくりに関する健康指導を行なった。その結果，専門的医療機関へ紹介および継続的な保健師の訪問指導を行なうことができ，地域のメンタルヘルス向上に役立ったと考えられた。また，面接を行なうこと自体が対象者の心の悩みを軽減する治療的な意義をもっていたことが明らかになった。

構造化面接を行なう実施者は事前に面接内容や面接方法について技術的な研修を受ける必要があるが，必ずしも精神医学の専門家である必要はない。大学や専門家の支援を受けることがもちろん望ましいが，市町村の担当者が工夫して実施することも可能である。基礎調査でのうつ病のスクリーニングと抱き合わせで，個別面接と事後指導の充実をプログラム化することが望ましい。

4 うつ病の早期発見・早期治療 ——地域医療体制の充実

　うつ病の早期発見・早期治療は自殺予防対策の大きな柱のひとつである。地域でうつ病のスクリーニングを行なうのは，うつ病になる可能性の高い人やうつ病になった人をなるべく早く発見し，治療につなげるようにしようとするためである。

　秋田県では県医師会と協力して，一般医を対象としたうつ病に関する研修会を実施している。地域のプライマリケアを担当する一般医（精神科を専門としない医師）が，うつ病をはじめとする精神科医療の基礎知識と技能を向上させることで，地域住民が最初にかかる一般医がうつ病の患者に適切に対処する体制をつくろうというのである。このような一般医を巻き込んだプライマリケアでのうつ病診療体制の充実は世界的にも重視されている。

　一般医から専門的医療機関への連携を促進するシステムづくりも必要である。地域の医師会と専門的医療機関とのネットワークの形成と意思疎通の円滑化が重要となる。これらの連携システムの推進にも行政や保健所は一定の役割を果たすべきである。

　医療が果たすべきもうひとつの役割として，自殺未遂者への適切な対応という問題がある。自殺未遂者に対する救急医療の取り組みのあり方を新たに考えることが必要だと思われる。フランスでは自殺未遂者への対応を自殺予防対策で重視しており，一定期間の入院をさせ，心のケアを十分にはかるとともに，退院後は地域での心のケアをはかる取り組みが開始されている。我が国ではまだこのような視点からの自殺予防対策の取り組みは十分ではないようである。自殺予防のための医療体制の充実というなかで，三次予防（ポストベンション）まで含めたシステムづくりを構想することが必要である。

　自殺既遂者の遺された家族の心のケアをどうするかという問題に対しては，医療や保健の専門的立場からシステムづくりやサービスの充実をはかっていくべきである。

5 NPO，自主グループなどのさまざまな活動主体との連携：公民パートナーシップ

　健康づくりをすすめるうえにおいて，行政や専門家だけでなく，民間団体，自主的なグループなどのさまざまな主体を巻き込んでいくことが必要である。心の健康づくりも行政や専門家にできることは限られている。公共的な活動をになうのは，国や県や市町村という行政組織だけではない。現代においては公共的活動をになうさまざまな中間集団（公と私の中間という意味）があり，活動がある。従来の家族，町内会などだけでなく，現在ではボランティア組織，NPO，NGOなどがあげられる。これらの中間集団が公共的な役割をになう比重も大きくなってきた。これらの組織や活動と行政活動をうまくまとめて健康づくりをすすめていくことをパートナーシップ（連携）ということばで表

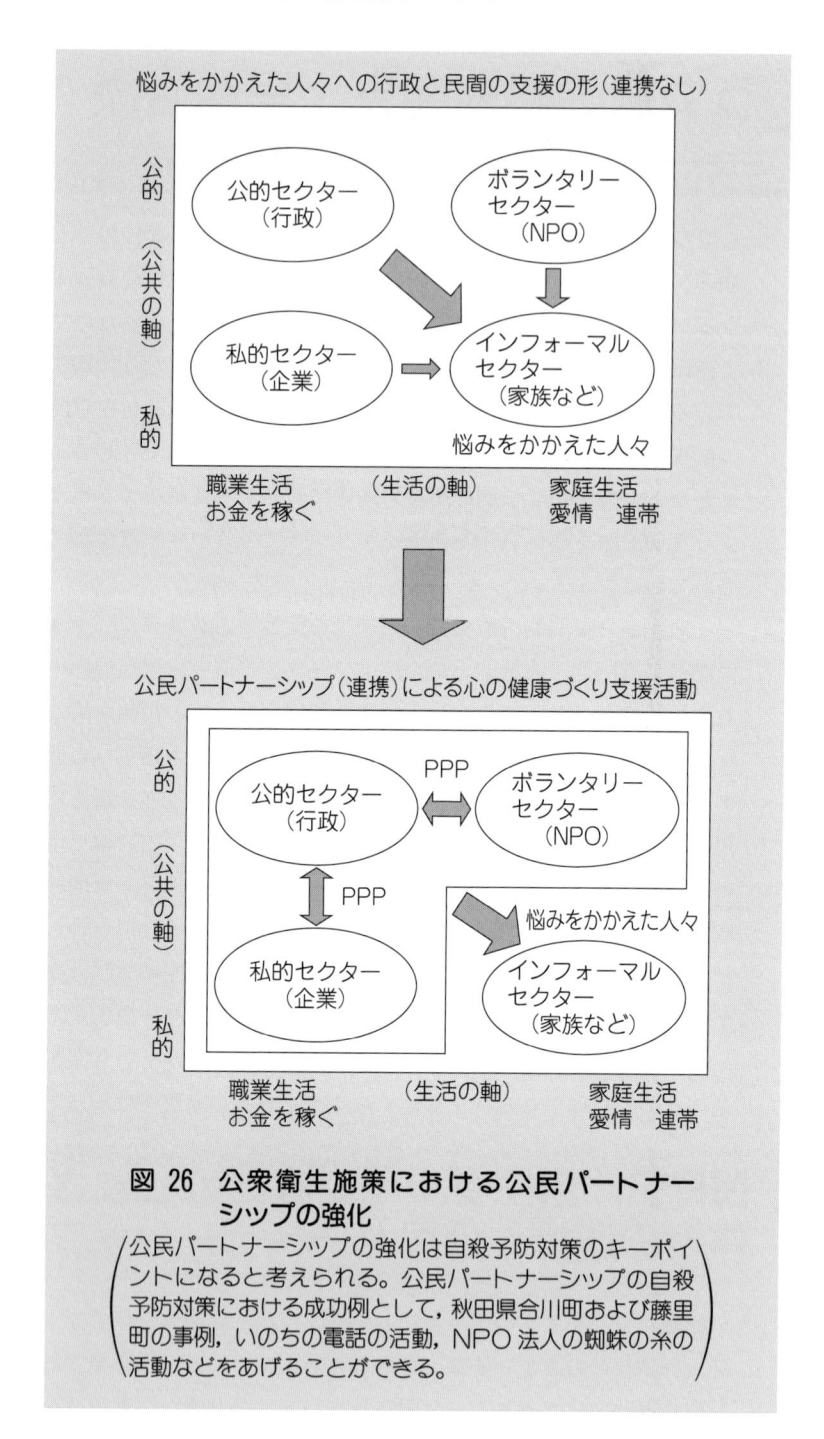

Ⅳ. ヘルスプロモーションとしての自殺予防活動マニュアル

図26 公衆衛生施策における公民パートナーシップの強化

悩みをかかえた人々への行政と民間の支援の形（連携なし）

公民パートナーシップ（連携）による心の健康づくり支援活動

公民パートナーシップの強化は自殺予防対策のキーポイントになると考えられる。公民パートナーシップの自殺予防対策における成功例として，秋田県合川町および藤里町の事例，いのちの電話の活動，NPO法人の蜘蛛の糸の活動などをあげることができる。

現する。

　最近の政策科学では，公と私がパートナーシップを結び活動を推進していくことを公民パートナーシップ（PPP：public-private partnership；公民連携）と呼び，まちづくりをすすめる手法として注目されている。公衆衛生においても公民パートナー

シップ（PPP）を進めていくことは新たな活動の広がりを求めていくうえで重要な手法となるであろう。

図26に公衆衛生施策における公民パートナーシップの意義を図解した。悩みをかかえる個人や家族が属するインフォーマルセクターに対して，これまではばらばらに支援を行なってきた公的セクター，ボランタリーセクター，私的セクターが連携をして支援を行なうようになることで，より強力な社会的支援が実現すると考えられるのである。

以下に，秋田県にみられる活動主体のいくつかを紹介する。

▶秋田いのちの電話（秋田市）

心の悩みをかかえる人にボランティアが電話で相談に応じる市民団体。さまざまな問題をかかえながら誰にも話すことができず，孤独と絶望の中で助けと励ましを求めている人への心の支えとなることを目指している。秋田いのちの電話は1998（平成10）年に全国で44番目の「いのちの電話」として開設された。電話相談に応じる相談員は，人の悩みをきくための技能に関して約1年間研修を受け，さらに1年間の実地研修を受けている。

▶心と命を考える会（藤里町）

2000（平成12）年に設立された自殺予防をめざす市民団体である。僧侶，保健師，町職員，主婦らが中心になっている。心の健康に関する勉強会や自殺予防に関するシンポジウムなどを開催し，自殺予防に向けた取り組みをはじめている。笑いを取り入れた寸劇をシンポジウムの中に取り入れたりしたユニークな活動を行なっている。

▶蜘蛛の糸（秋田市）

倒産した中小企業主の立ち直りと社会復帰を支援する市民団体。倒産を経験し精神的な苦境を乗り越えることができた元社長が立ち上げたNPOである。自らの経験を活かして，倒産した元経営者のさまざまな相談に応じている。

6 自殺遺族への対応 ——ポストベンションの重要性

自殺予防対策の中で遺された家族に対してどのような施策が可能であろうか。行政的な対応は現在のところ十分とは言えない。

秋田県は一次予防，二次予防が中心だった自殺予防対策に，ポストベンション（postvention）の視点を入れようという試みを始めている。具体的には，あしなが育英会関係者を講師に招き，県や市町村の保健師に対して研修を実施し，遺族支援のための環境づくりをしていくという対策である。

フィンランドではフィンランド精神保健協会というNPOが自殺で身近な人を喪った人に対して，個人面接やグループセラピーを早期に行なうという活動を行なっている。また，アメリカでは「自殺予防とアフターケアのための全米情報センター」というNPOがあり，遺された家族への支援を行なうSOSチームのプログラムがある。このように，

世界的にみると，ポストベンションの活動は NPO が一定の役割を果たしていることが多いようである。

防衛医科大学の高橋祥友教授は日本の中で積極的にポストベンションの活動を行なっている精神科医であるが，ポストベンションの目的と一般原則について次のように解説している。

ポストベンションの目的は，不幸にして自殺が生じてしまった場合に，他の人々に及ぼす心理的影響を可能な限り少なくすることである。

グループを対象としたポストベンションの一般的原則として以下のようなことがあげられる。

① 関係者の反応が把握できる人数で集まる。
② 自殺について事実を中立的な立場で伝える。
③ 率直な感情を表現する機会を与える。
④ 知人の自殺を経験したときに起こりうる反応や症状を説明する。
⑤ 個別の専門家による相談を希望する人には，その機会を与える。
⑥ 自殺にとくに影響を受ける可能性のある人に対してはたらきかける。

ポストベンションに関する技法を身につけて，実際に活動をするという専門家や NPO が今後増えることを期待したい。

TOPIC 4　いのちの電話——自殺予防・心の健康づくりにおける市民活動の可能性

　いのちの電話は，自殺予防を中心目的にしつつ，悩みをかかえていても身近に話をきいてくれる人がいない人や，日常的に不安や孤独にさいなまれている人に対してよき隣人として相談相手になり，支えあっていこうとするボランティア団体である。

　2003年4月現在，全国に50のセンターがあり，約8,000人の相談員が活動している。秋田いのちの電話は，1998（平成10）年に44番目のセンターとして開局した。いのちの電話を開局するためには，全国のセンターが加盟している日本いのちの電話連盟が必要としている条件を満たし，名称の使用許可をもらわなければならない。秋田でもこの準備に3年近くかかっている。

　開局時は午後3～9時までの受付時間帯で，初年度は約2千件の電話を受信した。その後毎年受信件数は増加し，2002年度は7千件を超えている。また2001年4月に受付時間帯を正午から9時までに延長し，同時に特定非営利活動（NPO）法人の認証を受けている。

　いのちの電話はカウンセリングなどの精神療法的なアプローチではない。

　よき隣人（be-friending）として相手の話と気持ちを傾聴することを目的としている。「自殺のような深刻な問題を，素人相談員がはたして扱えますか，とよく尋ねられる。生きるか死ぬかは誰もが自分で決めることで，専門家にきくことではない。誰も自分を理解してくれない，という妄想的うつ状態が自殺の心理なのだから，自分を理解している人がいさえすれば心が開ける」（秋山聰平,元日本いのちの電話連盟理事長）。これがいのちの電話活動の基本的姿勢となっている。

　電話での初対面・匿名の関係の中で，相手が「私は理解してもらった」という気持ちになるようなきき方を目指した研修が，相談員になるまでに2年間（講義・グループ研修・実習で合計約160時間），そして相談員になってからも毎月1回行なわれる。とくに相談員として認定された後の継続研修では，相談員のメンタルケアも重視している。

　各地域ではいのちの電話の特徴である匿名性や一回性を維持することがむずかしい。それゆえ，すぐに自分たちの身近な所でも同じような活動を展開するというわけにはいかない。しかし，研修体制も含めた市民による市民の活動は，自殺予防・心の健康づくり活動における重要な柱の1つになるであろう。

自殺率は減少する
● 秋田県の市町村における自殺予防対策モデル事業の成果

1 秋田県の市町村における自殺予防対策モデル事業の成果

　秋田県の自殺予防対策モデル事業は2001（平成13）年から始まった。このモデル事業の指定を受けた町では県の財政的支援を受けて3年間でモデル事業を行なう。県は自殺予防対策の基本メニューを示しており，町では実情に応じて実施可能な対策を行なう。2001年に2町（合川町，中仙町），2002（平成14）年に2町（藤里町，東由利町），2003年に2町（大森町，千畑町）が指定を受けた。モデル事業の予算は年あたり200万円を上限として行なわれた（県の財政的援助は総事業額の1/2である）。自殺予防対策の基本メニューとして示された事業は以下のものであった。

1）心の健康づくりに関する基礎調査と地域診断の実施（うつ病のスクリーニングを含む，大学に調査委託）
2）うつ病ハイリスク者への個別相談と保健師による事後追跡と指導（町の同意が得られた場合のみ）
3）心の健康づくり巡回相談事業
4）仲間づくり事業
5）高齢者のいきがい対策事業

　事業の初年度に大学医学部の研究チームが心の健康づくりに関する基礎調査を実施し地域診断を行なった。大学は町の保健担当者と連携のうえ，合意が得られた場合には，うつ病ハイリスク者の事後管理と指導を行なった。また，心の健康づくり巡回相談事業の実施においても，大学側は可能な限り協力した。
　自殺予防対策モデル事業を実施した6町（以下，モデル町と言う）の自殺者数の

第6章　市町村における自殺予防対策のすすめ方●担当者のための行動計画策定ガイド

6町の総人口：44,099人，高齢化率：32%（2004年7月）
自殺予防対策モデル事業実施6町における自殺者数の推移
（2004年は速報値）

図 27　秋田県の自殺予防対策モデル事業6町における，1995～2004（平成7～16）年までの自殺者数の推移

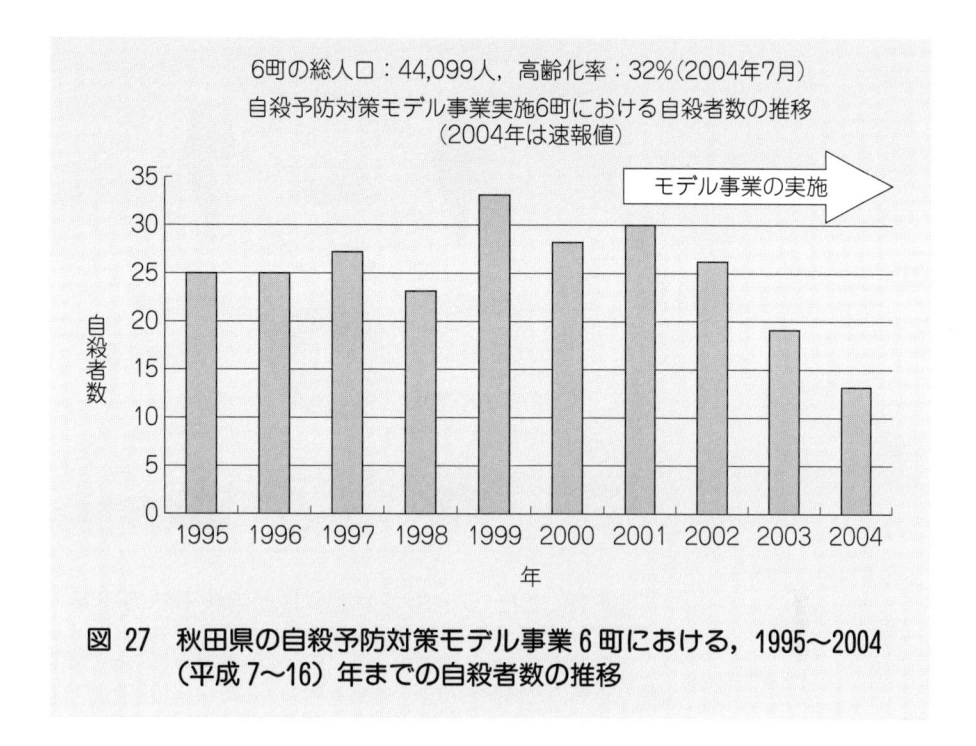

1995～2004（平成7～16）年における推移を図27に示す。このグラフをみると，自殺予防対策モデル事業が開始された翌年の2002年から自殺者数は減少傾向を示している。モデル事業開始前の1999・2000年のモデル町における自殺者数は61人，2002・2003年の自殺者数は45人であった。一方，モデル町が所属する二次医療圏の町村（モデル町と市部を除く）の自殺者数は，1999・2000年は290人，2002・2003年は324人であった。2002・2003のモデル町の自殺者数は低下したが，周辺町村の自殺者数は増加した（$\chi^2=3.85$，$p=0.05$）。すなわち，モデル町が所属する二次医療圏の周辺町村全体の自殺者数に対してモデル町の自殺者数が占める割合が，モデル事業の実施により統計学的に有意に減少したことを示すものである。現在，モデル町では引き続き，心の健康づくり・自殺予防対策を継続しており，今後の自殺者の推移を見まもりたい。

▶ソーシャルキャピタル（地域に対する人々の信頼感）と自殺予防

地域で行なわれる自殺予防対策には，うつ病などの健康情報の提供，相談窓口の増加，社会的ネットワーク強化などがあるが，これらの対策がどのようにして自殺者数の減少をもたらすのかについて，地域におけるソーシャルキャピタルの増加という観点から論じることができるかもしれない。

ソーシャルキャピタルとは，「地域に対する人々の信頼感」とも言うべきものである。具体的な内容は「良好な近隣関係がある」「地域に愛着がある」「長く住みたいと思う」「お祭りに参加する」「治安が良いと感じている」などがあげられるだろう。ソーシャルキャピタルをどのように客観的に測定するかは学問的に議論があるところであるが，質問紙調査で測定する指標が研究されている。

図 28 ソーシャルキャピタルと自殺予防の関係
人々が自分の住んでいる地域に愛着を感じ信頼感をもっていることは，自殺予防における地域のエンパワメントをはかるうえで有効に機能するものと推測される。社会的努力としての自殺予防がなぜ機能するのかということについてのひとつの仮説として提示した。

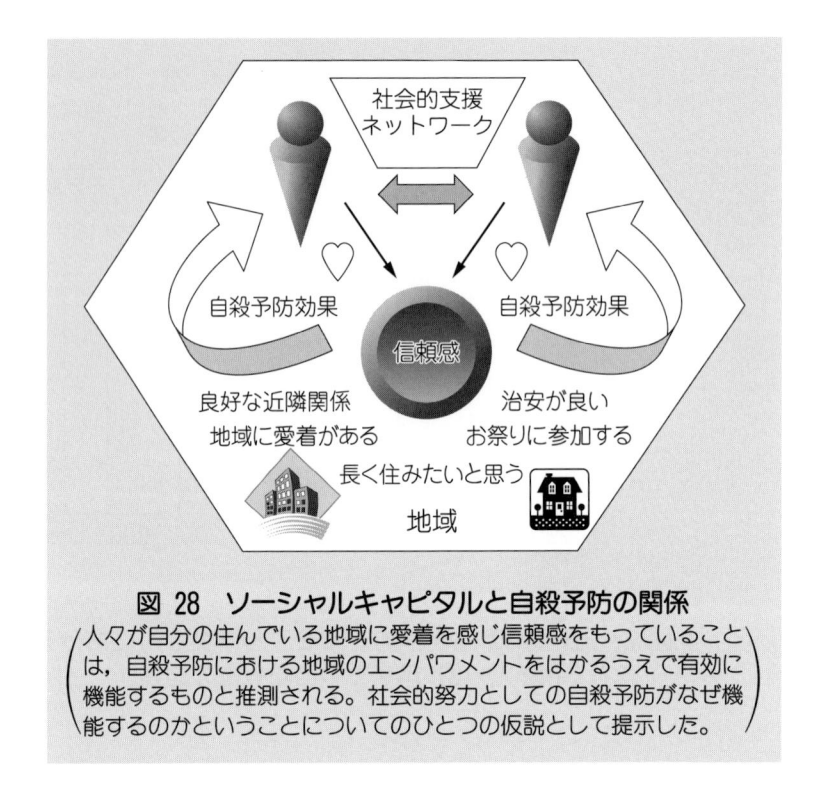

図 28 は地域における社会的ネットワークの強化が，地域全体として人々の地域に対する信頼感を増加させ，結果として自殺予防効果が現われるという仮説を図示したものである。この仮説の検討は今後の自殺予防活動評価を通して行なわれることになる。

▶どのような介入方策が効果的だったか

　秋田県の自殺予防対策モデル事業に参加した6町では，県が示した基本メニューにもとづいて，一次予防活動が中心となった自殺予防対策を実施した。したがって，これらの町で全体として自殺率が低下した要因としては，啓発普及活動により住民のうつ病・自殺予防に対する知識の向上，ストレス対処能力の向上などのエンパワメントがなされたのではないかと推測される。

　ハイリスク者の事後追跡については，地域診断の一環として実施されたうつ病のスクリーニングにおいて地域の全ハイリスク者を把握しているわけではないことを考慮すると(全ハイリスク者の10〜15%程度しか把握していないと考えられる)，その効果は限定的であると推測される。ハイリスク者をスクリーニングすることは，調査に参加すること自体がうつ病や自殺予防に対する関心を高める効果があると考えられる。さらに，調査実施に関連して行なわれるアドボカシーの機会の増大(住民を対象とした健康教育やリーフレット配布による情報提供等)による住民のメンタルヘルスリテラシーの向上が重要な役割を果たすのではないかとも考えられる。ふれあい相談員育成事業やふれあいサロンのような住民参加型の相談活動に注目していきたい。

自殺率の減少にとくに効果的と思われる介入は何かについて，現時点で要約すると，次のようになると思われる。

① 住民を対象とした心の健康づくりに関する基礎調査の実施：住民が調査に参加すること自体が自殺予防に対する関心を高めるものと推測される。また，調査に伴うアドボカシーの機会の増大がメンタルヘルスリテラシーを増大させる可能性がある。
② うつ病のハイリスク者の事後追跡を行なう体制を整備すること：実施が可能であれば行なったほうがよい。ただし，ハイリスク者の把握率が低い場合には，その効果は限定的である可能性もある。
③ 住民参加型の自殺予防対策を推進することこと：住民のうつ病・自殺予防対策への参加により，地域をエンパワメントすると推測される。
④ 外部の専門家の支援を得ること：市町村の自殺予防対策のマンパワーは必ずしも十分ではないことから，外部の専門家の支援が可能であれば，大いに活用すべきである。

◆第6章──付録

心の健康づくりに向けた地域診断のための簡易調査票

> この質問票は，秋田県の自殺予防モデル市町村地域診断委託事業の成果をもとに，市町村で自殺予防のための事業を実施する際に地域診断を行なうための具体的な調査票のひな形を示したものである。質問票に示された質問項目は，モデル市町村地域診断委託事業（合川町，中仙町，東由利町）で実施された質問紙調査をもとに，うつ状態と有意に関連する要因として抽出された質問項目を選択しており，科学的根拠にもとづいて設定されている。各質問項目で示された要因のうつ状態への関連性はオッズ比で定量化されており，うつ状態のリスクを客観的に評価することが可能である。

──＜留意すべきこと＞

1. 基本事項に関する質問，心の健康にかかわる生活環境要因等に関する質問，うつ状態の評価に関する質問の3領域から構成されている。
2. 記名式とするか無記名式とするかは実施主体（自治体）の判断による。記名式とするときには，個人のプライバシーの保護について十分な配慮をすること（配布回収の方法，データの入力管理，データの公表方法等）。記名式とすることによる利点は，うつ病のハイリスク者を把握し，個別に事後指導が行なえることである。無記名式とした場合でも，地域全体の心の健康状態を正確に評価することができ，さらに地域の地理情報と連結させることで，効果的な一次予防対策が立てられる。
3. 対象者の選択は，自治体の実情に応じて行なう。身近な生活環境に関する質問については，高齢者を対象とする場合には1〜12の質問で行なう。働く世代の人を対象に含める場合には，13〜14の質問項目を加えるほうがよいであろう。なお，この質問票では10代までの若い世代を含めることは考慮されていない。
4. 結果の集計方法は「簡易調査票解析の手引き」を参照。解析方法はむずかしいものではない。

　記名式にした場合には，結果を個人へ返すのが望ましい。スクリーニングされたうつ病のハイリスク者は，可能であれば，構造化面接を行ない，医療への連携，事後の保健指導に役立てる。無記名式の場合には結果を個人ごとに返すことはできないので，健康教育の場などで対象者にフィードバックすることになる。調査を実施し，結果を住民に返すこと自体が自殺予防の啓発・普及に役立つ。

●心の健康づくりに向けた地域診断のための簡易調査票 (1頁目)

　この調査は，○○町に在住の○○歳から○○歳の方を対象に，「心の健康づくり」に関する調査として行なわせていただいております。

お名前（　　　　　　　　　）　　（網がけ部分の質問はオプションとします）

住　所（○○町　　　　　　　　　　　　　）

　最初にご自身のことについてお聞きします。あてはまる所に○をつけてください。
〔　〕の中には数字などをご記入ください。

1．お住まいになっている地区はどこですか。
　　　1．○○　　2．○○　　3．○○　　4．○○　　5．○○
　　　6．○○　　7．○○　　8．○○　　9．○○

2．生年・年齢　1．明治　2．大正　3．昭和〔　　〕年　　満〔　　〕歳

3．性別　1．男　2．女

4．結婚　1．非婚（結婚したことがない）
　　　　2．既婚（結婚したことがある　→　現在の関係はどうですか）
　　　　　　　1．同居　　2．別居　　3．死別　　4．離婚

5．現在一緒に生活している方
　　　1．単身（一人暮らし）
　　　2．同居家族有り　→　同居している方すべてに○をつけてください
　　　　　　1．配偶者　2．結婚していない子ども　3．結婚している子ども
　　　　　　4．嫁・婿　5．孫　6．自分の親　7．配偶者の親
　　　　　　8．自分の兄弟　9．配偶者の兄弟　10．その他（　　　　）

●心の健康づくりに向けた地域診断のための簡易調査票（2・3頁目）

＜あなたの身近な生活環境のことについておうかがいします＞

1．同居している家族の中に，心配事や悩みごとをきいてくれる人はいますか
　　　　1．いる　2．いない　3．同居家族はいない

2．同居している家族の中に，一緒にいて楽しい気分になる人がいますか
　　　　1．いる　2．いない　3．同居家族はいない

3．ご家族の誰かのことでイライラしたり嫌な気持ちになることがありますか？（一緒に住んでいない家族も含めます）
　　　　1．よくある　2．ときどきある　3．たまにある　4．ほとんどない

4．ふだんの生活の中で寂しさを感じることがありますか
　　　　1．よくある　2．ときどきある　3．たまにある　4．ほとんどない

5．イライラしたり寂しさを感じたとき，どんなことをしますか？　次のそれぞれの行動について，そのことをする程度をお答えください
　　（イライラしたり寂しさをほとんど感じない方は「もしあったら」ということを想像してお答えください）

　1）具体的に何か援助を受けられる人を探した…
　　　　1．よくやる　2．たまにやる　3．めったにやらない　4．やらない

　2）自分の誤りを認めて，素直に謝った…
　　　　1．よくやる　2．たまにやる　3．めったにやらない　4．やらない

　3）人生で大切なことだと思った…
　　　　1．よくやる　2．たまにやる　3．めったにやらない　4．やらない

　4）自分をぎりぎりまで追いつめないで，余裕を残した…
　　　　1．よくやる　2．たまにやる　3．めったにやらない　4．やらない

6．この1か月の間に，あなたは「死にたい」と考えたことがありますか？
　　　　1．とくにない　2．少しあった　3．あった

7．今までの人生の中で，あなたは「死にたい」と考えたことがありますか？
　　　　1．とくにない　2．少しあった　3．あった

8．現在のあなたの身体の健康状態はどうですか
　　　　1．健康である　2．まあまあ健康である　3．健康でない　4．よくわからない

9．現在のあなたの心の健康状態はどうですか
　　　　1．健康である　2．まあまあ健康である　3．健康でない　4．よくわからない

10．あなたは1か月に何回くらい病院に行きますか
　　　　1．ほとんど行かない（年に1〜2回程度）

2．たまにしか行かない（数か月に1回程度）
　　　3．定期的に1〜2回程度（2週に1回程度）
　　　4．定期的に3〜4回程度（週1回程度）
11．あなたは病気について医師に相談していますか
　　　1．よく相談する　2．たまに相談する　3．あまり相談しない　4．相談しない
12．ふだん，買物・散歩・通院などで外出する頻度はどれくらいですか
　　　1．毎日1回以上　2．2〜3日に1回程度　3．1週間に1回程度
　　　4．ほとんど外出しない
13*．仕事をしていてストレスを感じることがありますか
　　　1．よくある　2．たまにある　3．あまりない　4．ほとんどない
14*．職場の人間関係で悩んだことがありますか
　　　1．よくある　2．たまにある　3．あまりない　4．ほとんどない

＜最近のあなたの心の健康状態について具体的におうかがいします＞
1．毎日の生活が充実していますか
　　　1．はい　2．いいえ
2．これまで楽しんでやれていたことが，今も楽しんでできていますか
　　　1．はい　2．いいえ
3．以前は楽にできていたことが，今ではおっくうに感じられますか
　　　1．はい　2．いいえ
4．自分は役に立つ人間だと考えることができますか
　　　1．はい　2．いいえ
5．わけもなく疲れたような感じがしますか
　　　1．はい　2．いいえ
6．死について何度も考えることがありますか
　　　1．はい　2．いいえ
7．気分がひどく落ち込んで，自殺について考えることがありますか
　　　1．はい　2．いいえ
8．最近ひどく困ったことやつらいと思ったことがありますか
　　　1．はい　2．いいえ
「はい」と答えた方は，さしつかえなければ，どういうことがあったのか，ご記入ください
［配偶者や家族の死亡，親族や近隣の人の自殺，医療機関からの退院などの場合］
　（　　　　　　　　　　　　　　　　　　　　　　　　　　　　　　　　　　　）

*13，14は30〜59歳の年齢層（勤労世代）を対象にするときに追加を考慮する質問

IV. ヘルスプロモーションとしての自殺予防活動マニュアル

簡易調査票解析の手引き

▶ 1 生活上のストレス要因のリスク評価

合計点を算出し，以下の基準で判定を行ないます。

> 0〜3点：ストレスでうつ状態に落ち込む可能性は低いでしょう。
> 4〜6点：ストレスが高くなっているかもしれません。ストレス解消に努めましょう。心の健康づくりに関する健康教育や講演などに積極的に参加しましょう。
> 7〜9点：ストレスでうつ状態になる可能性があります。積極的にストレス解消に努めましょう。うつ病の積極的な二次予防活動の対象となります。
> 10点以上：ストレスでうつ状態になる可能性がきわめて高いようです。信頼できる周囲の人に相談するか，専門家に相談してください。

判定基準は，秋田県の地域診断モデル事業で実施した市町村における心の健康づくり調査から，科学的に作成されました。この手引きは自殺予防対策モデル事業の3つの町（合川町，中仙町，東由利町：いずれも合併前の名称で，現在は北秋田市，大仙市，由利本荘市：調査数7,141人）の基礎調査の結果を集計して，判定基準を決めました。次のような事実が判明しています。

- 0〜3点の範囲に約73％の人が入ります。この範囲の人はほとんど問題ありません。
- 4〜6点の範囲に約24％の人が入ります。この範囲の人は要注意群です。
- 7〜9点の範囲に3.7％の人が，10点以上の範囲に0.2％の人が入ります。この範囲の人はストレスでうつ状態になる可能性があります(7点以上になると，Zungのうつ病尺度得点が50点以上の人が50％以上出現します)。地域保健活動において，うつ病の積極的な二次予防活動の対象になります。
- 10点以上の人では，90％以上の人がうつ病尺度得点50点以上となります。

合計点を求め，判定基準を用い，リスク要因の評価を行なうだけでなく，各質問項目に住民がどのように回答したかがわかるよう，次のような解析も行ないます。

- 各質問項目の回答肢の割合を棒グラフなどで表わします。
- 必要に応じて，各質問項目間のクロス集計を行ないます。

●生活上のストレス要因のリスク評価の採点方法

- 太字・網かけで示した回答肢に丸がついた場合は1点，それ以外は0点とします

第6章 市町村における自殺予防対策のすすめ方●担当者のための行動計画策定ガイド　189

● 以下の15項目について足し算をし，合計点を計算してください（最高15点，最低0点）

<あなたの身近な生活環境のことについておうかがいします>

1．同居している家族の中に，心配事や悩みごとをきいてくれる人はいますか。
　　　1．いる　　2．いない　　3．同居家族はいない

2．同居している家族の中に，一緒にいて楽しい気分になる人がいますか。
　　　1．いる　　2．いない　　3．同居家族はいない

3．ご家族の誰かのことでイライラしたり嫌な気持ちになることがありますか？（一緒に住んでいない家族も含めます）
　　　1．よくある　　2．ときどきある　　3．たまにある　　4．ほとんどない

4．ふだんの生活の中で寂しさを感じることがありますか
　　　1．よくある　　2．ときどきある　　3．たまにある　　4．ほとんどない

5．イライラしたり寂しさを感じたとき，どんなことをしますか？　次のそれぞれの行動について，そのことをする程度をお答えください。
　（イライラしたり寂しさをほとんど感じない方は「もしあったら」ということを想像してお答えください）

　1）具体的に何か援助を受けられる人を探した……
　　　1．よくやる　　2．たまにやる　　3．めったにやらない　　4．やらない
　2）自分の誤りを認めて，素直に謝った……
　　　1．よくやる　　2．たまにやる　　3．めったにやらない　　4．やらない
　3）人生で大切なことだと思った……
　　　1．よくやる　　2．たまにやる　　3．めったにやらない　　4．やらない
　4）自分をぎりぎりまで追いつめないで，余裕を残した……
　　　1．よくやる　　2．たまにやる　　3．めったにやらない　　4．やらない

6．この1か月の間に，あなたは「死にたい」と考えたことがありますか？
　　　1．とくにない　　2．少しあった　　3．あった

7．今までの人生の中で，あなたは「死にたい」と考えたことがありますか？
　　　1．とくにない　　2．少しあった　　3．あった

8．現在のあなたの身体の健康状態はどうですか
　　　1．健康である　　2．まあまあ健康である　　3．健康でない
　　　4．よくわからない

9．現在のあなたの心の健康状態はどうですか
　　　1．健康である　　2．まあまあ健康である　　3．健康でない
　　　4．よくわからない

10．あなたは1か月に何回くらい病院に行きますか
　　　1．ほとんど行かない（年に1～2回程度）
　　　2．たまにしか行かない（数か月に1回程度）
　　　3．定期的に1～2回程度（2週に1回程度）
　　　4．定期的に3～4回程度（週1回程度）

11. あなたは病気について医師に相談していますか
　　　1．よく相談する　　2．たまに相談する　　3．あまり相談しない
　　　4．相談しない
12. ふだん，買物・散歩・通院などで外出する頻度はどれくらいですか
　　　1．毎日1回以上　　2．2〜3日に1回程度　　3．1週間に1回程度
　　　4．ほとんど外出しない

2 うつ状態のスクリーニング項目の評価方法

以下の質問項目から判定を行ない網かけの回答を1点，それ以外は0とします。

＜最近のあなたの心の健康状態について具体的におうかがいします＞
1．毎日の生活が充実していますか
　　　1．はい　　2．いいえ
2．これまで楽しんでやれていたことが，今も楽しんでできていますか
　　　1．はい　　2．いいえ
3．以前は楽にできていたことが，今ではおっくうに感じられますか
　　　1．はい　　2．いいえ
4．自分は役に立つ人間だと考えることができますか
　　　1．はい　　2．いいえ
5．わけもなく疲れたような感じがしますか
　　　1．はい　　2．いいえ
6．死について何度も考えることがありますか
　　　1．はい　　2．いいえ
7．気分がひどく落ち込んで，自殺について考えることがありますか
　　　1．はい　　2．いいえ
8．最近ひどく困ったことやつらいと思ったことがありますか
　　　1．はい　　2．いいえ
「はい」と答えた方は，さしつかえなければ，どういうことがあったのか，ご記入ください
[配偶者や家族の死亡，親族や近隣の人の自殺，医療機関からの退院などの場合]
（　　　　　　　　　　　　　　　　　　　　　　　　　　　　　　　　　　　　　）

●以上の質問項目は次頁に示すようにA・B・C群の項目に分けられます。

うつ状態のスクリーニング項目の評価基準

A項目群：1点か2点以上
1．毎日の生活が充実していますか　　　　　　　　　　　　　　　　　　いいえ
2．これまで楽しんでやれていたことが，今も楽しんでできていますか　　いいえ

＊3．以前は楽にできていたことが，今ではおっくうに感じられますか	はい
4．自分は役に立つ人間だと考えることができますか	いいえ
＊5．わけもなく疲れたような感じがしますか	はい

B項目群：CIDI-SFR 自殺項目：1点以上
＊6．死について何度も考えることがありますか　　　　　　　　　　　はい
＊7．気分がひどく落ち込んで，自殺について考えることがありますか　はい

C項目：ライフイベンツ：自由記述欄の内容による
　8．最近ひどく困ったことやつらいと思ったことがありますか　　　　はい
「はい」と答えた方は，さしつかえなければ，どういうことがあったのか，ご記入ください
［配偶者や家族の死亡，親族や近隣の人の自殺，医療機関からの退院などの場合］

■スクリーニングテスト項目の採点方法
　＊は「はい」を1点，「いいえ」を0点。それ以外の項目は，「はい」を0点，「いいえ」を1点。無回答（○がついていない），「わからない」反応の場合は，0点とする。
　（項目内容の右側に，得点する場合の回答を記した）

●スクリーニングテストによる介入対象群の抽出方法
　A・B・C 各項目群の基準を，1つでも満たしているものを介入（訪問面接）対象者とする。

> A項目群：1点か2点以上←1点以上が望ましいが，1点以上の被検者が多すぎて訪問面接が無理そうな場合は，2点以上を介入対象群とする。
> B項目群：1点以上
> C項目　：自由記述欄に［配偶者や家族の死亡，親族や近隣の人の自殺，医療機関からの退院］などの記述があった場合

　●普段の観察から，C項目のような出来事が確認された・死にたいと言っている場合も介入対象とする。

大野裕（研究代表者）平成11〜12年度厚生科学研究費補助金・障害福祉総合研究事業総合研究報告書。うつ状態のスクリーニングとその転帰としての自殺の予防システム構築に関する研究。平成13年，より抜粋

第7章 評 価

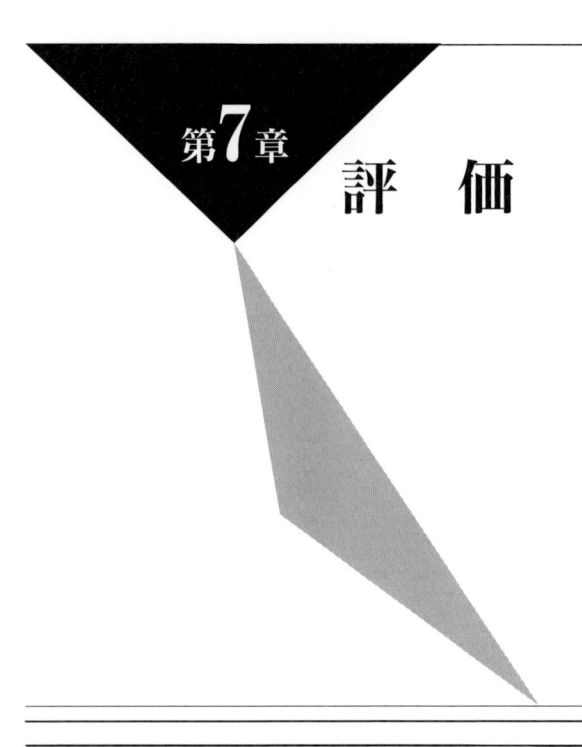

本橋 豊

1 評価の目的

　評価と成果を重視する評価ばやりの世の中になった。評価に追われているのは公衆衛生の領域ばかりではない。もともと経営管理学の分野で経営効率をあげるために評価が重視され，「目標による管理」という発想を構築してきた経緯があるので，ビジネスの世界では当然のように人事評価，能力評価にもとづく給与体系，昇進システムが一般化してきた。近年の日本の自殺率の増加は終身雇用制の崩壊と評価にもとづく実力主義の台頭が関係していると論じられることが多いが，企業社会でのこのような評価にもとづく実績主義は世界標準であると考えられている。

　さて，ヘルスプロモーション活動・公衆衛生活動の評価である。新しい公衆衛生学と言われるヘルスプロモーション活動では，活動の主体は行政関係者だけではない。さまざまな分野の人々が公衆衛生活動に関わり，しかも上下関係ではなく対等なパートナーとして活動に参加するというのが基本である。地域住民，企業，NPO団体などが行政以外のパートナーとしてあげられる。したがって，ヘルスプロモーション活動の評価を行なう場合，当然，行政関係者以外の活動の評価を行なうことも含まれると考えられる。とはいえ，実際には公衆衛生活動の多くは行政的活動であるので，行政活動の評価を中心に考えるべきであろう。そのほかに，住民参加のプロセス，地域のエンパワメント，住民の意識の変化といった広い意味での地域づくり（community development）が評

価の対象になる。

　通常，評価には価値判断は入らない。すなわち，最終的に価値判断をするための客観的データを示すものと考えられているのであるが，何らかの価値規範に従って評価する視点もありうる。ここでは，評価の概念に関するむずかしい議論は避けて，「対象となるヘルスプロモーション活動・公衆衛生活動のプロセスと成果について，その理念・目的との整合性を考慮して，価値判断を下すための客観的データを提供する作業」というように緩やかに考えておくことにする。

▶政策 (policy)，施策 (program)，事業 (project)

　ヘルスプロモーション活動の評価を論じるには，行政学において使われる政策（policy），施策（program），事業（project）という用語を正確に把握しておく必要がある。

　政策（policy）とは行政活動の大局的な目的や方向性を示すもので，政府の基本姿勢や理念ともいうべきものである。我が国の健康増進政策で言えば，健康日本21やその地方計画（例えば健康秋田21）で示されている，「健康長寿の実現」や「生活習慣病の予防」といった大目標である。

　政策の下位概念である施策（program）は政策を実現するための具体的手段であり，さらにこの施策目標を実現するための手段として事業（project）がつくられる。健康増進政策を実現するさまざまな施策のひとつとして自殺予防施策があり，自殺予防施策を実現するために，自殺予防のさまざまなプロジェクト（例えば，啓発普及対策，うつ病対策，マスメディア対策など）がつくられる（図29）。

　自殺予防対策の評価を行なうということは通常，プログラム評価ということになる。

▶成果志向型の評価

　評価については，よく知られているPlan-Do-Seeという評価のサイクルの中で考えることもできる。PlanとDoが当初の目論見どおりに達成されたかどうかについて，誰かが価値判断を下す。判断を下す人（評価実施者）は自分であること（自己評価）もあ

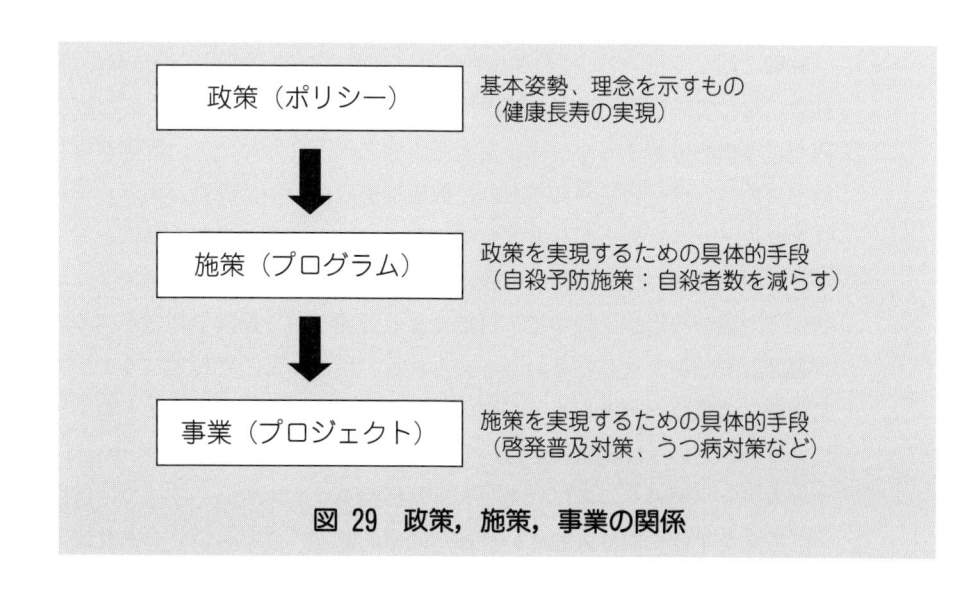

政策（ポリシー）　基本姿勢、理念を示すもの
　　　　　　　　　（健康長寿の実現）

↓

施策（プログラム）　政策を実現するための具体的手段
　　　　　　　　　　（自殺予防施策：自殺者数を減らす）

↓

事業（プロジェクト）　施策を実現するための具体的手段
　　　　　　　　　　　（啓発普及対策、うつ病対策など）

図29　政策，施策，事業の関係

れば，第三者であること（外部評価）もある。評価結果は次の評価のサイクルにつながる。ヘルスプロモーションを含めて，健康政策（健康施策）は当然のことながら，人的資源，物的資源，予算を動員して計画的に行なわれる。評価の本来の目的は，行政活動の視点からは，「いかにして良質で効果的なヘルスプロモーションサービスを住民に提供するか」というものである。このような本来の目的を達成するための，より具体的な評価の目的は次の2つに要約される。

1）設定された目標が達成されたかどうかを検証する
　　自殺予防対策で言えば，対象地域での自殺率は低下したかどうか。
2）社会に対する説明責任を果たす
　　アカウンタビリティー：予算を投入して行なった施策が有効であったのかどうかを社会に対して説明すること。

　投入した資源や費用（input）に対して，十分な結果（output）が出たかどうかを判断し，最終的には目標とする成果（outcome）が得られたかどうかが，成果志向型の評価の目的となる。ただし，このような評価の枠組みは理想を述べたものであって，結果と成果が定量的に測定できるかといえば，健康政策ではそのような測定がすべて可能なわけではない。死亡率はともかく，有病率の変化を対象となる地域で測定することはむずかしいであろう。また，多数の資源を投入し，多数の事業を実施した結果として，施策の成果が現われた場合には，単独の施策の影響を評価するのはむずかしい。

　包括的な施策のパッケージとして実施されることの多いヘルスプロモーション対策では，単独の施策の評価は本質的に困難である。そうではあっても，客観的な評価を行なう努力が重視されるべきことは言うまでもない。定量的な評価がむずかしいからといって，投げ出すのではなく，さまざまなデータを収集し客観的評価を行なう努力を常に心がけるべきである。

　評価を行なう目的は，投入された資源に見合うだけの成果が得られたかということを，社会に対して説明し，当該の健康政策の妥当性と有用性を検証するためである。1980年代から本格的に始まった目標設定型健康増進政策においては，評価が行なわれることを前提に数値目標が設定されており，健康増進政策の中に評価が組み込まれている。ヘルスプロモーションの広がりとともに，このような評価の枠組みは広がってきたといえるが，このような目標設定型の健康増進政策は小さな政府をめざすアメリカやイギリスの新保守主義の政治風土の中で，目標による管理という経営学理念がヘルスプロモーション運動とドッキングしたものと考えられる。目標による管理というトップダウン型の経営管理学の発想がボトムアップ型のヘルスプロモーション運動とどのような形で調和しているのかという問題は興味深い学問的課題である。しかし，むずかしく考えなくても，ボトムアップ型のヘルスプロモーション活動をすすめていくうえで，目標による管理という考えを柔軟に取り入れていけば，効率的だというくらいに考えればよい。

▶情報開示

そのほかに考えられる評価の目的は，政策（あるいは活動）の遂行のプロセスと成果を関係者（地域住民や行政関係者など）に示し，政策（活動）の透明性を保つために情報開示するということである。限られた予算や人的・物的資源を動員して行なわれる政策（活動）が，納税者たる住民に納得できるものであるかどうかを判断してもらう材料を提供するということが目的である。

以上，ヘルスプロモーションにおける評価の目的について考察した。評価を行なうには，人手も必要とされるし，お金もかかる。評価そのものが健康政策の一部であると認識したうえで，評価を実効あるものにしなければならない。評価の作業そのものは地味なものであるが，仕事量としては決して小さなものではない。評価に関わる者は，なぜ評価を行なうのかという評価の意義を構成員に十分に理解してもらったうえで，なるべく効率的かつ公正な評価を行なうように心がけなければならない。図30にヘルスプロモーション政策における評価の視点をまとめた。

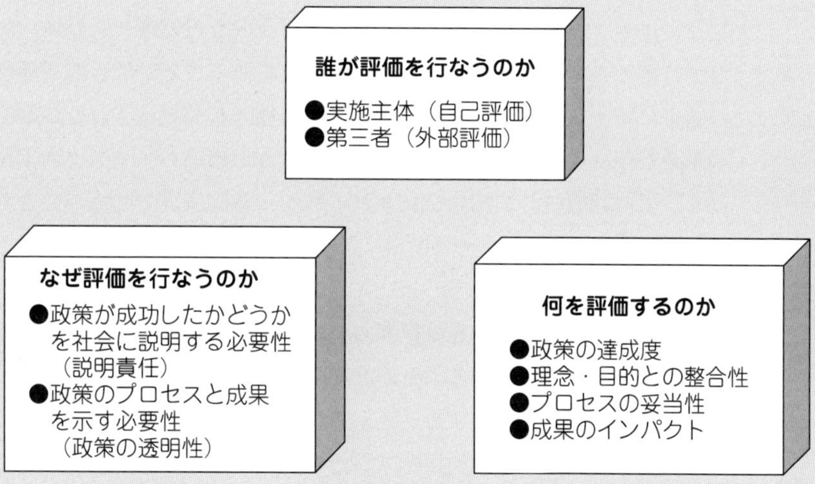

誰が評価を行なうのか
- 実施主体（自己評価）
- 第三者（外部評価）

なぜ評価を行なうのか
- 政策が成功したかどうかを社会に説明する必要性（説明責任）
- 政策のプロセスと成果を示す必要性（政策の透明性）

何を評価するのか
- 政策の達成度
- 理念・目的との整合性
- プロセスの妥当性
- 成果のインパクト

図30 ヘルスプロモーション政策において評価をどのようにとらえるか

2 評価におけるキーワード

▶理念と目標

理念とは政策の根底にある基本的な考え方であり，政策はこれを具体化するものである。政策の下位概念である施策はより具体的な目標をもち，具体的な数値でこれを表現

することが多い。健康政策の理念としては，「健康長寿の社会を実現する」「健康上の公正を確保する」というようなことが考えられる。そして，自殺予防施策について言えば，「すべての世代の自殺者数を減少させる」という目標が考えられる。

▶評価のサイクル

　企画―実行―評価（Plan-Do-See）というサイクルで評価のひとつのサイクルが終わる。評価結果を受けて，次の計画が企画され，次のサイクルに入っていく。

▶プロセス評価と結果評価

　評価の指標として，「プロセスに関する指標（process indicator）」と「結果に関する指標（outcome indicator）」に分けることができる。

　プロセスに関する指標は計画の実施とその効果を評価するものである。行政と住民，行政と関係機関やNPO団体などとの連携はうまくいっているかが重要な観点になる。指標の具体例としては，事業や会議などの回数，誰が事業や会議に参加したか，どのような活動が行なわれたか，などがあげられる。

　量的な評価だけでなく質的な評価も行なわれる。質的な評価手法としては，キーインフォーマント・インタビュー（事業の中心となる重要な人物に対して行なうインタビュー）やフォーカスグループ・インタビューなどが考えられる。アンケートの集計などでは得ることのできない重要な情報を収集することができる可能性がある。

　結果に関する指標とは，施策において目標として設定された最終的な指標である。自殺予防対策について言えば，自殺死亡率，うつ病のハイリスク者出現者率などが考えられる。人口動態統計で明らかにされる数値，基礎調査で明らかにされたベースライン値がこれに相当する。

▶定量評価と定性評価

　評価において，客観性を確保するためには，プロセス指標，結果指標を数値化したものを目標値として設定することが必要である。目標が数値で表現可能であれば，評価は目標と結果を数値で比較することができ，客観性が保たれる。もちろん，数値で表現される目標値の算出が科学的根拠で行なわれたということが前提になる。

　定性評価は，数値ではなくことばで評価を記述するものである。定量化できない目標は定性的に記述して評価するよりほかに方法がない。評価は客観的に行ないたいという要請からすれば，定性評価より定量評価が優先されるのは当然のことである。しかし，定量的には評価しにくい領域において定量評価にこだわるのは現実的でない。

　以上を要約すると，定量的評価の目的は判断することであり，定性的評価の目的は説明し記述することである。

▶健康プロフィール

　健康プロフィール（health profile）とは，ある地域（集団）の健康状態を多面的に記述するものである。健康都市プロジェクトにおいて，都市のさまざまな健康決定要因を定量的に評価した一連の数値をプロフィール図で示した試みがあるが，これは健康プロフィールの一例である。

3 評価の実施

すでに述べてきたように，評価の目的は設定された目標が達成されたかどうかを検証し，社会的な説明責任を果たすことにあるから，評価が行なわれるのは施策が終了した時点が原則である。しかし，中間的な時点において，目標が達成されるためのプロセスが順調に進んでいるかどうかを検証することも必要であり，中間的な評価も行なわれる。また，中間評価は目標が達成できそうかどうかの見通しを立てるという意義もある。必要であれば計画の修正が行なわれる。

以下，評価の流れに沿って簡潔に述べる。

1）評価目的の決定

中間評価なのか最終評価なのかによって，評価の目的は異なる。中間的評価では，施策が順調に進んでいるかどうかを検証することが目的であり，最終評価では目標が達成されたかどうかを検証することが目的である。

2）評価手法の決定

評価手法には定量的評価と定性的評価がある。現在の健康施策は，なるべく定量的評価を行なうということを前提にしている。定量的評価手法としては事前事後の比較が最も一般的であるが，緩やかな形で実験集団と対照集団を比較する準実験デザイン（quasi-experimental design）なども採用される。目標設定型施策で示されているプロセス指標や結果指標についてモニタリングした結果をもとに，評価を行なうことになる。定性的評価はプロセス評価を行なうのに適しており，観察法やインタビュー法などが用いられる。

3）データ収集と解析

人口動態統計やその他の社会経済統計のデータを利用する。また，可能であれば自らが調査を実施し，必要なデータを収集することも考えられる。定性的評価には，インタビュー法などがある。収集したデータは統計学的手法により科学的に分析する。SPSSやSASといった統計ソフトを駆使して分析を行なえるようにしたい。

4）評価結果の分析

データを解析した結果をもとに，評価を行なう。評価の目的が達成されたかどうかを最終的に検証する。

5）評価結果の文書化と公表

評価結果の分析が終わったら，評価結果を文書化し，公表する。評価は公正に行なわれるものであり，公正に行なわれたかどうかというプロセスも含めて公表される必要がある。政策の達成度，プロセスの妥当性が明らかになることをふまえて，評価結果は次の政策プロセスにフィードバックされることになる。

4 健康日本21とその地方計画における評価手法

　国は健康日本21の評価をどのように行なうべきかについて、健康日本21評価手法検討委員会を設けて検討してきた。その報告書において、2005年の中間評価においては、設定されている領域や指標の意味・関連性等について検討し整理する必要性に言及し、2010年の最終評価においては推進方策および目標の見直しを行なうとされている。

　評価の枠組みとしては、1）健康日本21の目標の達成度、2）計画策定プロセス、3）健康日本21の目標達成のための活動状況、があげられている。また、市町村の評価手法の枠組みとしては同様に、1）目標の達成度、2）計画策定プロセス、3）市町村計画の目標達成のための活動状況をあげており、全国共通の評価を行なうことにより相互比較が行なえるようにと意図しながらも、独自性にもとづく自己評価を行なうことも望まれている。

　そして、市町村の評価においては、ヘルスプロモーションの理念にもとづいた評価の実施、目標達成のためのアクションプランを明確にする必要性、優先して取り組むべき目標とその指標の検討、環境整備に関する指標の開発等が課題としてあげられている。評価手法としては、自己評価を主とするが、客観性を補完するために、住民、専門家、関係団体等による外部評価（アンケート、パブリックコメント、ワークショップ等）を実施することが望ましいという指摘もなされている。

　また、健康日本21評価手法検討会報告では、全国共通の評価を念頭においた評価表を作成しているが、この評価表では4段階もしくは二者択一のプリコード回答方式で評価実施者が記入する形態をとっている。例えば、現状把握およびニーズの把握については、次のような質問が設定されている。

　「地域の健康課題は明確に把握されていますか」
　「住民のニーズは十分に把握されていますか」
　これに対して、評価の回答肢は次の4つである。
　　4……そうである、十分できている
　　3……どちらかというとそうである、ほぼできている
　　2……どちらかというとそうではない、あまりできていない
　　1……そうではない、できていない

　評価実施者は回答肢を選択するとともに、主観的評価を行なった理由や考え方を明らかにする評価理由の記述欄も設けられている。

　市町村向けの評価表では27項目の評価項目がある。その他に活動や取り組みの評価を行なう「事業実践評価表」「連携機関リスト」「目標達成度評価表」が示されている。

　健康日本21の評価手法については、厚生労働省のホームページで参照することができる。

文献集

1) 秋田県健康福祉部健康対策課：健康秋田21計画；健康長寿秋田の実現をめざして．2001
2) 秋田県由利町・本荘保健所, 由利町福祉課：高齢者のこころの健康づくりと自殺予防事業；高齢者自殺調査結果報告書．1996
3) 青森県健康福祉部障害福祉課：青森県自殺予防実態調査．2003
4) 青木慎一郎：地域保健福祉の展開．川島書店, 東京, 1997
5) 秋山聡平, 斉藤友記雄：対談・自殺予防をめぐって―ショーペンハウエルの自殺論を軸に, 現代のエスプリ別冊・自殺問題Q&A, 自殺予防のために, 至文堂, 2002
6) 朝日茂樹, 木田和幸, 三田禮三他：若年者自身の考える自殺の一次予防, 二次予防, 東北学校保健学会会誌 49: 46-47, 2001
7) 朝日新聞社秋田支局：自殺の周辺；新聞記者の取材ノートから．無明舎出版, 2001
8) 飛鳥井望：精神疾患による自殺の病理, 医学のあゆみ, 別冊自殺の病態と実態, 28-33, 2003
9) Caplan G.：Principles of preventative psychiatry. Basic Books, New York, 1964（新福尚武監訳, 予防精神医学．朝倉書店, 1975）
10) Conwell Y, Lyness JM, Duberstein PR. et al：Completed suicide among older patients in primary care practices；A controlled study, J Am Geriatr Soc 48, 23-29, 2000
11) Davidson, D. A. et al：Le suicide d'adolescent（Adolescent suicide）. Les Editions ESP, Paris, 1981
12) 福田寿生, 木田和幸, 木村有子他：地方都市における65歳以上住民の主観的幸福感と抑うつ状態について, 日本公衆衛生雑誌 49(2): 97-105, 2002
13) 藤野善久, 溝上哲也, 徳井教孝, 吉井健清：社会心理学的要因と自殺に関する住民コホート研究 特にストレス, 自覚的健康度について, 産業衛生学雑誌 45(臨時増刊): 251, 2003
14) 布施豊正：自殺と文化．新潮選書, 1985
15) 池田秀夫, 他：成人教育の理解．実務教育出版, 1989
16) 石井敏弘：自殺に関する研究の現状；国内, 保健医療科学 52(4): 261-271, 2003
17) 石原明：法と生命倫理20講．第3版, 日本評論社, 2003
18) 稲村博：自殺学―その治療と予防のために．東京大学出版会, 1977
19) 自殺防止対策有識者懇談会報告．自殺予防に向けての提言, 平成14年12月
20) 金子善博, 本橋豊, 佐々木久長, 川島佳：農村部中高年のメンタルヘルスに対する地域保健対策の重要性, 日公衛誌 50(10): 447, 2003
21) Kerry L Knox, David A Litts, G Wayne Talcott, Jill Catalano Feig, Eric D Caine：Risk of suicide and related adverse outcomes after exposure to a suicide prevention programme in the US Air Force；Cohort study, BMJ, 327: 1376-1378, 2003
22) 木下玲子, 宮岡等：うつ病の転帰に関するエビデンス, EBMジャーナル 5(5): 62-65, 2004
23) 厚生労働省地域におけるうつ対策検討委員会：うつ対策推進方策マニュアル―都道府県・市町村職員のために, 平成16年1月, 2004（http：www.mhlw.go.jp/shingi/2004/01/

s 0126-5.html）

24) Maris, W. R., Berman, A. L., Silverman, M. M.：Comprehensive Textbook of Suicidology. The Guilford Press, New York, 2000
25) 松本寿昭：老年期の自殺に関する実証的研究．多賀出版，1995
26) 本橋豊，劉揚，佐々木久長：秋田県の自殺死亡の地域格差と社会生活要因に関する研究，厚生の指標 46(15)：10-15, 1999
27) 本橋豊：公衆衛生と自殺；予防のアプローチ，公衆衛生 67(9)：659-663，2003
28) 本橋豊：公衆衛生における公と私；21世紀の公衆衛生におけるパブリックの意味と倫理的側面に関する考察，秋田県公衆衛生学雑誌 1：10-16，2004
29) 本橋豊・編：心といのちの処方箋―秋田大学自殺予防研究プロジェクト（第四章　シンポジウム「海外の自殺予防対策をいかに我が国に活かすか」），秋田魁新報社，2005
30) 本橋豊：健康づくりと自殺予防，秋田大学定期講演企画委員会編：あきた再発見，213-246，無明舎出版，2005
31) 本橋豊：うつ病と自殺の地域格差，ストレス科学 19(1)：53-60，2004
32) 本橋豊：自殺の疫学，精神科 3(5)：404-408，2003
33) 本橋豊：自殺は予防できる―地域の取り組みで必要なこと，社会福祉ネットワーク10-12月号：16-19，2004
34) 本橋豊：自殺高率地域住民を対象とした戦略的な地域参加型自殺予防対策の有用性に関する研究．平成13・14年度文部省科学研究費補助金（基盤研究C）課題番号13670352研究成果報告書，2003
35) 本橋豊：自殺予防運動の実践とその評価，公衆衛生 69(5)：358-362，2005
36) 本橋豊，金子善博，佐々木久長，川島佳：自殺予防へ向けた地域のメンタルヘルスリテラシー測定手法の開発，日公衛誌：50(10)：445，2003
37) Motohashi Y：Suicide prevention measures in Japan；A health promotion approach by strengthening community actions, Akita Journal of Public Health, 2：96-104, 2005
38) Motohashi Y, Kaneko Y, Sasaki H.：Lowering suicide rates in rural Japan, Akita Journal of Public Health, 2：105-106, 2005
39) Motohashi, Y：Suicide prevention measures in Finland, Akita Journal of Public Health, 2：112-113, 2005
40) Motohashi Y, Kaneko Y, Sasaki H.：Community-based suicide prevention program in Japan by using a health promotion approach, Environmental Health and Preventive Medicine, 9：3-8, 2004
41) 日本自殺予防学会：日本自殺関連文献目録（II）（1986年以降収録版）．社会福祉法人いのちの電話，2004
42) 日本看護協会：保健所保健活動モデル事業報告書,平成13～14年度先駆的保健活動交流推進事業III．1-40，2003
43) 野原勝，小野田敏行，岡山明：自殺の地域集積とその要因に関する研究，厚生の指標 50(6)：17-23，2003
44) 大原健士郎：日本の自殺―孤独と不安の解明．誠信書房，1965
45) 大野裕（研究代表者）：うつ状態のスクリーニングとその転帰としての自殺予防システム構築に関する研究．平成11-12年度厚生科学研究補助金障害保健福祉総合研究事業，2001
46) 大山博史，小井田潤一，工藤啓子：岩手県浄法寺町における高齢者自殺に対する予防的介

入；うつ状態スクリーニングと住民啓発によるアプローチ，精神医学(45)：37-47，2003
47) 大山博史：うつ病の地域連携；うつ状態のスクリーニングによる高齢者自殺予防活動，JIM 11(9)：817-821，2001
48) 岡崎文規：自殺の国日本の記録．東洋経済新報社，1958
49) Radloff, L. S.：The CED-D Scale, A Self-Report Depression Scale for Research in the General Population, Applied Psychological Measurement, 1(3)：385-401, 1977
50) Rubenowitz E, Waern M, Wilhelmson K, Allebeck P：Life events and psychosocial factors in elderly suicides；A case-control study, Psychol Med, 31(7)：1193-1202, 2001
51) Range, L. M., Stringer, T. A.：Reasons for living and coping abilities among older adults, Int'l J Aging and Human development, 43(1)：1-5, 1996
52) Rust J.：摂食障害と治療，催眠と科学 14(1)：12-18，1999
53) Rutz W, Walinde G, Eberhard G, Holmberg G, von Knorring AL, von Knorring L, Wistedt B, Aberg-Wistedt A.：An general educational program on depressive disorders for general practitioners on Gotland；Background and evaluation. Acta Psychiatr Scand, 79：19-26, 1989
54) 崎原盛造，ほか：高齢者用ソーシャルサポート測定尺度（MOSS-E）の改訂とその予測妥当性．沖縄における社会環境と長寿に関する縦断的研究（平成11年度厚生科学研究費補助金）．8-20，2000
55) 佐々木久長，本橋豊，金子善博，川島佳：自殺予防活動における高リスク者発見のための質問内容の検討，日公衛誌 50(10)：445，2003
56) Shneidman ES：Definition of Suicide. John Wiley Sons, New York, 1985（白井徳満，白井幸子訳，自殺とは何か．誠信書房，1993）
57) Sifneos R. et al：Preliminary psychiatric study of attempted suicide as seen in a general hospital. Am. J. Psychiatry, 112：883-888, 1956
58) 反町吉秀，鈴木隆雄，工藤充子，渡邉直樹：「座談会」「セーフテイプロモーション」とはなにか―事故・自殺・暴力を予防する「安全・安心づくり」の提案，公衆衛生 68(8)：620-628，2004
59) 高橋邦明，内藤明彦，森田昌弘，ほか：新潟県東頸城郡松之山町における老人自殺予防活動―老年期うつ病を中心に，精神経誌 100(7)：469-485，1998
60) 高橋邦明，佐藤新：老年期の自殺の疫学，老年精神医学雑誌 10(8)：932-939，1999
61) 高橋祥友　自殺の心理学．講談社新書，1997
62) 高橋祥友：中高年自殺．ちくま新書，2003
63) 高橋祥友編：精神医学から考える生と死．金剛出版，1997
64) 高田義一郎：自殺学．改造社，1930
65) 瀧澤透，坂本真士，田口学，竹之下由香，田中江里子，山下志穂，菅原育子，渡邉直樹．青森県における市町村別自殺死亡の地域差について，自殺予防と危機介入 25(1)：65-69，2004
66) 瀧澤 透，名嘉幸一，和気則江，渡邉直樹，田口学，熊谷けい子：秋田県由利町における高齢者のストレスに関する一考察，秋田県農村医学会雑誌 48(1)：4-8，2002
67) 竹之下由香，渡邉直樹，田口学：高齢者の自殺とネガティブサポート；秋田県Y町及び沖縄県M町の高齢者生きがい調査，日本社会精神医学会雑誌 11(3)：277-288，2003
68) van Hooff, A. J. L.：A historical perspective on suicide, R. W. Maris, Berman, A. L., M.

M. Silverman (eds.) Comprehensive textbook of suicidology, 96-123, Guilford, New York, 2000
69) WHO：Building A Healthy City；A Practitioner's Guide. Geneva, 1995
70) WHO：Health Promotion Glossary. Geneva, 1998
71) 渡邉直樹，川原達二，竹之下由香：高齢者の自殺，こころの科学 63：64-69，1995
72) 渡邉直樹：青年期の自殺の病理，医学のあゆみ 194(6)：501-504，2000．
73) 渡邉直樹：青年期の自殺の病理．黒澤尚(編)：自殺の病理と実態―救急の現場から，医学のあゆみ別冊，15-18，2003
74) 渡邉直樹，瀧澤透，山下志穂：自殺の地域差，こころの科学 118：34-39，2004
75) 渡邉直樹，大野裕，佐藤恭子：自殺予防の支援技術；青森県における取り組みから．保健師ジャーナル 60(12)：1164-1169，2004
76) 渡邉直樹，山中朋子，瀧澤透，山下志穂，菅原育子，田口学，竹之下由香，大山博史，大野裕：地域のうつ病予防プログラム，CURRENT THERAPY 23(1)：58-63，2005
77) 渡邉直樹，瀧澤透，田口学，竹之下由香，山下志穂，菅原育子，熊谷けい子，大山博史，坂下智恵：うつ病の一次予防の取り組み，ストレス科学 19(1)：30-39，2004
78) 渡邉直樹，田口学，竹之下由香：高齢者自殺予防の考え方と実践；秋田県由利町における調査結果から，Geriatric Medicine（老年医学）40(10)：1453-1459，2002
79) 渡邉直樹，田口学，竹之下由香：老人の生きがい調査；ストレスと自殺の視点から，ストレス科学 14(4)：275-284，2000
80) 渡邉直樹，竹之下由香，田口学：高齢者の生きがい調査；自殺の抑制因子の研究，精神神経学雑誌 103(12)：1080，2002
81) 渡邉直樹，辻浦智賀子，瀧澤透，ほか：六戸町心の健康に関する調査報告書．青森県立精神保健福祉センター，2004
82) 渡邉直樹，鳴海寧子，瀧澤透，ほか：鶴田町心の健康に関する調査報告書，青森県立精神保健福祉センター，2003
83) 山中朋子：三戸町心の健康に関する調査報告書．青森県立精神保健福祉センター，2005
84) 山中朋子．天間林村心の健康に関する調査報告書．青森県立精神保健福祉センター，2005
85) 山中朋子：平内町心の健康に関する調査報告書．青森県立精神保健福祉センター，2005
86) 吉岡尚文：高齢者の自殺予防，日本醫事新報，3969：26-29，2000
87) Zubin J, Steinhauer SR, Condray R：Vulnerability to relapse in schizophrenia, British Journal of Psychiatry, 161（Suppl. 18）：13-18, 1992

あとがき

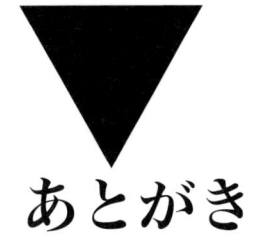

● かねてより秋田県由利町における私たちの自殺予防活動をまとめてみたいという思いがあった。たまたま私の勤務する青森県立精神保健福祉センターの岡田看護師からすぴか書房の宇津木氏を紹介され，平成16年9月3日に行なわれた「北東北3県合同自殺予防ワークショップ」においで願った機会に，私が抱いている自殺予防活動への熱き思いを伝えたところ，出版の話が急速にまとまった。本橋先生にも協力をお願いすることとなり，快諾を得て，ここに本書の完成をみたのである。

　これまであまり注目されなかった一次予防の活動，すなわち心の健康づくりを主眼とした住民への取り組みが，それだけでも自殺予防効果をもつということを主張しているのが本書の内容である。これは健康福祉モデルであり，住民全体を対象としたアプローチであり，住民の抱く固定観念を健康福祉の立場から変えていこうとするいわゆる「こころのセーフティプロモーション」でもあり，こころの面からのまちづくりと言える。もちろん，うつ病の早期発見と早期治療という医学モデルにもとづく二次予防的なアプローチや自殺者遺族の心のケアをする三次予防のアプローチも大切であるが，これらは一次予防活動を通してある程度住民の意識が変化してから導入したほうがより効果的であるように思われた。当初から二次予防や三次予防の取り組みを行なおうとすると，我が国ではまだまだ住民のみならず行政の抵抗感が強い。自分がうつ病であるというレッテルを貼られることの恐怖心や，そのことを周囲に知られるのではないかという不安や差恥心が住民の中に根強く存在しており，また「自殺をとりあげること自体が自殺者を増やすのでは」と考えている行政関係者が意外と多いのも事実である。心の健康づくり活動は，このような抵抗感なしに無理なく着手できる。しかも自殺予防効果をあげているということを多くの方々に知っていただきたい。

　本書が発した「自殺は予防できる」というメッセージが読者に届き，自殺予防活動がさまざまな地で多彩に展開されていくことを願っている。

　私のことを心配していただきながらガンのために早世された故岩井寛教授に本書をささげたい。高齢者の自殺への取り組みを提案してくださった長谷川和夫・前聖マリアンナ医科大学理事長，青森県への道を開いてくださった兼子直・弘前大学神経精神医学教授兼医学部長，そして私の活動を生活面，心理面で支えてくれた妻やこども達にもこの

場を借りて感謝する。最後に，このような出版の機会を与えていただいたすぴか書房の宇津木利征氏に深謝する。

渡邉　直樹

●●　我が国の自殺予防対策が本格化したのは21世紀を迎えてからのことであった。1998年に自殺者が3万人を超えるという事態になって，これはたいへんなことだということになった訳である。自殺は個人の問題だから，社会全体で取り組むべき問題ではないという言い訳があまりにも長い間通用しすぎてしまった。われわれはこのことを痛切に反省しなければならないだろう。2005年6月に発表された2004年の人口動態統計のデータをみても，自殺者は日本全体で3万人を切ることはなく，事態はなかなか好転の兆しをみせない。

　国の対策がみえにくいなかで，東北地方の各県では自殺予防の具体的な取り組みが進展をみせた。自殺予防に地域や社会全体で取り組もうという理念のもと，自殺予防に関するさまざまな啓発普及活動，相談窓口のネットワーク化，うつ病の早期発見，住民参加型の活動，地域に根ざした公衆衛生活動などが活発に行なわれている。こうした対策により一部地域では自殺者の減少という成果が上がっていることが知られるようになった。「地域で行動する（act locally）」という公衆衛生活動の重要性を実感するのである。

　本書のタイトルにあるとおり，社会全体の努力により「自殺は予防できる」のであって，そのために必要な情報はすみやかにすべての関係者に伝えられなければならない。そのような想いを胸に本書を企画し編集した。豊富な自殺予防の実践事例を詳細に紹介しているので，これから自殺予防対策に本格的に取り組もうという地域やすでに活動を始めた地域の関係者に，実践的な意味でおおいに役立つのではないかと期待している。

　企画の段階から出版に至るまでさまざまなアイデアを出していただき，編者や執筆者をあと押ししてくれたすぴか書房の宇津木利征氏には心から御礼申し上げる。自殺予防の問題をヘルスプロモーションの観点から理論づける重要性をご理解いただき，本書の方向性を提示していただいたことも編者には誠にありがたいことであった。本書が地域で自殺予防の具体的活動にあたる関係者の方々の目に広くふれ，自殺予防の推進に役立つことを心から願っている。

平成17年　初夏のみちのくより

本橋　豊

索引

*五十音順，斜体は人名．欧文はアルファベット順．

あ行

アイアス　37
アウグスティヌス　38
青木慎一郎　75
アカシジア　45
新しい公衆衛生　25　26　192
アドボカシー　29　182
アノミー型自殺　42
アルコール依存　46　47　51　53
「イエ」意識　41
遺族面接　124
伊丹仁朗　120
一次予防　24　58　80　90　118　129　177
一般目標　170
イネーブリング　30
いのちの電話　21　177　179
インターネット自殺　23
インターベンション　24
インターラクティブ・モデル　58
ウェルテル効果　39
うつ状態　47　118　127　144
うつ(病)スクリーニング　21　24　50　81　91　128　129　154　174　182
うつスクリーニング用質問紙　128
うつ対応マニュアル　61　69
うつ対策推進方策マニュアル　61　64　69　128
うつ病　45　46　127　145　146
うつ病研修事業　97
うつ病モデル　28　145
姥捨(うばすて)　54
運命的自殺　43
エイジズム　42

エビデンス　48　76　82　93
エンパワメント　30　33　76　129　130　182
横断研究　49
横断調査　82
大野裕　75
大山博史　19　75
オタワ憲章　29
弟橘姫　40
親子心中　41

か行

外傷　65
介入研究　50　62
外部評価　194　195　198
覚せい剤依存　51
過失責任　65
舵とり委員会　72　158
紙芝居　103　111
仮面うつ病　146
過労死　173
川端康成　42
感情移入　131
関与しながらの観察　124
キーインフォーマント・インタビュー　143　160　196
キーパーソン　34
危険責任　65
希死念慮　52　80
記述疫学　48
北東北自殺予防ワークショップ　75
北の国健康づくり会議　74
気分障害　46　127
虐待　43　44　123
共依存　53

境界性人格障害　51
協働プロセスモデル　58　147
公事方御定書百箇条　41
蜘蛛の糸　177
群発自殺　169
警察統計　48
傾聴　122　125
刑法第202条　21
ゲーテ　39
結果に関する指標　160　196
結果変数　148　159
健康秋田21計画　137　140　151　149
健康秋田情報ねっと　70
健康管理　27
健康教育　146　168　169　170　171
健康支援環境　30
健康増進　27　82
健康地図　142
健康づくり条例　148
健康的公共政策　30
健康都市プロジェクト　138
健康日本21　27　50　60
健康日本21評価手法検討会報告　198
健康のための場　32
健康のまちづくり　82　135　138　152
健康プロフィール　196
健康フロンティア戦略　62
健康マップ　166
健康リテラシー　168
幻聴　45
小井田潤一　75
厚生労働科学研究費　62
構造化面接　83　174
公民パートナーシップ（公民連携）　176
コーディネーター　141　156
心と命を考える会　85　177
心の風邪　114　145
こころの壁（バリア）　67　68　120
こころのケアナース　93　94　95　154
こころの健康カード　94
こころの健康劇　111
心の健康づくり基礎調査　75　82
こころの健康づくりの輪　68　95　118
こころの健康づくりを考える会　17

こころのバリアフリー宣言　61　63　66
こころのヘルスアップ事業　78
コホート研究　48　50

さ行

策定委員会　146
避けられる死　22
サリバン　124
参加　33
三次予防　24　58　91　118　122　175
自我　43
事業（プロジェクト）　193
事故傾性　52
自己（セルフ）　43
自己対象表象　43
自己中心型自殺　42
自己破壊行動　44
自己評価　193　195　198
施策（プログラム）　193
自殺関連うつ病対策研究　62
自殺企図歴　50
自殺報道　169
自殺未遂者に対する救急医療　175
自殺予防ガイド　71
自殺予防学　19　21
自殺予防センター　19　21
自殺予防対策モデル事業　82　83　85　130　165
　168　180　181　182
自殺予防調査委員会　88
自殺予防へ向けての提言　61　62
自殺予防マニュアル　69
自殺予防モデル　28　31
自殺予防有識者懇談会　60　79
自殺論　40　42
自主性　33
自助組織　69
事前事後の比較　197
実行可能性　33
疾病負担　55
疾病予防志向性モデル　28
児童虐待　52
死のトライアングル　47
捨身往生　40

集団中心型自殺　42
住民参加　85　146
住民参加型　86　182
シュナイドマン　21　43　45
殉死禁止の詔　40
準実験デザイン　197
生涯有病率　51　127　145
情死　41
情報開示　195
症例対象研究　50
ジョーンズタウン　42
職場における心の健康づくりの指針　173
人格障害　45　46　47　51
人口動態統計　48　142　196　197
心中　41
心中天の網島　41
心的外傷後ストレス障害　119
新保守主義　194
心理学的剖検　18　47　57　123　126
推進委員会　157　158
スーパービジョン　45
救いの叫び　45
スケープゴート　53
健やか親子21　60
ストレス脆弱性仮説　119
ストレス対処　67　144　169
生活モデル　27　28　145
政策（ポリシー）　193
精神運動抑止　146
精神保健福祉センター　150
生態学的研究　49
セーフティ・プロモーション　65　69
世界自殺予防デー　20
切腹　41
説明責任　194　195
ゼロット　42
セロトニン　44
相関分析　164
相互影響モデル　58
喪失体験　52
相談窓口　68　93　94　172
ソーシャルキャピタル　181
ソーシャルサポート　67
曽根崎心中　41

た行

対象喪失　43
大宝令　40
高橋祥友　178
太宰治　42
多変量解析　164
地域診断　80　98　142　164　166　182
地域づくり　24　82　192
地域におけるうつ対策検討会　61
地域におけるこころの健康づくり対策マニュアル　71
近松門左衛門　41
超自我　43
調整　30
地理情報システム　98　164　166
ツングのうつ病尺度得点　91
定性的評価　196　197
定量的評価　196　197
デビッドソン　46
出前健康教育講座　76
デュルケム　40　42
投影性同一視　44
統合失調症　45　46　47　51
トーンチャイム　115
トマス・アクイナス　38
トマス・モア　38
トラウマ　123

な行

楢山節考　54
二次予防　24　58　81　90　118　128　177
ネガティブサポート　103
ネットワーク　72　88　89　90　172

は行

場　32
パートナーシップ　175
ハイリスク者の継続的管理　91　92
場の設定のアプローチ　27　32　33　34　173
ハムレット　39

ヒーロー　53
ビジョン　137　148
非定型抗精神病薬　45
ひまわりサービス　88
白虎隊　42
ヒューム　39
評価のサイクル　167　193
評価の指標　160
標準化死亡比　48　141
フォーカス・グループ・インタビュー　143　160　196
ふきのとうネットワーク　150　154　172
藤里物語　86　87
藤里物語II　86　87
藤原保輔　41
プライバシー　24　82　144　161　163
プライマリケア　175
プライマリヘルスケア　56
プリベンション　24
古い公衆衛生　25　26
ふれあい相談員育成事業　82　83　154
ふれあいネットワーク会議　88　89
フロイト　43
プロセスに関する指標　160　196
分析疫学　48
ヘルシーコミュニティー　135
ヘルスコミュニケーション　153　154　169
ヘルスプロモーション　25　26　27　29　85　138　192　194
ヘルスプロモーションアプローチ　28　31
ヘルスプロモーションモデル　28　145
保健協力員　78
保健福祉動向調査　67　79
ポストベンション　22　24　175　177　178

ま行

巻き込まれ　131
マスコット　53
三島由紀夫　42
見すてられ不安　46
源為朝　41
めざめ現象　45
メディエーター　141　156

メンタルヘルス・サポートネットワーク　84　90
メンタルヘルスマップ　98　99
メンタルヘルスリテラシー　182
妄想　146
目標設定型健康増進政策　21　194
目標による管理　192
喪の作業　122
森田療法　120
モンテーニュ　38
モンテスキュー　39

や行

薬物依存　51
ユング　43
抑うつ気分　96　146
抑うつ尺度　67

ら行

ラスト　53
ラドロフ　79
リエゾンナース　75
リストカット　45　50
リストラ　42
理念　195
ルクレティア　37
ルター　39
練炭自殺　51
老人保健事業　156
ロールプレイ　170
ロストチャイルド　53

わ行

ワークショップ　170　171
ワーナー　171
わなぎ　40

数字・欧文

5-HIAA　44
advocacy　29
altruistic suicide　42
anomic suicide　42
autonomy　33
avoidable death　22
awakening　45
Center for Epidemiologic Studies Depression Scale　79
CES-D　67　79　127　174
cohort study　48
community development　192
cooperation process model　58　147
coordinator　141
Cry for Help　45
DSM-IV　96
EBH　48
EBHC　48
egoistic suicide　42
empowerment　30
enabling　30
evidence-based health care　48
fatalistic suicide　43
feasibility　33
geographical information system　98
GIS　98　99
global burden of disease　55
grief work　122
health literacy　168
health profile　196
Healthy People 2000　59
Healthy People 2010　59
healthy community　138
injury　65
interactive model　58
KJ法　143
mediation　30
mediator　141
MOSS-E　67
National Suicide Prevention Strategy for England　59
new public health　25　26
NPO　85　175　177
object loss　43
old public health　25　26
Our Healthier Nation　59　137
outcome indicator　160　196
outcome variable　148　159
participant observation　124
participation　33
Plan-Do-See　167　193
policy　193
post-traumatic stress disorder　119
postvention　22　177
PPP　176
process indicator　160　196
program　193
project　193
projective identification　44
psychological autopsy study　18　47
PTSD　119
public-private partnership　176
QOL　118
quasi-experimental design　197
SDS　91　128　174
self-object representation　43
setting approach　33　173
setting for health　32
SMR　48　141
standardized mortality ratio　48
steering committee　72　157　158
strategy　29
SUPRE　57
well-being　29
Werther Effekt　39
Zung's self-rating depression scale　91

■編著者紹介

本橋　豊（もとはしゆたか）

1954年東京都生まれ。1980年東京医科歯科大学医学部医学科卒業，1984年同大大学院医学研究科修了（医学博士）。1990年東京医科歯科大学医学部助教授。1996年より秋田大学医学部教授（社会環境医学講座）。専攻は公衆衛生学。日本公衆衛生学会評議員，日本衛生学会評議員，日本産業衛生学会代議員・編集委員，日本健康都市学会理事，秋田県健康づくり審議会・心の健康づくり分科会長，秋田地方労働審議会・労働災害防止部会長，秋田県社会福祉協議会評議員．秋田大学に着任以後，地域における自殺予防に関する研究を続けている。著書：『夜型人間の健康学』（2002年，山海堂），『社会医学事典』（2002年，朝倉書店，共編），『心と命の処方箋―秋田大学自殺予防プロジェクト』（2005年，秋田魁新報社，編著）『あきた再発見』（2005年，無明舎，共著）。

渡邉　直樹（わたなべなおき）

1943年東京都生まれ。1963年9月から5年間ドイツ，ハイデルベルグ大学で社会学を学びマギスター（修士）資格を取得。1982年3月弘前大学医学部卒業，同年6月より聖マリアンナ医科大学精神療法センター勤務。2003年3月助教授として定年退職。4月より聖マリアンナ医科大学客員教授，6月より青森県立精神保健福祉センターに精神保健医長として勤務。2004年4月より同所長。森田療法学会理事，日本ストレス学会評議員・編集委員，日本催眠学会理事・編集委員。趣味はラグビー。1997年以来，秋田県由利町で自殺予防活動を続ける。2003年より青森県でも活動を開始している。著訳書：大山博史編『高齢者自殺予防マニュアル』（2003年，診断と治療社，共著）。アヴェ＝ラルマン著『バウムテスト』（2002年，川島書店，共訳）ほか。

☆

2005年10月1日　初版第1刷発行

自殺は予防できる
ヘルスプロモーションとしての行動計画と心の健康づくり活動

編著者　本橋　豊　渡邉直樹

編集及発行者　宇津木利征

発行所　有限会社すぴか書房
〒351-0115　埼玉県和光市新倉1-23-54
電話(FAX)　048-464-8336
編集室直通　048-464-8364
http：//www.spica-op.jp
郵便振替口座　00180-6-500068

印刷　三報社印刷
製本　永瀬製本所
本文用紙　日本大昭和板紙 NYP 81.4 g/m²

＊本書の全部または一部を無断で複写・複製することは，著作権法上での例外を除き，禁じられています。複写を希望される場合は，必ずその都度事前に，著者および発行者（所）の許諾を得てください。

© Yutaka MOTOHASHI, Naoki WATANABE, 2005
ISBN 4-902630-03-6　　Printed in Japan